PT・OT・STのための
診療ガイドライン活用法

中山 健夫 監修
日髙 正巳　藤本 修平 編集

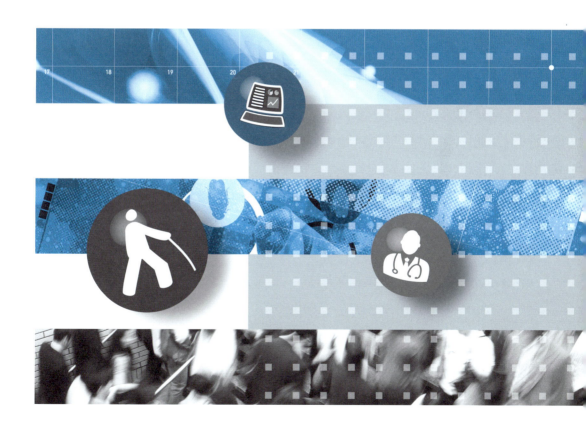

医歯薬出版株式会社

執筆者一覧

■ 監　修

中山　健夫　京都大学大学院医学研究科社会健康医学系専攻

■ 編　集

日髙　正巳　兵庫医療大学リハビリテーション学部理学療法学科

藤本　修平　京都大学大学院医学研究科社会健康医学系専攻／㈱リンクアンドコミュニケーション

■ 執　筆（五十音順）

荒木　浩二郎　札幌徳洲会病院リハビリテーション科（第4章3）

有明　陽佑　国立精神・神経医療研究センター身体リハビリテーション部（第4章3）

稲富　宏之　大阪府立大学地域保健学域総合リハビリテーション学類作業療法学専攻（第4章3）

大浦　智子　星城大学リハビリテーション学部作業療法学専攻（第2章7）

大寺　祥佑　京都大学大学院医学研究科社会健康医学系専攻（第3章1）

尾川　達也　西大和リハビリテーション病院（第4章1, 3）

紙谷　司　京都大学医学部附属病院総合臨床教育・研修センター臨床研究教育・研修部（第2章2）

小久保　徹　岩槻南病院心臓リハビリテーション科（第4章3）

小向　佳奈子　㈱エバーウォーク（第2章6）

今　法子　河北リハビリテーション病院（第2章1, 第4章1）

酒井　克也　初台リハビリテーション病院（第4章3）

佐々木　祥　元・京都大学大学院医学研究科社会健康医学系専攻（第3章2）

杉田　翔　㈱Luxem／練馬駅リハビリテーション病院（第2章5）

竹林　崇　吉備国際大学保健医療福祉学部作業療法学科（第2章3）

田中　宏明　大阪府立大学地域保健学域総合リハビリテーション学類作業療法学専攻（第4章3）

坪内　優太　大分大学医学部附属病院リハビリテーション部（第4章3）

中村　学　花はたリハビリテーション病院リハビリテーション科（第4章3）

芳賀　大輔　日本学び協会ワンモア（第4章3）

日髙　正巳　前掲（第4章2）

福岡　達之　広島国際大学総合リハビリテーション学部リハビリテーション学科言語聴覚療法学専攻（第4章3）

福谷　直人　㈱バックテック（第4章3）

藤本　修平　前掲（第1章, 第2章1, 第3章1, 2, 第4章1）

廣江　貴則　京都大学大学院医学研究科医療統計学（第2章4）

吉川　義之　雅の里 地域リハビリテーション・ケア研究所（第4章3）

This book was originally published in Japanese
under the title of :

PT・OT・ST No Tameno Shinryo Gaidorain Katsuyouhou

(Users' Guides of Clinical Practice Guideline for Physical, Occupational and Speech-Language-Hearing Therapists)

Chief Editors :

NAKAYAMA, Takeo
　Professor, Kyoto University School of Public Health,
　Department of Health Informatics

© 2017　1st ed.

ISHIYAKU PUBLISHERS, INC.
　7-10, Honkomagome 1 chome, Bunkyo-ku,
　Tokyo 113-8612, Japan

序

　EBM（evidence-based medicine：根拠に基づく医療）の考え方がわが国に紹介されて数十年が経過し，EBP（evidence-based practice：根拠に基づく実践）が各領域で展開されてきました．近年，治療の標準化の観点から，EBMの手法に基づいた診療ガイドラインやクリニカルパスなどが作成されてきており，日常の臨床場面においても「診療ガイドラインでは…」という会話を耳にすることが増えてきました．

　「診療ガイドラインで推奨されているから長下肢装具を作成して，歩行練習をしましょう！」

　この発言は一見，非常に適切な臨床決断にみえますが，実際はどうでしょう．「長下肢装具を本当に使い切れるのでしょうか？」「長下肢装具じゃないとだめでしょうか？」「短下肢装具では無理なのでしょうか？」と疑問がわきます．診療ガイドラインに従って臨床行為を展開していくことは当然の流れかもしれませんが，診療ガイドラインは拘束力をもつ文書ではありませんし，診療ガイドラインが適用できないこともあることを理解したうえで臨床決断を図ることが必要になります．診療ガイドラインは，根拠の質，対象者の価値観や益と害，資源などを加味して推奨度を提示している文書です．しかし同時に，臨床決断を行ううえでの手助けをする文書にほかなりません．これらのことを理解しておくことは診療ガイドラインを活用するためにも非常に大切なことです．「診療ガイドラインに記載されているから問題がない」というのではなく，診療ガイドラインに記載されているが，目の前の対象者に適用しても問題ないかを確認することが求められます．そして，診療ガイドラインを参考にしつつも，それ以外の研究結果等も参考にして，対象者とともに意思決定を共有していくことが重要なのです．

　診療ガイドラインを誤解することなく，的確に使えるユーザーとなるためには，診療ガイドラインについて正しく理解すること，さらに，実際に診療ガイドラインを適用する場合の注意点や適用できない場合の対応等について，実例をとおして理解を深めることが必要だと感じてきました．そこで，診療ガイドラインについて理解を深めていただくことを目的とした書籍が必要ではないかと考え，本書を企画するにいたりました．

　本書では，診療ガイドラインとはどのようなものかという点と，診療ガイドラインのもとになる研究を批判的に吟味するための基礎知識について最初に解説し，そのうえで，診療ガイドラインの作成過程，診療ガイドラインの質評価，診療ガイドライン活用の実際について解説しています．本書を読み解いていただき，日々の臨床において，診療ガイドラインを的確に活用し，対象者と適切な意思決定の共有（shared decision making：SDM）が展開されることを期待しています．

2017年4月

編者を代表して
日髙　正巳

目次

序文 ……………………………………（日髙正巳）iii

第1章 EBMと診療ガイドライン ……………………………（藤本修平）1

EBMの成り立ちとエビデンスの3つの側面 …… 1
診療ガイドラインを用いた
　ヘルスコミュニケーションへ ………………… 2
診療ガイドラインとは ……………………………… 3
診療ガイドラインの役割について ……………… 3
診療ガイドラインと治療への患者参加 ………… 4
診療ガイドラインの質と普及 …………………… 5

第2章 エビデンスの評価と批判的吟味に必要な知識 …………… 7

1 研究デザイン・エビデンスレベルとは
……………………（藤本修平，今 法子）7

リハビリテーション分野における
　研究デザインの必要性 ………………………… 7
研究デザイン総論 ………………………………… 8
エビデンスレベルとエビデンス総体 ………… 11
ビッグデータ時代におけるエビデンスレベルの
　意味と観察研究の重要性 ……………………… 13

2 診断検査の研究を解釈するうえで必要な知識
………………………………（紙谷 司）15

診断検査とは ……………………………………… 15
検査の有用性の評価について …………………… 15
診断検査の研究におけるバイアス ……………… 19
リハビリテーション領域における
　診断検査の研究の例と解釈について ………… 20
診断検査の研究の評価ツール …………………… 22

3 介入研究を解釈するうえで必要な知識
……………………………………（竹林 崇）23

介入研究とは ……………………………………… 23
ランダム化比較試験における交絡とは ………… 26
ランダム化比較試験における
　盲検化とその限界 ……………………………… 29
ランダム化比較試験を読む際に
　気をつけること ………………………………… 31

4 横断研究，コホート研究，ケース・コントロール研究を解釈するうえで必要な知識
……………………………………（廣江貴則）33

横断研究 …………………………………………… 33
縦断研究 …………………………………………… 34
論文を読む際に注意すべきこと ………………… 38
さらに質問紙設計や統計解析の手法を
　詳しく学びたい方へ …………………………… 39

5 メタアナリシス，システマティックレビューを解釈するうえで必要な知識
……………………………………（杉田 翔）40

はじめに …………………………………………… 40
システマティックレビューと
　メタアナリシスの意義 ………………………… 40
システマティックレビュー，
　メタアナリシスにおいて生じるバイアス …… 41
研究の異質性について …………………………… 42

メタアナリシスを読むうえで
　知っておくべき指標 43
バイアス評価について 44
システマティックレビューと
　メタアナリシスの質の評価 45

ナラティブレビューの特徴と
　臨床応用の危険性について 52
これから症例報告を行う人へ 54

6 症例報告（ケースシリーズを含む），ナラティブレビューを解釈するうえで必要な知識
（小向佳奈子）48
症例報告の役割 48
シングルケースデザインの解釈に必要な
　分析方法の知識 49

7 質的研究を解釈するうえで必要な知識
（大浦智子）55
質的研究と混合法の紹介 55
質的研究のエッセンスと混合法の論文を
　解釈するうえで必要な知識 55
ナラティブ情報を
　臨床にどのように活かすか 60

第3章 診療ガイドラインの基礎知識　61

1 診療ガイドラインと作成過程の実際
（大寺祥佑，藤本修平）61
診療ガイドライン作成の意義 61
診療ガイドラインの作成方法・総論 62
まとめ 74

2 診療ガイドラインの質評価について
（佐々木 祥，藤本修平）76
診療ガイドラインの質評価とは 76
診療ガイドラインの質評価指標 76

第4章 診療ガイドラインの活用法　85

1 診療ガイドラインとshared decision making（SDM）
（藤本修平，今 法子，尾川達也）85
診療ガイドラインと
　ヘルスコミュニケーションとしてのSDM 85
SDMとは 87
SDMの方法論 90
SDMの評価指標 93
Decision Aidsとその役割をもつ
　診療ガイドラインについて 97
診療ガイドラインをもとに
　SDMで何を共有するか 102

2 教育における診療ガイドラインの活用法
（日髙正巳）107
はじめに 107
診療ガイドラインの概要理解を
　促進するための教育 107
学内教育における診療ガイドラインの
　教育的活用法 108
臨床教育における診療ガイドラインの
　教育的活用法 110

3 エビデンスと診療ガイドラインの活用の実際

……………………………………………… 113
脳卒中（ADL 向上）……………（中村　学）113
脳卒中（歩行の回復）…………（酒井克也）117
神経難病（筋萎縮性側索硬化症）
……………………………………（有明陽佑）120
下肢重度外傷 …………………（荒木浩二郎）125
整形疾患 …………………………（坪内優太）129

腰痛予防・産業理学療法 ………（福谷直人）133
心不全 ……………………………（小久保　徹）138
慢性腎不全 ………………………（小久保　徹）142
地域リハビリテーション ………（尾川達也）147
褥瘡 ………………………………（吉川義之）152
嚥下障がい ………………………（福岡達之）156
双極Ⅱ型障がい
………………（稲富宏之，田中宏明，芳賀大輔）160

日本語索引 …………………………………… 165
外国語索引 …………………………………… 168

第 1 章

EBM と診療ガイドライン

EBM の成り立ちとエビデンスの3つの側面

　根拠（または証拠）に基づく医療（evidence-based medicine：EBM）は，1990年代初頭に提唱され始め，いまでは医療者に広く知られている．医療現場において伝統的に行われてきた経験的な医療の提供から，証拠の重要性を求める動きが高まり，昨今の EBM 実践の潮流へと変化してきたわけである．

　EBM の祖といわれる Guyatt[1]は EBM の定義として以下のように記した．

　　臨床研究によるエビデンス，医療者の専門性・熟練と患者の価値観の3要素を統合することで行われる医療

　また，この3要素に「状況」を加えた Straus ら[2]は EBM における必須4要素を提唱しているので覚えておくとよいであろう（図1）．EBM は，ただ研究によって明らかにされたエビデンスだけではなく，医療者の専門的知見や技術，患者の価値観への配慮，臨床状況（もちうる設備など）や患者自身の状況（文化や経済状況など）などを考慮して行うものであることが明記されている．

　一方，この定義と相反する誤解を招いていることも確かである．すなわち，「EBM はエビデンスに基づいて行われる医療であり，経験は EBM に含まれない」というものである．医療現場，教育現場，研究現場の一部では，いまだに，そのような誤解が広まっていることを経験する．

　理学療法においては，EBM の普及後しばらくして，EBPT（evidence-based physical therapy）という言葉をしばしば耳にするようになった．作業療法や言語聴覚療法においても，それぞれ EBOT（evidence-based occupational therapy），EBST（evidence-based speech therapy）という言葉が普及している．また，これらの職域でも，治療選択に関してエビデンスがあるかという視点で会話がなされることもあるであろう．その一方で，臨床・教育現場においては，EBM や EBPT，EBOT，EBST の意義を伝えているかというと，十分に行われていない印象を受ける．その理由の1つとして，臨床・教育現場にかかわらず，教育指導者が EBM 教育を十分に受けた経験がないことがあげられる．もう1つ考えられる理由は，理学療法，作業療法，言語聴覚療法の一部において，

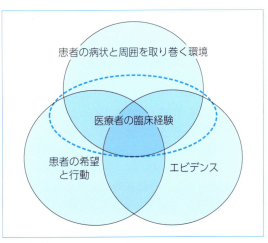

図1 ｜ EBM の必須4要素[2]

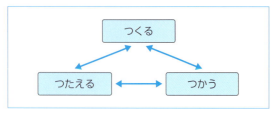

図2 ｜ エビデンスの3側面

経験的な手技のみが行われることもあれば，その経験的な手技が「経験的」という理由で否定されることもあり，まさにEBMへの理解の不十分さを示している点である．

これらの理由をさらに追究すると，EBM教育が十分に進んでいない要因の1つとして，エビデンスのもつ3つの側面である，「つくる」「つたえる」「つかう」（図2）のうち，「つたえる」と「つかう」に焦点が当てられる機会が少なかったことがあげられる．「つくる」とは，おもに臨床研究や基礎研究に携わるものが行うことであり，おそらく多くの医療従事者が考えている「エビデンス」そのものであろう．「つたえる」は，つくられたエビデンスが臨床で活用されるまでの過程であり，その主語は研究者または臨床家である．「つかう」は，つくられ，つたえられたエビデンスを使う，すなわち主語は臨床家である．もちろん，研究者や臨床家といった明確な線引きをすることはできないが，大まかに考えるとこのように解釈することができる．多くの研究は，「つくる」のレベルで行われ，どのように「つたえる」ことが良いか，どのように「つかう」ことが良いか，またはどのようなアプローチでより「つたえられるか」「つかわれるか」といった側面の研究は非常に乏しい現状である．

診療ガイドラインを用いたヘルスコミュニケーションへ

このような背景のなか，エビデンスあるいはEBMをとらえるために有効に活用できるツールの1つとして，診療ガイドラインが普及しつつある．現時点において，理学療法，作業療法，言語聴覚療法のなかでは『理学療法診療ガイドライン』のみが公開されており，2011年に第1版が，その後ダイジェスト版など紹介されている．

「診療ガイドライン」についてもEBM同様に誤解がある．それは，「診療ガイドラインに書いてあるから行わなければいけない」または「診療ガイドラインに書いてあることはすべて正しい」といった考えである．この誤解については詳しく後述するが，やはり診療ガイドラインに対する知識不足が招いていることである．診療ガイドラインの定義を知ることで，エビデンスならびにEBMの適切な理解と併せて臨床における適応につながることになる．

さらに，この診療ガイドラインを活用したヘルスコミュニケーションも重要な視点の1つである．理学療法，作業療法，言語聴覚療法のみならずリハビリテーション医学分野では，いわゆる医療の不確実性は非常に高い．医療の不確実性とは，複数の治療方法（選択肢）が常に並存する状況である．リハビリテーションとして包括的に考えるとき，患者個々人の特徴によってまったく異なる治療の選択肢が生まれる機会も多いことはいうまでもない．患者の状況によって，既存のエビデンスに基づいても理学療法士の裁量だけでは意思決定を行えない場面も多いであろう．一方で，患者の個別性を考慮する場合に，EBMの考え方は役立たないという誤解もあり，不確実性に対して経験則に頼っていることも考えられる．

医療の不確実性が高くとも，診療ガイドラインを活用でき，その際に必要となるヘルスコミュニケーション方法の1つがshared decision making（共有意思決定）である．shared decision makingの詳しい解説は第4章を参考にされたい．ここでは簡単に説明する．

まず，医療を行う際の医療者と患者の合意形成手法はインフォームドコンセント（informed consent：説明と同意）によって行われてきた．しかしながら，患者の自律性を重んじるために設定されたインフォームドコンセントも徐々にその本質的な意味である「自律性」の側面が形骸化し始め，「ただ説明して同意を取ればよい」と解釈するも

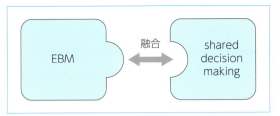

図3 | EBMとshared decision makingの融合

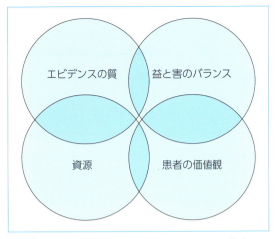

図4 | 診療ガイドラインの推奨度決定において考慮する事項

のも現れた．そのなかで，患者と治療を決定するまでの「過程（プロセス）」を共有する概念として1990年代後半に普及され始めたのがshared decision makingである．2000年代にはインフォームドコンセントと適応を区別する報告も発表されている[3]．諸外国においては，理学療法分野，作業療法分野でも盛んに研究されているものである．EBMを行ううえでもこの診療ガイドラインとshared decision makingを融合することは非常に重要となっている（図3）．

診療ガイドラインとは

それでは，診療ガイドラインとはそもそもどのようなものであるのかについて解説する．

診療ガイドラインとは「診療上の重要度の高い医療行為について，エビデンスのシステマティックレビューとその総体評価，益と害のバランスなどを考慮して，患者と医療者の意思決定を支援するために最適と考えられる推奨を提示する文書」と定義されている[4]．

診療ガイドラインは，質の高いエビデンス（とくに臨床研究によるエビデンス）を系統的に収集し，そのエビデンスと専門家たちの知見などから推奨度を決定する．具体的には，エビデンスの質，資源，患者の価値観，益と害のバランスの4つの要素から推奨度が決められることとなる（図4）．なお，推奨度のない診療ガイドラインは，「ガイドライン」とはよばず「エビデンス集」とよぶべきである．推奨度がない診療ガイドラインの名称が「ガイドライン」となっているものは誤解を生む可能性が高く，今後，修正が期待される．

診療ガイドラインの推奨度の段階として，国内では以下の形式が広く使われてきた．
- 推奨度A：行うよう強く勧められる
- 推奨度B：行うよう勧められる
- 推奨度C1：行うことを考慮してもよいが，十分な科学的根拠がない
- 推奨度C2：科学的根拠がないので勧められない
- 推奨度D：行わないよう勧められる

診療ガイドラインの推奨度のなかで最も高い推奨度Aの文言をみてみると，「行うよう強く勧められる」と記載されていることがわかる．このことは，診療ガイドラインが「絶対に守らなければいけない規定」ではなく，あくまで「推奨」であることを示している．すなわち，「行なわなければいけない」ものでは決してないのである．患者と対峙した際に，意思決定を行ううえでの支援ツールと考えることが妥当である．

近年注目されているGRADEシステム，『Minds診療ガイドライン作成マニュアル2014』については第3章で述べる．

診療ガイドラインの役割について

本節では，診療ガイドラインがもつまたはもつ可能性のある役割について解説する．

診療ガイドラインの一般的な認識では,「診療ガイドライン＝エビデンス」そのものであり, どのような役割をもつかといったエビデンスの「つたえる」「つかう」の側面に至る理解はまだ不十分である.

　Grimshawら[5]は, 1993年までに検証された診療ガイドラインを活用することにより波及する効果について, システマティックレビューを行っている（システマティックレビューについては第2章を参照されたい）. その結果, 臨床におけるさまざまなアウトカムを改善したという報告が11文献中9件, 臨床のプロセスを改善したという報告は59文献中55件となり, その有効性は大きいという可能性を示した.

　この結果が示唆したことは, 診療ガイドラインの役割として,「診療上のプロセス」の質や量を向上させるのみならず, EBMを行う場合に期待される「患者のアウトカム」を改善させる可能性があったという点である. もちろん, この結果を鵜呑みにすることはできず, たとえばその後の研究報告において, 診療ガイドラインの推奨をどの程度実施していたかというアドヒアランス（実施状況）を考慮して考えるべきであるという意見もみられる[6].

　また, 中山[7], 藤本ら[8]は, 診療ガイドラインの役割としていくつかの点に注目している（表1）. そのなかでは, 診療ガイドラインがもつ役割として, 医療者と患者およびその家族が意思決定を行う際の支援となること, エビデンスと診療のあいだに生まれている溝（エビデンス診療ギャップ）を埋めること, 医療者と患者およびその家族がコミュニケーションをとる1つのきっかけとなること, 医療者の教育に活用できることなどが記載されている.

　診療ガイドラインの理解が深まる前であると,「診療ガイドライン＝エビデンス」としてしかとらえられないこともあるが, 実際の役割として医療者や患者がさまざまな場面で意思決定を行うヘルスコミュニケーションに欠かせないツールとしての役割がある.

診療ガイドラインと治療への患者参加

　診療ガイドラインは, 医療者のみならず患者の意思決定も支援する目的で作成される文書であることは前述のとおりである. そのため, 患者の価値観や希望などにも配慮された推奨になっていることが理想である. また, 診療ガイドラインの役割のなかには, 患者と医療者のコミュニケーションを円滑にすることもあげられる. 詳しくは第4章で述べることになるが, ここでは, 診療ガイドラインに患者の価値観や希望を取り入れるうえで大事な視点,「患者参加」を簡単に紹介する.

　診療ガイドラインに患者の価値観のどのような情報を含めるかはまだ議論の余地があるが, たとえば, ある治療に対して患者は一般的にどのように考えているか, どのような治療法を選択しているか, その際にどのような考えに基づいているかといった情報が目に見える形で記載されていることが意思決定の参考になることは容易に想像できる. それではこれらの情報をどのように知ることができるのであろうか?

　診療ガイドラインに, 患者の価値観や経験, 期待に関する情報を追加するためには, まず以下の2つの方法が考えられる（図5）.

- 患者へのインタビューから情報を得る
- 患者の情報に関する先行研究から情報を得る

　前者は, 病気をもつ専門家である患者に対して, 質的研究を用いて調査を行うことが考えられる.

表1 | 診療ガイドラインの役割[7,8]

役割の例
①患者（および家族）と医療者の説明・理解・意思決定の支援
②さまざまなプレイヤーのコミュニケーションの起点 ・患者（家族）−医療者 ・患者間 ・医療者間
③エビデンス診療ギャップの改善
④新人教育の資料
⑤医療者の生涯教育
⑥Web上情報キュレーション時の参考資料

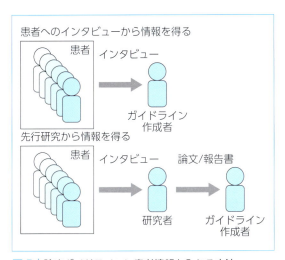

図5 | 診療ガイドラインに患者情報を入れる方法

後者は，既存のpatient questionに着目した研究を参照することで把握できる．

一部の誤解として，患者のストーリーは臨床場面においてのみ考慮されるべきであり，そのようないわゆるナラティブ情報は個々で異なるため，エビデンスに当てはまらないという意見があった．しかし，現在は，ナラティブ情報も質的に収集することが可能であり，その情報を集約すると個から集団に反映される情報も多くある．そのような研究方法を活用して検証している研究も増えており，診療ガイドラインの作成時にその情報を記載することで，臨床現場をより反映した診療ガイドラインとなるかもしれない．

言い換えると，診療ガイドラインにおいてこのような患者情報の必要性が示されていることが意味していることは，量的研究のみを行うのではなく，患者の質的な側面もデータとして示す研究も必要であるということである．

このような診療ガイドラインへの患者参加によって，患者の視点を医療者が知ること，医療の現実を患者および社会へ伝えることが達成されるであろう[9]．

診療ガイドラインの質と普及

最後に，理学療法・作業療法・言語聴覚療法のなかで，現状（2016年10月現在），唯一公開されている理学療法分野の診療ガイドラインを紹介しながら，診療ガイドラインの質と普及について解説し，本章を締めたい．

『理学療法診療ガイドライン』には，おもな16疾患に対する評価指標，治療方法に関する推奨度とその解説が記載されている．診療ガイドラインは「守らなければいけないもの」ではなく，参考にする場合にはその診療ガイドラインの質に注目する必要があるといわれている．その評価方法の1つがAGREE Ⅱ（Appraisal of Guidelines for Research & Evaluation Ⅱ）である（その他の評価に関しては第3章を参照されたい）．AGREE Ⅱには，6領域23項目の評価，たとえば作成の厳密さや普及方法が考えられているかなどの視点が含まれている．

このAGREE Ⅱを用いて『理学療法診療ガイドライン』を評価した先行研究[10]を紹介する．この研究では，『理学療法診療ガイドライン』全体をとおして「要修正ではあるが，推奨されうるものである」という結果が示された．一方，領域別スコアを観察すると，他分野のガイドラインよりもあまり質が高くはないという結果が示されており，さらに各項目をみるとかなりのバラツキがあった．とくに，患者参加と診療ガイドラインの適用という項目の得点が低く，この項目を含む領域の質が改善されることによって，より質が高い診療ガイドラインとなる可能性を示唆していた．これが意味することは，診療ガイドラインだからといって必ずしも質の高い情報，信頼できる情報が記載されているとは限らず，その情報を批判的に吟味しながら自分で評価しなければ活用できないといった点に関しては，その他の論文や教科書と同様だということである．「診療ガイドラインの質」を留意して活用することで，適切な医療の提供に結びつくと考える．

一方，診療ガイドラインはその普及に注目することも非常に重要である．作成しても，使われなければ意味がない．そこで，理学療法士がどの程度診療ガイドラインを使用しているか調査した研

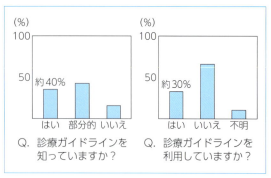

図6 | 診療ガイドラインの認知度・利用度の調査結果[11]

究[11]を紹介する．

この2014年の研究では，ある地域からランダムに集めた，臨床に従事する理学療法士1,000名に対して診療ガイドラインに対する意識調査を行った．その結果，診療ガイドラインを知っているものは全体の40％程度，利用しているものは30％程度であった（図6）．欧米でも同様の調査が行われているが[12]，95％程度の理学療法士が利用していると回答していた．このように，診療ガイドラインの普及程度は諸外国と比べると非常に少ないことは明らかである．エビデンスおよび診療ガイドラインに対する適切な知識によって活用できる療法士が増えることを期待したい．

余談になるが，この研究では質問項目として「利用したことのある診療ガイドラインは何か？」が含まれていた．その回答として，一定数「PubMed」と回答したものが含まれていた．言わずもがな，PubMedは論文のデータベースであり，決して診療ガイドラインではない．「診療ガイドラインとは何か」といった前提知識が不足しているということが大きく示された結果であった．

（藤本　修平）

● 参考文献

1) Guyatt G：Evidence-based medicine. ACP Journal Club（114）：A-16, 1991.
2) Straus SE et al.："Evidence-based Medicine：How to Practice and Teach EBM" 4th ed. Churchill Livingstone, 2011.
3) Weinstein JN：Partnership：doctor and patient：advocacy for informed choice vs. informed consent. Spine 30(3)：269-72, 2005.
4) 福井次矢，山口直人監修：Minds診療ガイドライン作成の手引き2014．医学書院，2014，p3．
5) Grimshaw JM, Russell IT：Effect of clinicalguidelines on medical practice：a systematic review of rigorous evaluations. Lancet 342：1317-1322, 1993.
6) Koyama H, Fukui T：A Review of Research on the Clinical Effectiveness of Therapeutic Practice Guidelines, 1991-2000：the Need for Standardization of Reporting Style. General Medicine（3）：1-8, 2002.
7) 中山健夫：診療ガイドライン：現状と今後の展望．Gout and Nucleic Acid Metabolism 33(2)：137-147, 2009.
8) 藤本修平，今 法子：患者と理学療法士の意思決定を支援する診療ガイドラインとShared decision makingの重要性について．日公衛理療誌3(2)：3-14, 2016.
9) 中山健夫：エビデンスつくる・伝える・使う．体力科学59：259-268, 2010.
10) 大寺祥佑ほか：ガイドラインの研究・評価用チェックリストAGREE IIによる理学療法診療ガイドライン第1版の質評価．理学療法科学42(7)：596-603, 2015.
11) Fujimoto S et al.：Attitudes, Knowledge and Behavior of Japanese Physical Therapists with regard to Evidence-Based Practice and Clinical Practice Guidelines：A cross-sectional mail survey. J Phys Ther Sci（in print）.
12) Bridges P et al.：The propensity to adopt evidence-based practice among physical therapists. BMC Health Services Research 7：103, 2007.

第2章 エビデンスの評価と批判的吟味に必要な知識

1 研究デザイン・エビデンスレベルとは

リハビリテーション分野における研究デザインの必要性

　理学療法士，作業療法士，言語聴覚士は，国家資格を取得した専門家である．そのため，自らの専門領域に関する知識を常にアップデートし，患者に還元しなければならない．われわれ治療者が自己研鑽を怠れば，患者の回復を妨げてしまったり，日常生活活動の自立を制限したりしてしまいかねない．たとえば，理学療法士による不適切な装具の提供が，患者の身体に痛みを生じさせたり，作業療法士の福祉用具に関する知識不足が，患者の残存能力を活かしきれず食事動作の自立を妨げたり，患者のもつ能力を十分に発揮できないという危険もはらんでいる．

　専門家であれば，研究を行い，自らが感じた疑問を検証していくことが求められるが，多忙な臨床業務をこなしながら，研究を行うことは容易ではない．すべての療法士が研究に携わることが望ましいのはいうまでもないが，研究をしなくとも，最新の知見を得る努力を怠ってはいけない．日々公開される論文から必要な論文を入手すること，入手した論文を読み解くこと，得た知識を自分の患者に適用すること，目的に即した効果測定を行うことは，われわれが最低限身につけておきたい能力である（図1）．本章では，入手した論文を読み解く際に必要な知識に着目し，解説を進めたい．

　論文のなかには，目的に合致しない方法で研究を行ったり，研究から得られたデータを過大解釈したりして結果や考察を記述している論文もあるため，誤った解釈を防ぐためにも論文を適切に読み解く必要がある．そのためには，論文の批判的吟味が必要である．論文の批判的吟味には，研究的疑問（リサーチクエスチョン）とそれを検証するために選択された研究デザインに関する知識が

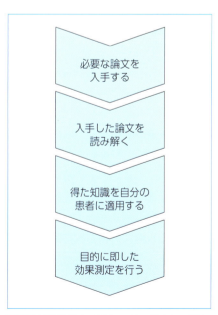

図1｜専門家として身につけておきたい能力

不可欠となる．リサーチクエスチョンと研究デザインを知り，論文を批判的に読み解くことは，目的と合致した方法で研究が実施されているかどうかだけでなく，研究によって得られたデータが何を示すかについて解釈をするうえで有用である．また，研究を行う際には，明らかにしたい事柄やその方法が示された研究計画書を作成するうえでも必要な知識である．

しかしながら，リハビリテーション分野の研究では，こうした綿密な計画が練られずに行われる研究が散見される．研究によって明らかにしたい内容とその方法に乖離があるため，飛躍した考察が記述されている論文や抄録も少なくない．そのような研究のすべてが不要であることを述べているのではない．しかし，飛躍した論理を目の前の患者にあてはめる際には慎重を要す．初学者のなかには，著名な人物が記述した総説を論文と混同している様子も見受けられるが，総説は，あるテーマに対しての概要や新たな知見が記述された文書であり，客観的な事実を構造的に示した論文とは区別したい．

研究デザイン総論

近年，根拠に基づく医療（evidence-based medicine：EBM）が推進されている．第1章でもふれたように，リハビリテーション分野でも，EBPT（evidence-based physical therapy），EBOT（evidence-based occupational therapy），EBST（evidence-based speech therapy）といった言葉を耳にするようになり，自らが行う介入の根拠に目を向けざるを得ないことが多くなってきた．われわれは，エビデンスを適切に評価し，患者に適用する必要があることは前項で述べた．本項では，研究的疑問（リサーチクエスチョン）とそれを検証するために選択された研究デザインについて解説する．

1) エビデンスの評価に必要な知識

研究は，臨床上の問題意識から生じる疑問を言語化することから始まる．日々の臨床において，"○○と△△はどちらが患者さんにとって効果的なのだろう"，"●●は本当に良い方法なのだろうか"などといった疑問を抱くことはないだろうか．そうした臨床上で生じる疑問をクリニカルクエスチョンという．こうした何気ない疑問は，日々，患者とふれあう臨床家だからこそ生じる疑問であり，臨床を改善するための研究を行うにあたり非常に重要なものである．研究を立案するためには，クリニカルクエスチョンを研究的疑問（リサーチクエスチョン）にする必要がある．リサーチクエスチョンとは，明らかにしたいことが具体的かつ明確で，研究の実施が可能な形で示した疑問である．リサーチクエスチョンは，自分が研究によって明らかにしたいことを深く掘り下げ，研究の実施に必要な要素やプロセスを入念に検討しながら作成することが望ましい．こうしてつくられたリサーチクエスチョンは，「研究の骨組み」といえるほど重要な役割を果たす．

リサーチクエスチョンは，PICO/PECO〔PI（E）CO〕（表1）によって示される．PICO/PECOでは，PはPatient（対象者・患者），IはIntervention（介入），EはExposure（曝露要因），CはComparison（比較），OはOutcome（アウトカム・結果）を指す．つまり，「誰に」「何をすると」「何と比べて」「どのような結果となったか」について示すことができる．Outcomeとは聞き慣れない言葉かもしれないが，「対象者にもたらされた結果」を意味する．Outcomeには，臨床で得られる評価結果のみならず，介入による「患者の満足度」や「費用対効果の改善の程度」なども含まれる．

それぞれの項目に記載すべき内容を以下に示す（表2）．Patientには，対象がどのような集団であるかを記述する．ここに記述されるのは，測定するOutcomeを発生しやすい集団である必要がある．たとえば，評価するOutcomeが"乳癌の有無"であった場合，対象に「男性」や「乳房を切除後の患者」が含まれていても，Outcomeを発生しえない．そのような対象はあらかじめ対象に含めずに研究を実施する必要がある．Interven-

表1 | PI (E) CO

Patient	対象者・患者	誰に，どんな患者に，何のために
Intervention	介入	何をすると，どのような介入をすると
Exposure	曝露要因	どんな要因があると
Comparison	比較	何と比べて
Outcome	アウトカム・結果	どのような結果となったか

表2 | PI (E) CO をつくるときの確認事項

Patient	・研究結果を当てはめたい集団に合う対象 ・Outcome を発生しやすい集団
Intervention/Exposure	・I は，介入研究 　介入研究では，治療や予防などの介入効果を調査 ・E は，観察研究 　観察研究では，Outcome との関連性を調査
Comparison	・"測定要因以外は I/E と同様の集団"が理想 ・介入研究の場合 　明らかに介入群の方が効果があるとわかっているときは，対照群の設定を行うことはできない
Outcome	・原則として1つに絞る ・患者や医療，社会にとって改善が望まれる指標であるか

tion/Exposure には，治療や予防などの介入効果や Outcome と関連性のある観察項目を記述する．ここに記述される Exposure は，測定可能で，修正が可能であることが望ましい．また，測定指標は，評価の信頼性や妥当性が高いものを選択することが望ましい．たとえば，"手先の器用さ"など，測定や修正が困難であり，定められた測定指標もない場合，研究にて比較するにはふさわしいとはいえず，測定項目や比較項目の検討が必要となる．Comparison には，測定要因以外は Intervention/Exposure と同様の集団を用いることが望ましい．しかしながら，測定要因以外は，同様の集団を設定することはきわめて難しく，実際には，"類似した集団"との比較になることがほとんどである．介入研究の場合には，明らかに介入に効果があることがわかっている場合は，対照群を設定することは倫理に反する．Outcome には，結果が明確であり，測定が可能であるものを設定することが望ましい．Exposure 同様，測定が困難であるものを Outcome にした場合，たとえ介入群が対照群と比べて差があっても，効果の有無が不明確になるためである．また，測定する Outcome は，研究を行うものが示したい結果ではなく，患者にとって意味があるものであることが望ましい．そうした Patient-Oriented Evidence that Matters (POEMs) の概念も研究を行う際の視点として重要である[1]．研究により効果が示されたとしても，医療の発展に貢献しない結果であった場合，臨床上の介入に変化をもたらすことも，患者に益をもたらすこともない．そのような研究は，時間や研究費用の浪費，協力を得られた患者の意欲に背く結果になりかねないため，慎重に検討されるべきである．

2) リサーチクエスチョンをたてる際の確認事項

良いリサーチクエスチョンの基準として，"FINER"が広く知られている．FINER とは，Feasible（実現可能性），Interesting（興味深さ），Novel（新規性），Ethical（倫理的），Relevant（問題の切実さ）の頭文字をとったものである[2]．福原らは，これらに Measurable（測定可能），Modifiable（修正可能），Structured（構造化された），Specific（具体性・明確さ）を追加し，8項目からな

るFIRMMNESS基準を提唱している（表3）[3,4]．臨床で生じた疑問（クリニカルクエスチョン）を適切にPICO/PECO（リサーチクエスチョン）に落とし込むためには，一定の訓練が必要である．その方法については，他書に詳しく記載があるため，参考にされたい．

3) 研究デザインの分類

論文を読み解くためには，研究デザインを知ることも重要である．研究デザインは，リサーチクエスチョンを明らかにするために用いられる「データの種類と収集方法，順序」によっていくつかに分類される（図2）．

表3 | FIRMMNESS基準 [3,4]

Feasible（実現可能性）	・対象者数が適切であること ・かかる時間や費用が適切であること ・自分の扱える範囲であること
Interesting（興味深さ）	・研究をする者が科学的興味からその答えを得たいと思うテーマであること
Relevant（問題の切実さ）	・明らかにすることを望まれていること ・科学の進歩に貢献すること ・臨床医学や保健政策に貢献すること ・将来の研究の発展に貢献すること
Measurable（測定可能）	・客観的に測定することができること ・測定に用いる評価の信頼性や妥当性が保たれていること
Modifiable（修正可能）	・結果に応じて医療の変更が可能であること
Novel（新規性）	・過去の知見を確認，否定，もしくは拡張するものであること ・新しい知見を提供するものであること
Ethical（倫理的）	・倫理委員会の承認が得られるような研究であること
Structured（構造化された）	・PICO/PECOの形で示すことができること
Specific（具体性・明確さ）	・明らかにしたいことが具体的に示されていること

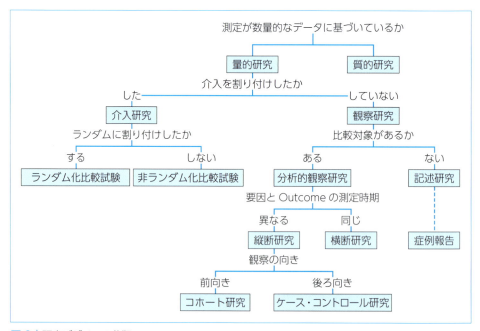

図2 | 研究デザインの分類

研究は，まず収集するデータの種類と分析方法から，量的研究と質的研究に分類される．量的研究は，測定したい集団について，複数の対象からデータを測定し，要因に統計学的な関連や差があるか否かを分析する．リハビリテーション分野においては，臨床上で用いられる評価結果を用いた研究がこれにあたる．一方，質的研究は，対象者から得た主観的な内容に焦点を当て，対象者の考えや思考について分析する研究手法である（第2章第7節）．インタビューや質問紙を用いてデータを収集する研究がこれにあたる．

量的研究は，データの測定法の違いにより，さらにいくつかに分類される．量的研究の型を決めるにはまず，割り付けが行われるか否かを選択する必要がある．割り付けが行われる場合，介入研究という（第2章第3節）．割り付けが行われない場合を観察研究とよぶ．介入研究は，割り付けがランダムに行われたか否かによってさらに分類される．ランダムに割り付けが行われた場合を「ランダム化比較試験」，行われなかった場合を「非ランダム化比較試験」とよぶ．

観察研究は，比較対象があるか否かに分けられる．比較対象がある場合を分析的観察研究，ない場合を記述研究とよぶ．分析的観察研究は，関連を検討したい要因とOutcomeを測定する時期が同時か異なるかによって分類される．要因を測定する時期とOutcomeを測定する時期が異なる場合を縦断研究，同時に測定する場合を横断研究とよぶ（第2章第4節）．縦断研究は，要因とOutcomeを測定するタイミングの違いにより，さらに2つに分類される．要因を測定したのちにOutcomeを測定する場合を「コホート研究」とよび，Outcomeを測定した段階で，Outcomeをもつ集団が仮定した要因をもつか否かを検討する研究を「ケース・コントロール研究」とよぶ．記述研究は，実態調査や症例についての実態を記述し，生じた現象がなぜ起こったかについて考察する．こうした研究を症例報告とよぶ（第2章第6節）．おのおのの研究の特徴や研究を読み解くうえで必要な知識については，次節で詳しく述べる．

4) 研究デザインを理解することの重要性

研究を行うには，研究によって示したい事柄を明示し，研究方法，適切なデータ収集などについて，綿密な計画をデザインする必要がある．また，論文を読み解く際，研究が適切な方法で行われたのかどうかについて批判的に吟味するうえでも研究デザインの理解が重要であるため，療法士にとって必要不可欠な知識といえよう．

エビデンスレベルとエビデンス総体

1) エビデンスレベルとは

研究によって示したい知見を明らかにするためには，「比較をすること」が基本となる．そのため，比較したいと考えている要因以外の条件をどの程度同一にすることができるか，すなわちどの程度比較の質が高いかが重要となる．比較の質を高めることで，測定によって得られた結果と真実の結果の差を少なくすることができる．米国医療政策研究局（Agency for Healthcare Research and Quality：AHRQ）は，研究デザインを分類し階層化したエビデンスレベル（図3）[5]を提示し，広く知られるようになった．

比較の質を下げる要因には，要因やOutcomeを測定する際，意図せず生じる偶然誤差と，一方向に偏って生じる系統誤差がある．偶然誤差は，たとえば血圧を測定する際，同じ人が同じ状況下（場所，時間，服装など）で測定したとしても変動があるなど，高低の方向が一定でなく偶発的に生じる差を指す．系統誤差には，バイアスと交絡が含まれる．バイアスとは，たとえば誰が測定しても10mmHg高く表示されてしまう壊れた血圧計のように，高低の方向が一方向に偏る差を指す．バイアスは，研究を実施するさまざまな側面で生じ，その分類も数多く存在する．バイアスの種類や分類についての詳細は他書に譲りたい．

交絡とは，2つ以上のものを比較する際，比較したい要因のほかに偏って存在し，Outcomeに

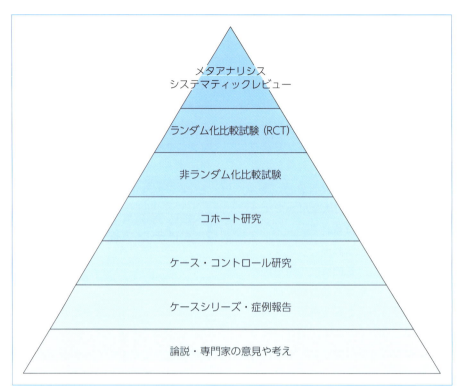

図3 | 階層化された介入の有効性に関するエビデンスレベル（エビデンス・ピラミッド）[5]

影響を与えることをいう．たとえば，大学生を対象として上肢筋力トレーニング（介入）の効果（握力など）を測定したいとする．介入群と対照群の年齢や性別をそろえて測定しても，介入群は体育系の部活動に所属しており，対照群は所属していなかった場合，「筋力トレーニングを行った」という介入と，「普段の運動歴」がOutcomeに影響を与えうることが想像できる．この場合の「普段の運動歴」のように，比較したい要因以外に偏って存在し，Outcomeに影響を及ぼす要因を交絡因子とよぶ．交絡因子は，図4に示す3つの条件が当てはまることが知られている．

交絡因子によって，真に得られる差と実際に得られる差が異なるため，研究を行ううえでは調整が必要となる．交絡を調整する方法はいくつか存在するが，その方法は他書を参考にされたい．

交絡とバイアスは，どちらも比較の質を下げる要因であるが，「測定されたデータ自体に誤りがあるか」という点で異なる．バイアスは，収集し

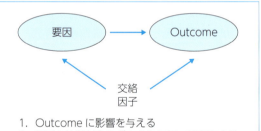

図4 | 交絡因子

たデータ自体に生じうる偏りであるため，より綿密なデータ収集が必要となる．

前述したように，エビデンスレベルは比較の質を下げる要因の少なさによって決まる．エビデンスレベルの分類に一定の見解が得られていないが，どの分類においてもシステマティックレビューやメタ分析は，最も高い段階に位置する．システマティックレビューやメタアナリシスは，リサーチクエスチョンについて，既存の論文を網羅的

に抽出し，要約または結果の統合を行い，既存の研究全体の結果を示す研究方法である．システマティックレビューやメタアナリシスの評価には，個々の論文に含まれるバイアスも反映されるため，最もエビデンスレベルが高い研究デザインとされている．次に高いとされるデザインは，比較対照の設定がある比較試験である．比較試験のなかでも，ランダム化比較試験（randomized controlled trial：RCT）は，介入群と対照群の割り付けをランダムに行うため，各群に含まれるバイアスや交絡もランダムに割り付けられる．そのため，非ランダム化比較試験に比べて高いエビデンスレベルとされている．

次に続くのが観察研究である．観察研究のなかでもコホート研究は，要因によって分類を行ったあと，Outcomeを測定するため，要因とOutcomeの因果関係を推測することができる．一方，ケース・コントロール研究は，生じたOutcomeで分類された群に対する要因の割合を調べるデザインであるため，コホート研究に比べて因果関係が弱い．コホート研究もケース・コントロール研究も，観察研究であることから，要因に起因する脱落や研究への参加者の選択的抽出，Outcome測定時のバイアスを防ぐことが難しい．そのため，比較研究よりも低いエビデンスレベルに位置する．

症例報告や論説・専門家の意見や考えは，対照群をもたないため，観察された知見から因果関係の推測に大きな限界をもち，エビデンスレベルは最も低い．おのおのの研究デザインの詳細は，第2章第3〜6節にて示す．

なお，エビデンスの強さに関して，近年ではエビデンス総体という考えが普及しつつある．エビデンス総体は「ある臨床上の問題に対して収集しえた全ての研究報告を，アウトカムごと，研究デザインごとに評価し，その結果をまとめたもの」と定義される[6]．エビデンスレベルでは，1つの論文に対して研究デザインからその強さを判断していたが，エビデンス総体では，1つの論文ごとに判断するという考えではなく，アウトカムごとに，さまざまな論文をその報告内容まで踏まえて総合的に評価することになる．報告内容を評価する際，たとえば，バイアスリスクや効果の大きさといったいくつかの要因を考慮する．臨床においても，1つの論文から意思決定を行うよりは，複数の論文についてエビデンス総体として意思決定に反映させることが望まれる．詳細については，第3章第1節でエビデンス総体について解説されているので参照されたい．

2）批判的吟味に必要な知識

論文を正しく読み解くためには，研究目的にあったリサーチクエスチョン（PICO/PECO）と研究デザインを知り，適切に研究が行われたか，記載された結果にどのようなバイアスが含まれうるか，研究の実践において，バイアスを軽減させるための工夫がなされているかなど，論文を批判的に読み解く自身の目を鍛えることが大切である．

ビッグデータ時代におけるエビデンスレベルの意味と観察研究の重要性

ここまで，研究デザインを理解することがなぜ重要であるのか，エビデンスレベルがどのように決められ，なぜメタアナリシスやランダム化比較試験が階層の上位に位置づけられているかといった成り立ちについて解説してきた．とくにエビデンスレベルについては，米国医療政策研究局（AHRQ）の推奨する階層構造が広く知れ渡っているわけであるが，この階層構造も変化が必要な時代がくるかもしれない．

その理由の1つが，ビッグデータ時代の到来である．ビッグデータとは，さまざまに定義されているが，その代表例は「通常のデータベース管理ツールなどで取り扱うことが困難なほど巨大なデータの集まりであり，構造化データおよび非構造化データを含む」である[7]．また，Volume（量），Velocity（迅速性），Variety（多様性），そしてVeracity（正確性）といった特徴を持ち合わせる．では，なぜビッグデータ時代がエビデンスレベルの階層構造を変える可能性があるのであろうか？

まずはエビデンスレベルがどのように決められているかを少し思い出してほしい．復習になるが，エビデンスレベルはその論文の結果の妥当性を反映しているものである．そのため，ランダム化比較試験と，横断研究やコホート研究などの非介入研究すなわち観察研究を比べると，ランダム化比較試験のほうが結果に影響するバイアスが少ないということから，エビデンスレベルが高い．

しかしながら，そのバイアスの影響よりも対象者数が大きく，かつ母集団が反映されやすいビッグデータを利用した観察研究であっても，同じエビデンスレベルに位置づけられるのはいささか疑問が残る．むしろ，対象とする病気をもった人がどのような治療を受け，どのような結果となっているか，その大多数をデータとして把握できることのほうが，たとえ観察研究であったとしても介入研究と比べて結果の妥当性が高い可能性すらある．もちろん，新規につくられた薬の効果をビッグデータで追うことは現実的ではないため当てはまらないかもしれないが，リハビリテーションの分野では介入研究よりもビッグデータを利用した情報整備のほうが重要である場面が多いことは十分に考えられることであろう．つまり，それぞれの目的にあったデータの活用やその妥当性を判断する必要がある．

このようなビッグデータ時代の到来から考えられる変化の可能性が示していることは自明である．すなわち，研究デザインのみでエビデンスの質の高低を論じることや，エビデンスレベルが低いから参考にしないというような意思決定をするのではなく，自分が疑問に思ったことを解決するうえで最も適した方法（研究デザイン）を知り，その限界を見極め，臨床上の意思決定に活用することが重要である．ランダム化比較試験やそのまとめとなるメタアナリシスに加え，観察研究の重要性にも着目する必要がある．

（藤本　修平，今　　法子）

● 参考文献

1) Shaughnessy AF, Slawson DC：What happened to the valid POEMs? A survey of review articles on the treatment of type 2 diabetes. BMJ 327(7409)：266, 2003.
2) Hulley, et al：医学的研究のデザイン：研究の質を高める易学的アプローチ（木原雅子ほか訳）．第3版，メディカルサイエンスインターナショナル，2009.
3) 福原俊一：臨床研究の道標．NPO法人健康医療評価研究機構，2013.
4) 福原俊一：リサーチ・クエスチョンの作り方　診療上の疑問を研究可能な形に．NPO法人健康医療評価研究機構，2008.
5) Guyatt G, et al：Users' Guides to the Medical Literature. McGraw-Hill Professional, 2008, p860.
6) 小島原典子，中山健夫ほか編：Minds診療ガイドライン作成マニュアル．Ver.2.0．(2016.3.15)　http://minds4.jcqhc.or.jp/minds/guideline/pdf/manual_all_2.0.pdf：公益財団法人日本医療機能評価機構 EBM医療情報部. 2016.（アクセス：2017年3月14日）
7) 中山健夫：「医療ビッグデータ時代」の幕開け．週刊医学界新聞3017，医学書院，2015.；http://www.igaku-shoin.co.jp/paperDetail.do?id=PA03107_02（アクセス：2016年4月1日）

2 診断検査の研究を解釈するうえで必要な知識

診断検査とは

　診断検査（以下，検査）とは，疾患の有無，患者の状態，予後などを推定するために行われる手段である．厳密には，療法士が診断を行う場面はあまりないが，リハビリテーションプログラムの立案や実施に際してのリスク管理のために，さまざまな評価を徒手的に，または各種評価スケールを用いた検査から情報収集することは普段から実践しているはずである．たとえば，認知症の疑いがあるときに，改訂長谷川式簡易知能評価スケール（HDS-R）や，Mini Mental State Examination（MMSE）を用いて状態を評価したり，脳梗塞患者の運動機能の予後を脳のMRI画像から推定したり，転倒後に膝の痛みを訴える患者に対し組織損傷の有無を確認するために徒手的検査を行ったりするだろう．このような検査結果から得られる情報は，目の前の患者に対してこれから何をするべきかを判断するための検討材料となる．検討材料を適切に判断するためには，検査結果がどの程度状態を正確に評価しているか，つまりその検査がどのような性能をもっており，どの程度信頼できるものであるかを知ることが重要である．

検査の有用性の評価について

　検査の有用性に関する検証は，正確性と再現性という大きく2点に注目する必要がある．

　正確性（accuracy）：妥当性（validity）と表現される場合もある．それは，その検査の結果がどの程度正確な情報を与えてくれるか示す概念である．検査の結果がどの程度正確であるかを知るためには，標的となる疾患の有無についての実際の結果を知る必要がある．その基準となる結果を示すと考えられている検査をgold standardとよぶ．多くの疾患には，国際疾病分類第10版（ICD-10）に定められているような明確な診断基準があり，これをgold standardとして用いることも多い．しかしながら，これらの診断基準をもってしても，疾患の有無を100％正確に同定することは実際には不可能である．そもそもgold standardとよべるような検査方法が確立されていない場合もある．gold standardとは，現時点で最も正確性が高いと考えられている検査方法と理解しなければならず，それを踏まえてreference standardとよぶ場合もある．検査方法に関する研究において検証される正確性とは，gold standardにどの程度一致した結果をその検査から得ることができるかということを意味している．

　再現性（reproducibility）：信頼性（reliability）や精度（precision）と表現される場合もある．端的にいえば，誰がやっても何度繰り返しても同じ結果を返してくれるかどうかの指標である．正確性についてどれだけ高度に確保されていても，検査者が変わると結果もばらつくような検査や，検査者が同じでも，検査をするたびに結果が変わるような検査では，目の前の検査結果を信用することが難しくなる．

　では，正確性と再現性が高い水準で満たされていることが研究で明らかになった場合，その検査は臨床現場で常に有用となるだろうか？　答えはnoである．たとえば，一定の身体的侵襲を伴う可能性のある検査を患者全員に実施することは倫理的にも許容されないだろう．どんなに優れた検査でも臨床現場での実施可能性が低ければ有用とはいえない．検査の性能に加えて，検査に伴うリスクや必要なコスト，資源（人的資源，物的資源など），また検査から得られる結果が，目の前の患者に対する医療行為の意思決定にどれくらいの影響を与えるか，などを総合的に踏まえて，臨床的な有用性を判断する必要がある．

　次に，正確性や再現性の指標について説明する．

検査方法の性能に関する検証は仮説検定によって統計学的な有意差を確認するような内容ではなく，基本的には記述統計によって行われる．

1）正確性の指標

代表的なものは，感度（sensitivity）と特異度（specificity）である．前述のとおり，検査の結果は100％正確というわけではない．したがって，実際に疾患がある場合でも，検査結果は間違って陰性と出る場合がある．これを偽陰性（false negative）とよぶ．反対に疾患がない場合に間違って陽性と結果が出る場合を偽陽性（false positive）とよぶ．これに対して，疾患のある場合に正しく陽性となる場合を真陽性（true positive），疾患のない場合に正しく陰性となる場合を真陰性（true negative）とよぶ．感度とは，疾患のある人のうち検査結果が陽性となる人の割合であり，図1では，感度＝a/(a+c) で計算される．一方で，特異度とは疾患のない人のうち検査結果が陰性となる人の割合であり，特異度＝d/(b+d) で計算される．

検査結果が陽性，陰性の二値で示される場合は，図1のような2×2表を用いて簡単に感度，特異度を算出することができる．しかし，多くの検査は，血圧値や血糖値のような連続値で結果が示される．その場合は，ある値よりも高値の場合を陽性，低値の場合を陰性といったように人為的に区別するための"カットオフ値"を定める必要がある．ここで注意するべき点は，カットオフ値を変更することで感度と特異度が影響を受けることである．認知機能検査で点数が低いと認知症の疑いが高くなるという架空の検査を例に考えたい（図2）．図2a は比較的高い検査スコアをカットオフ値として定めている．この場合，実際に認知症のある人をより多く真陽性として判定することができるが，一方で認知症のない人からも多く偽陽性として判定され，真陰性として判定される人が減る．つまり，感度は上がるが，特異度は下がることになる．反対に，図2b のようにカットオフ値をより低く設定すると，真陰性の割合が増加する一方で真陽性の割合は減少してしまう．したがって，特異度は上がるが，感度は下がる．このように，カットオフ値を変更することで検査の性能自

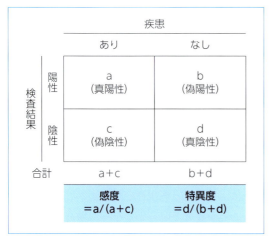

図1｜感度と特異度

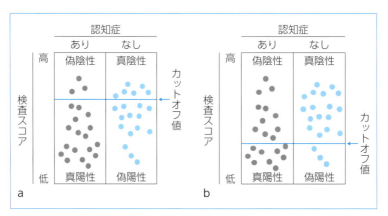

図2｜カットオフ値の設定と検査性能の関係

体が影響を受けるため,感度と特異度のバランスを考慮したうえでカットオフ値を設定する必要がある.そこで用いられるのがROC曲線（Receiver operating characteristic curve）を用いたカットオフ値の同定である（図3）.縦軸を感度（＝疾患ありを陽性と正しく判定する確率）,横軸を1－特異度（＝疾患なしを間違って陽性と判定してしまう確率）として,カットオフ値を変化させた際のそれぞれの変化をプロットしたものである.理想の検査は,感度,特異度ともに100％であり,縦軸が1.0,横軸が0となる場所,すなわち,図3の左上に当たる.この理想の点から距離が近いほど,検査の性能が高く,遠くなるほど性能が低いことを意味する.カットオフ値の設定方法の1つとして,曲線上で最も左上の地点に接近するような値に定義する方法がある.それによって,感度と特異度のバランスを考慮した最適なカットオフ値が得られると考えられる.

また,性能の良い検査ほどカットオフ値を変化させていくと,より左上に近い場所を通過するような曲線となる.それを計算式で表したのが,AUC（area under the curve）とよばれる感度と特異度の両方を考慮した検査の性能の指標である.これは,ROC曲線で囲まれる領域のうち,右側の面積を計算した値で0.5〜1.0の値をとる.AUCが1.0に近い値になるほど検査の性能が高いことを意味し,0.5に近づくと,真陽性と偽陽性の確率が近似していくため,その検査を行う意味があまりないと解釈することができる.

もう1つ感度と特異度の両方を考慮した性能の指標として尤度比がある.これは,疾患のある人が正しく陽性と判定される確率が,疾患のない人が間違って陽性と判定される確率よりも何倍大きいかという陽性尤度比と,逆に疾患のある人が間違って陰性と判定される確率が,疾患のない人が正しく陰性と判定される確率よりも何倍大きいかを表す陰性尤度比という2種類が存在する.陽性尤度比は,感度/（1－特異度）で,陰性尤度比は（1－感度）/特異度で計算される.どちらも尤度比が1の場合は,疾患があってもなくても同じ確率で陽性もしくは陰性と判定されることになるので,その検査はまったく有用ではないことを意味する.認知症を例に説明する.リハビリテーションで担当することになった目の前の患者に認知症があるかどうか,検査をする前に医療者が推察するその確率を検査前確率（事前確率）という.初対面で高齢者という情報しかない場合には,日本の高齢者における認知症の有病割合が15％程度であることを考慮する[5]と,検査前確率はおおむね15％と考えるかもしれない.その後,実際にコミュニケーションをとってみたところ記銘力低下が疑われたとすると,検査前確率は50％近くになるかもしれない.そして,実際に検査を実施し,陽性の結果が出た場合に,その患者がほんとうに認知症である確率を検査後確率（事後確率）という.検査後確率は,尤度比と検査前確率からベイズの定理〔検査後オッズ＝検査前オッズ×（陽性or陰性）尤度比〕を用いて算出することができる.陽性尤度比が1より大きいほど,検査で陽性となった場合に検査前確率に対して,検査後確率を高くすることができ,先の例では認知症と診断できる確率が高くなる.反対に陰性尤度比が1より小さい（0に近い）ほど,検査が陰性となった場合に検査前確率に対して,検査後確率を低くすることができ,つまりは認知症を否定できる確率が高くなる.

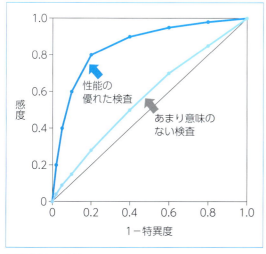

図3｜ROC曲線

図2をもう少し詳細にみていくと，感度と特異度の特徴が理解しやすい．図2aのように感度が高いと真陽性，つまり，疾患のある人を偽陰性として判定するような，いわゆる見落としが少なくなる．そのため，病態が予後に直結するような疾患や，非可逆的な状態につながってしまうような疾患を見逃したくない場合のスクリーニングには感度の高い検査が有用となる．また，偽陰性が少なくなるということは，陰性と判定された人は真陰性である確率が高くなるため，疾患のない人を除外したいような場合にも有用となる．一方で，図2bのように特異度が高い場合，疾患のない人を偽陽性として見落としてしまうことが少なくなる．それは，言い方を変えれば，不必要に陽性と判定される人を増やさないということを示す．したがって，疾患の有無を確定させるための確定診断が侵襲的である場合や，コストが高い場合など，不必要な追加検査の実施を最小限に止めたいような場合には特異度の高い検査が有用となる．また，偽陽性が少なくなることで，陽性と判定された人が真陽性である確率が高くなるので，疾患のある人を確定させたいような場合に有用となる．ROC曲線を用いたカットオフ値の設定は，感度と特異度の重みを平等として扱っている．しかし，実際には，臨床現場では感度と特異度の重みが異なることがほとんどである．したがって，その重みを踏まえたうえで，臨床的に意義のあるカットオフ値を設定することが重要である．

　ここで，あなたが検査を受ける患者の立場で考えてもらいたい．あなたがもし検査で陽性と判定された場合，あなたが知りたい情報はその検査の感度だろうか，特異度だろうか．感度，特異度はあくまで検査性能を評価する人，その検査を使用する人にとって都合のよい指標である．より直感的に理解しやすいのは，検査で陽性となった人のなかで，ほんとうに疾患がある人がどれくらいの割合で存在するのか？　ということではないだろうか．その割合を示す指標が陽性的中率（positive predictive value）である（図4）．陽性的中率は，a/(a+b)で計算できる．一方で，検査結果が陰性であった人のなかで，ほんとうに疾患のない人の割合を陰性的中率（negative predictive value）で示すことができ，計算式は，d/(c+d)である．これらの指標は，その疾患の有病割合や，検査前にみられるさまざまな所見から，疾患ありの確率がどの程度高いかによって影響を受けるため，患者側の視点ではより切実な情報を与えてくれるのである．

2）再現性の指標

　検査は，繰り返し行うことで，結果に少なからず変動が生じる．その変動には，同じ検査者が繰り返し検査する際に生じる検査者内の変動（intraobserver variation）と，検査者が異なることで生じる検査者間の変動（interobserver variation）とがある．

　検査者内の変動は，級内相関係数（Intraclass correlation coefficient：ICC）という指標が用いられる．ICCは1回目の測定値と2回目の測定値

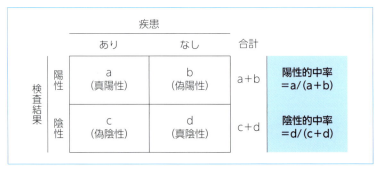

図4｜陽性的中率と陰性的中率

の一致度で表され，ICCが1のときは完全に一致していることを意味し，判定基準については，おおむね0.7以上であれば一致度が良好であると判断できる．このICCはランダムに生じる変動，つまり偶然誤差の程度に関する指標である．一方で，ある一定の傾向を伴った変動，つまり系統誤差を評価するための手段としてBrand-Altman analysisがある．これは，横軸に2回の測定値の平均値，縦軸に2回の測定値の差をプロットした散布図を用いて検証する方法である．誤差が小さければ，当然，縦方向のばらつきは小さくなる．また，系統的に誤差が生じていなければ，横軸の値によらず，縦方向のばらつきの大きさはほぼ均一となる．このように視覚的に確認することもできるが，より厳密に検定によって判定することもできる．

検査者間の変動について理解するための例として，2人の理学療法士が同じ脳梗塞患者の運動失調の有無を評価した場合を考える．図5は2人の判定結果を2×2表で示したものである．表のうち，aとdは2人の意見が一致した数であり，全体に占めるその割合(a+d)/(a+b+c+d)に100をかけた値を全一致率とよぶ．この全一致率が高いほど再現性が高いということは容易に理解できるだろう．しかし，ここで考慮しなければならないのが，偶然による一致の可能性である．極端な例をあげると，まったく評価を実施していなくても，適当に出した2人の結果が一致することは一定の確率で起こりうる．したがって，この偶然によって起こりうる一致率と比べて2人の評価結果の一致率が十分に高いことを示す必要がある．これが，カッパ係数とよばれる指標である．カッパ係数が0.75以上であれば，一致度が「優れている」，0.40〜0.75であれば「まあまあ」，0.40未満だと「悪い」と判断することができる．

診断検査の研究におけるバイアス

最初に注意しなければならないのが，対象者の選択の際に生じるバイアスである．まず，重要なバイアスにスペクトラムバイアスがある．疾患の症状，重症度や病期などの特性（スペクトル）は，その患者にどこでアクセスするかによって影響を受ける．たとえば，病院の外来に来院する高齢者と，健診に来院する高齢者では特性が異なるため，同じ疾患に罹患していたとしてもそのスペクトルは大きく異なる可能性が高い．感度や特異度は検証を行う対象者集団のスペクトルが異なることで影響を受ける．実際の臨床現場で有用な情報を得るためには，その臨床現場に見合うスペクトルを有する対象集団で検証を行う必要がある．もう1点，対象者の選択時にバイアスが生じるケースとして，サンプリング方法の違いによるものがある．検査に関する研究では，大きくsingle gate型とtwo gate型のサンプリング方法に分けられる．single gate型とは，評価したい検査の対象となる人という1つの母集団からサンプリングを行い，評価対象の検査とgold standardとなる検査を行う横断研究のようなサンプリング方法である．一方で，two gate型とは，疾患が確定している患者と疾患のない人のような2つの母集団からサンプリングを行う，ケース・コントロール研究のようなサンプリング方法である．腰椎椎間板ヘルニアのスクリーニングとしてSLRテストを行う場合を例にすると，前者は，下肢の痺れを主訴に整形外科外来を受診してきた患者を対象としてSLRテストと確定診断のためにMRI検査を行

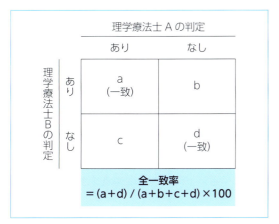

図5 | 全一致率

うようなサンプリング方法である．後者は，腰椎椎間板ヘルニアと診断されている患者と否定されている患者からサンプリングし，SLRテストを行うような方法である．two gate型の場合，もともと検査が陽性になる確率がきわめて高い疾患患者と，検査が陰性になる確率がきわめて高い非疾患患者で評価を行うため，診断性能を過大評価してしまう可能性が高い．実際の臨床現場では，その中間に当たる，検査がどちらになるか微妙なスペクトルの患者が多く存在するため，研究対象者のスペクトルが異なることでこのような結果が生じる．以上の点から，two gate型の研究は新たな検査を開発する際に最初の1歩としてはよいが，実際に臨床的な有用性を評価する上では不十分な研究デザインである．

もう1つ重要なバイアスに，確証バイアスがある．実際の臨床現場では，スクリーニングのような事前の検査で陽性となった人に確定診断のための検査が実施されやすく，陰性となった人には確定診断の検査が実施されにくいという自然の傾向があることによって生じるバイアスである．これは，とくにgold standardとなる検査を実施した人を対象とする場合に注意が必要である．この対象者集団には，事前の（今回評価したい）検査で陰性が示され，gold standardの検査を受けなかった患者が含まれておらず，そのなかに存在したはずの真陰性者と偽陽性者が除かれることになるため，感度は過大評価され，特異度は過小評価されることになる．これは評価対象としている検査から得られる結果が，その後に確定診断を行う必要があるかどうかの判断に対して影響が強いほどバイアスも大きくなる．つまり，検査性能が優れているほど確証バイアスの影響も大きくなるということになる．これは前向きの研究のように，これから対象者に評価したい検査と，確定診断のための検査をすべて実施するような計画の場合には問題とならないが，過去の診療データを用いた研究では，とくに注意が必要である．

リハビリテーション領域における診断検査の研究の例と解釈について

実際の事例を用いて検査研究の結果の解釈について説明していく．この研究[6]では，運動機能の包括的評価に用いられるTimed up and Go test（TUG）の結果からサルコペニアの有無をどれだけ正確に診断することができるかについて検証している．サルコペニアの診断には骨格筋量の計測が必要であり，そのためには，DEXA法とよばれるX線による検査や，BIA法とよばれる体組成計による計測など特殊な検査を要するため，臨床現場で頻繁に測定されるTUGのような指標で，ある程度正確に診断が可能であれば，非常に有用な結果と考えられる．

対象者，評価項目，結果について表[6]にまとめた．まず結果として，診断検査の性能の指標であるAUCは0.80と比較的良好である．診断検査の性能が最も良くなるようなカットオフ値は10.85秒で，その際の感度は66.7％，特異度は88.7％となった．つまり，このカットオフ値を採用し，10.85秒以上を陽性とすると，TUGによってサルコペニアの人のうち，66.7％を陽性と判定でき，非サルコペニアの人のうち，88.7％を陰性と判定できることになる．サルコペニアの病態が即予後に影響するようなものではないことや，確定診断のための測定が煩雑であることを考慮すると，特

表 | 先行研究[6]のまとめ

対象者	高齢入院患者
組み入れ基準	60歳以上，BMI 30 kg/m² 未満，入院後1～5日，入院前に歩行自立，医師の独歩許可あり，血管作用薬・強心薬の使用なし
除外基準	評価時にSpO₂ 90％未満，評価前と比べて30％以上のHR増加，呼吸苦などの訴えがあった場合
評価対象の検査	Timed Up and Go test
アウトカム	サルコペニア（骨格筋量減少かつ，歩行速度低下または握力低下あり）
結果	AUC 0.80，カットオフ値10.85秒（感度66.7％特異度88.7％）

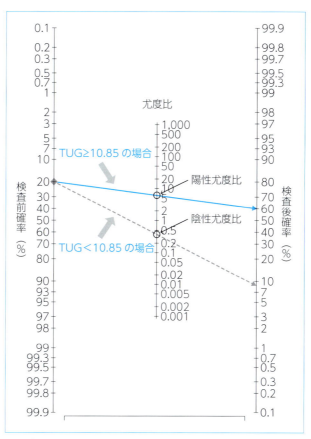

図6 | 高齢入院患者におけるサルコペニアの確率
Fagan nomogram を用いた検査後確率の推定

異度を確保できているこのカットオフ値の設定は有用と考えられるかもしれない．また，論文中には記載されていないが，感度と特異度の情報から陽性尤度比は5.90，陰性尤度比は0.38と計算できる．Fagan nomogram というツールを用いると，ベイズの定理による計算を行わずに検査前確率から検査後確率を推定することができる．まず検査前確率を設定し，検査前確率（左側の軸）と尤度比（中央の軸）をつなげた直線上で右側の軸と交わる点が検査後確率の値となる．高齢の入院患者におけるサルコペニアの有病割合を仮に20％と見積もったとすると，TUG が 10.85 秒以上だった場合はサルコペニアである確率が60％まで上がり，反対に10.85秒未満だった場合はサルコペニアである確率が9％まで下がることがわかる（図6）．

TUG の再現性については，今回の検証内容には含まれていないが，以前より一般的に広く使用されている検査であることから，再現性について検証した先行研究から情報を得ることができるだろう．

これらの結果が，実際に自分自身の臨床現場で活用可能な結果であるかどうかは，どのような研究デザインだったかについても確認しておく必要がある．今回の対象者の設定については single gate 型のサンプリング方法であり，サルコペニアと健常の境界付近のスペクトルにある患者も含まれていることが想定される．また，評価対象の検査である TUG と，サルコペニアの判定に必要な測定を全対象者に実施しているため，確証バイアスに影響も大きな問題はなさそうである．注意すべきは，対象者が 60 歳以上の入院患者であることから，地域在住高齢者と比べるとよりフレイルな傾向にあり，施設入所中の高齢者と比べると

年齢層が若干若い傾向にあることが想定される点である．したがって，サルコペニアの頻度が少なく，重症度がより低いと想定される地域在住高齢者や，反対に，高頻度かつ重症なサルコペニアがより多いと想定される施設入所中高齢者とのスペクトルの違いに注意が必要である．

診断検査の研究の評価ツール

検査に関する論文を読む際にその質を評価するためのツールにはQUADUS-2がある．QUADUS-2は，Mindsガイドラインセンターのウェブサイト[7]から日本語版の評価シートと活用方法に関する論文を見ることができる．また，検査に関する研究を実施する際の報告ガイドラインとしてSTARDがある．STARDは，研究デザインごとの報告ガイドラインを取りまとめたequator networkのウェブサイト[8]から最新版を見ることができる．

（紙谷　司）

● 参考文献

1) 杉岡 隆，野口善令：診断法を評価する　いつも行っている検査は有用か？．特定非営利活動法人健康医療評価研究機構，2014．
2) 木原雅子，木原正博訳：医学的研究のデザイン 研究の質を高める疫学的アプローチ，第4版，メディカル・サイエンス・インターナショナル，2014．
3) 木原正博，木原雅子ほか訳：疫学 医学的研究と実践のサイエンス．メディカル・サイエンス・インターナショナル，2010．
4) Rothman KJ, Greenland S, et al：Modern Epidemiology. Third edition, Lippincott Wiliams & Wilkins, 2012.
5) 厚生労働省認知症施策推進総合戦略（新オレンジプラン）：認知症高齢者等にやさしい地域づくりに向けて，2015．
6) Martinez BP, Gomes IB, et al：Accuracy of Timed Up and Go test for predicting sarcopenia in elderly hospitalized patients. CLINICS 70(5)：369-372, 2015.
7) 診療ガイドライン作成関連資料集「QUADAS-2」日本語訳 http://minds.jcqhc.or.jp/n/st_1.php?page=23（アクセス：2016年9月22日）
8) STARD 2015：An Updated List of Essential Items for Reporting Diagnostic Accuracy Studies. http://stard-statement.org（アクセス：2016年9月22日）

3 介入研究を解釈するうえで必要な知識

介入研究とは

1) 臨床研究，臨床試験，治験の違い

　昨今，西洋医学においては，エビデンス（証拠/実証）を非常に重要視している．エビデンスには，普遍性，論理性，客観性が必要である．つまり，現代科学においては，多くの患者に対すること（普遍的），合理的な手段を用いること（論理性），誰でもできること（客観性）が求められる．以上の背景のもと，基礎研究や臨床研究の作法が構築されてきた．

　本節では，臨床研究について解説する．臨床研究の内訳を図1に示す．

　臨床研究とは，非臨床研究または基礎研究に対して使用する言葉であり，人を対象にするすべての研究のことを指す．中野[1]は，臨床研究を，症例報告，観察研究（調査研究），臨床試験の3つに分類している．さらに，臨床試験を，前向きに実施するもの，介入を実施しているものに分類している．一般的に臨床試験とは，薬剤や医療機器，その他医学的技法・手法などの安全性および有効性などを確認するために，対象者に治療を兼ねて実施する試験のことを指す．また，臨床試験の定義のなかには，「治験」があるが，治験とは，「承認前の薬剤（医薬品候補）および医療機器を，実際に患者や健康な人に投与または使用することにより，安全性と有効性（効果）を確かめる必要があり，この「新薬・新規医療機器開発」のための「治療を兼ねた試験」のこと」と定義されている[2]．さらに，治験の実施に関しては，厚生労働省に事前に届けを行う必要がある．

　一方，臨床試験とは，患者や健康な人に対して行う「治療を兼ねた試験」を指すが，「新薬の開発の目的に限らない」ことが特徴である．「新薬の開発」だけでなく，薬の効果の追跡調査を行ったり，既存の薬の効果の追跡調査・確認したりするなど，患者や健康な人に対して行う，治療を兼ねた試験のすべてを指す．なお，臨床試験に関しては，厚生労働省に事前に届ける必要がない場合が多い．臨床試験と治験とは，こういった目的と制度面の違いがある．

2) 臨床試験における介入研究

　人を対象とする医学系研究に関する倫理指針ガイダンス[3,4]では，介入研究の定義を，「研究目的で，人の健康に関する様々な事象に影響を与える要因（健康の保持増進につながる行動及び医療における傷病の予防，診断又は治療のための投薬，検査等を含む）の有無又は程度を制御する行為（通常の診療を超える行為であって，研究目的で実施するものを含む）」と定めている．上記にあげた「健康の保持増進につながる行動」や「医療における傷病の予防，診断又は治療のための投薬，検査」のほか，人の健康に関する事象に影響を与えるものとして，同ガイダンス内にて，看護ケア（清拭

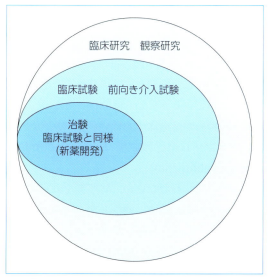

図1 | 臨床研究，臨床試験，治験
臨床研究の一部に臨床試験・治験が含まれている．意味により，使われる言葉が変わる

表1 | 臨床研究（介入研究）の種類

1. 無ランダム化比較試験（前向き自己比較試験）
2. 非ランダム化比較試験
   a) 過去のデータ（歴史的）を対照とする比較試験
   b) 同時期に派生する非ランダム化比較試験
3. ランダム化比較試験
   a) 非盲検ランダム化比較試験
   b) 単純盲検ランダム化比較試験
   c) 二重盲検ランダム化比較試験
   d) 三重盲検ランダム化比較試験

エビデンスレベル：低 → 高

の方法，傾聴の仕方，声かけの仕方，薬剤管理［薬ポケットの導入］の指導など），生活指導（睡眠や生活リズムに対する指導，毎日の日記やバイタルサイン表の記載の指導など），栄養指導・食事療法（カロリーコントロールや禁忌食物に関する指導など），作業療法（衣服の着脱方法の指導，入浴方法の指導，自助具の導入，環境調整［ベッドの導入，手すりの設置］など）もあげられており，一見「介入」という言葉にそぐわない行為でも「介入」とみなされる場合が多々ある．これは，介入という言葉は，対象者に提供する行為の質によって決定されるものではなく，研究の意思が対象者に行為を提供する前に存在したかどうかが問題となる．余談だが，介入かどうかに迷った際は，施設の倫理委員会の判断を仰ぐよう，同ガイダンスでは指示されている．

さて，介入研究の目的は，介入そのものの効果を調べることとなっているが，その目的を達成するための研究デザインは多岐にわたる（表1）．たとえば，介入群に対して，その比較対象となる対照群を設定しているのか，または，介入研究の内容および介入前後の評価・統計分析を研究の概要を熟知していないものが実施する盲検化を採用しているのか，こういった研究で生じうる交絡（後述）をどのレベルで制御しているか，といった観点により分類される．また，それらの有無により「エビデンス（証拠/実証）レベル」に研究が与える影響も変化する．

3）臨床研究（介入研究）の種類

(1) 無ランダム化比較試験

そもそも試験を行う際に，特定の介入を行う群に対して，対照群（比較対象）を設定しない，単群における介入研究全般のことを示す．一般的には自己比較症例シリーズ（Self controlled case series）などとよばれる．事前に本試験の適応と除外規定を設定し，それに準じた対象者を連続例にて登録する．試験の実施については，対象者の介入前後のパラメータを比較検討する．評価者に関する盲検については，多くの場合言及されていないが，結果の精度をあげるために使用されることもある．また，ランダム割り付けを行わず，かつ同時期に派生しない対照群を伴ったコホート研究や，過去に一般的な治療がなされた手段を条件により後ろ向きに複数群に分け比較するケース・コントロール研究などもここに含まれる．これらは，エビデンスレベル（1［高］〜6［低］で示され，数字が大きいほど，証拠や実証の確からしさが低いと考えられている［表2]）は2b〜4となり，臨床試験全体のなかでも比較的低い．

(2) 非ランダム化比較試験（non-randomized controlled trial）

ランダム化を行わないが，対照群を設定する比較研究を全般的に指す．偽ランダム（pseudo-randomized controlled trial）や準ランダム（quasi-randomized controlled trial）などともよばれる．基本的に，前向きに対照群を設定し，比較試験を実施していくが，介入群と対照群に対する割り付け時に「ランダム化」の手続きを行わない試験全

表2 | エビデンスレベルの分類（介入の有効性に関する）

レベル	試験の内容	
1a	ランダム化比較試験（RCT）のメタアナリシス	高
1b	少なくとも1つのRCT	
2a	ランダム割り付けを伴わず同時期に派生する対照群を伴うコホート研究（前向き・同時コホート試験）	
2b	ランダム割り付けを伴わず同時期に派生しない対照群を伴うコホート研究（後ろ向き・歴史的コホート）	エビデンスレベル
3	ケース・コントロール研究	
4	対照群を設定しない自己比較試験	
5	症例報告，ケースシリーズ	
6	専門家個人・委員会の意見	低

般を指す．

　ランダム化の手続きには該当しない割り付け方法の例としては，交互法，封筒法（封筒の中に介入群・対照群の目印を入れておき，対象者に選んでもらう），コイン投げ（裏・表にそれぞれの群を紐付けする），くじ引き，診察日や試験への参加が決定した等の事案があった曜日，誕生日（偶数は介入群，奇数は対照群等），生活区域，カルテ番号，などを用いた割り付けなどがあげられる．これらの方法は一見，「ランダム化」と誤解されることもあるが，真のランダム化とは「乱数表の使用」や「ランダム化アルゴリズム」を使用するものと定められており，それ以外は非ランダムの割り付け手続きとなる．エビデンスレベルは2aとなり，中等度である．

(3) ランダム化比較試験

　対照群を設定し，割り付けを実施する際に，ランダム化の手続きを実施する試験をランダム化比較試験（Randomized controlled Trial）という．ランダム化比較試験の応用版には，第一セッションでは，介入群と対照群に割り付けられた対象者を，第二セッションでは，それぞれ逆の群に割り付け，群間の比較に加え，前向きの自己比較試験の要素を含有したクロスオーバーランダム化比較試験や，単施設実施による施設の優越に関する影響を最小限にするために，後述する階層ランダム化の一因子に「施設」を導入した多施設共同ランダム化比較試験や，評価者のみを外部評価委員として独立させ，盲検を図るPROBE（Prospective randomized, open, blinded endpoint）法などがあげられる．

　ランダム割り付けの手法については，①単純ランダム化，②ブロックランダム化，③階層ランダム化，④適応的ランダム化，といった手法が用いられる．ランダム化の手法については，後述するので参考にされたい．また，ランダム化比較試験においては，盲検と併用することが多くの場面で認められる．ランダム化と混同しやすい概念だが，これに関しても後述するので，参考にされたい．この手続きにより，提供されたエビデンスのレベルは1bであり，単一の試験が示すものとしては最も高い．

4) 介入研究の重要性

　近年，医療業界において，エビデンス（証拠・実証）に基づく医療行為・練習（evidence-based medicine/practice：EBM, EBP）が大切なキーワードとしてあげられている．EBMの概念を創出したGuyattら[4]のグループは，EBMの重要なキーワードとして，「エビデンスだけで臨床判断を下さないこと，利益とリスク，導入上の問題（不便さ，費用等），対象者の価値観なども考慮に入れる必要性」「エビデンスは階層性を有しており，決して1人の医療従事者の観察的事項も価値が低いわけではないこと」を示している．彼らの主張をまとめると，EBMとは，対象者の状況に適し

た証拠・実証が過去になされた事実に関しては，それを優先的に使用し，証拠・実証が過去に見当たらない部分に関しては，介入者の経験や解剖・生理学などの基礎学問からの推定によって対処的に対応する，いわば究極のオーダーメイドの医療である．決して，エビデンスのみが介入方法の選択の唯一の源泉となるわけではないとGuyattらは克明に記している．

EBMの流れのなかで，未来の臨床場面において，眼前の対象者に対して介入方法を選択する際に，介入研究による検討がなされていたならば，手法選択のための良好な基準となることは，明白である．しかしながら，わが国における介入研究の現状は，芳しくない．高島[5]は，2003～2007年にかけて，わが国で実施された基礎研究と臨床研究に関する有名誌（基礎研究：Nature Medicine, Cell, J Exp Medの3誌合計，臨床研究：NEJM, Lancet, JAMAの3誌合計）への掲載論文数を調べたところ，基礎領域では，米国，ドイツに次ぐ3位の掲載数であったが，臨床研究では18位と大きく停滞していると述べた．

医歯薬の領域においては，薬物動態の民族性は重要な要素としてとらえられており，1998（平成10）年には，「外国臨床データを受け入れる際に考慮すべき民族的要因についての指針」も提示されている[6]．Quality of lifeや幸福感といった対象者の主観に頼らなければならない因子を，最も重要な評価の1つとして扱うリハビリテーション分野においては，遺伝子由来の薬物反応性ほど大きな問題はみられないかもしれないが，介入に対する民族的な文化や生活習慣などにおける感受性は，重要な因子の1つと推測される．このような観点からも，日本人におけるオーダーメイドの介入方法を模索するためにも，日本人を対象とした介入研究の必要性が考えられる．

ランダム化比較試験における交絡とは

1）交絡（Confounding）

交絡とは，試験によって意図的・非意図的に生じるバイアス（偏り）の1つであり，交絡バイアスともよばれる．他のバイアスには，選択，情報，出版（公表）バイアス等がある．交絡とは，「結果に対する介入とは独立した危険因子であり，なおかつ介入の内容とも相関関係にあるもの」と定義されている[7]（図2）．脳卒中後の上肢麻痺における例をあげる．

脳卒中後の上肢麻痺に対する治療方法であるConstraint-induced movement therapy（CI療法）の効果を示したいと考え，介入群と対照群をランダムに割り付けたとする．この際に，介入群に「CI

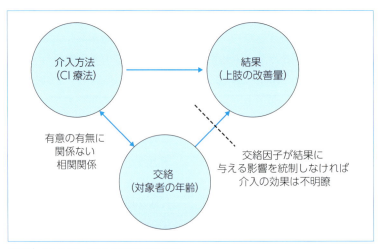

図2｜介入方法・結果と交絡の概念図
亜急性期の脳卒中患者に対するCI療法の効果

療法」を，対照群に「従来の治療法（作業療法）」を提供したとする．次に，この条件のもとで，上肢機能の予後に影響を与えそうな「CI療法以外の因子」について文献検索を行う．すると，脳卒中後の機能予後を予測する際に，年齢という因子は，確実に関連があることは周知の事実であるということが判明した[8]．しかも，さらに文献検索を進めると，年齢という因子はCI療法の効果にも影響があると，先行研究で示されていることを見つけた[9]．これらの先行研究の知見を鑑みると，2群間の特徴のあいだに，有意な年齢の差があった（CI療法を実施した群のほうが若く，対照群が高齢だった）場合，2群間の効果の差は，CI療法の手法自体による影響なのか，それとも2群間の年齢の差が生み出したのか，判断がつかなくなる．このような現象が，ランダム化比較試験における交絡の影響と考えることができ，この影響を少しでも排除しなければ，真実はみえてこないということになる．

2) 交絡を最小限に抑えるための手法
　　―ランダム化の手法―

(1) ランダム割り付けにより交絡を抑える

ランダム割り付けの手法については，単純ランダム化，ブロックランダム化，階層ランダム化，適応的ランダム化，クラスターランダム化，があげられる．現在，臨床的で最も使用されているのは階層ランダム化である．

①単純ランダム化

乱数表やランダム化のためのアルゴリズムの指示のままに，ただ単純に介入群と対照群に割り付けるため，各群の人数や交絡となるパラメータの因子が統一されず，交絡因子が統制できない．加えて，各群の人数も大きく異なり，正確な統計分析にも悪影響を与える危険性を孕んでいる．

②ブロックランダム化

単純ランダム化が単純に1/群数の確率で各群に割り付けることに対し，ある一定の人数ごとにブロックを形成し，そのなかでランダム割り付けを行うというものである．たとえば，介入群をA，対照群をBとし，2名ずつのブロックを作成したとする．ブロック内での組み合わせはAA，AB，BA，BBのいずれかである．AAとBBについては，同ブロックの中で，同群にすべての対象者が割り付けられることになるので，その条件の割り付けを選択しないように，アルゴリズムに指示を与えると，基本的にブロックを形成した2名はABもしくはBAの組み合わせで異なる群に割り付けられる．この手法を用いれば，各群の人数の隔たりはなくなり，正確な統計分析に与える影響を最小化できる．しかしながら，ブロックランダム化でも，交絡因子を完全に統制することはできない．

③階層ランダム化

偶発的に各群に隔てることで影響を与えてしまう因子（交絡因子）を考慮したうえで，ブロックランダム化を行う方法である．この手法を採用すれば，交絡因子が介入群と対照群間で統制され，群間に生じる介入が結果に与える効果に，交絡因子が与える影響を最小化することができる．ただし，ブロックが集まるまでは割り付けが行われないといったブロック割り付けならではの問題点があり，実施速度に若干の問題を抱えている．

④適応的ランダム化

単純ランダム化やブロックランダム化の割り付け途中で，介入群と対照群の人数の隔たりや，交絡因子の隔たりが出てしまった場合に，各群の状況に適応しながら割り付けを決める方法である．両群間のバランスをとるために，次に登録する対象者は，人数が少ないグループや交絡因子が等価になるように割り付ける．

⑤クラスターランダム化

前記4つのランダム化のようにランダム化の割り付け単位が個人ではなく，地域単位や施設単位といった塊別（クラスター）単位で行われるランダム化の方法を指す．

リハビリテーション領域において，仮にランダム化比較試験を実施する場合，先行研究を鑑みても，現実的に考えても，対象者数が非常に小さな試験が多い．このような場合，単純ランダム化や

ブロックランダム化の割り付け方法を採用すると，交絡因子の影響で結果の精度が大きく落ちることが予測される．これらの要因から，規模の小さな試験を実施する際には，階層ランダム化や適応的ランダム化などの手法が必要となる．

(2) ランダム割り付けの実際

前述の，亜急性期（発症から3～9カ月）の脳卒中患者に対するCI療法の効果に関する探索的な多施設ランダム化比較試験を介入群（CI療法）と対照群（一般的なリハビリテーションアプローチ）の2群において実施した場合，探索的試験であることから対象者数の規定を20人（介入群10人，対照群10人）に設定したとする．

この場合，単純ランダム化やブロックランダム化による割り付けでは，両群間の交絡因子を統制することは難しい．そこで，ここでは適応的ランダム化にて実施した例を提示する．この例における交絡因子の選定だが，割り付けの時点で交絡因子を調整するにも限界がある．感覚的な話になるが，適応的ランダム化アルゴリズムを正常に動作させるために，交絡因子は慣例的に3つ，最大でも5つに限定しなければならないといった意見がある．この意見を参考に，ここでは，統制する因子を3つに設定したとする．選定する因子としては，年齢（前述），多施設（CI療法の効果をみるために，施設間の特徴が強く反映される結果は都合が悪いため）が優先的にあげられた．発症からの期間が，3～9カ月ということだが，先行研究の結果から[10]，この時期における発症からの期間がCI療法の効果に与える影響は小さいと判断し，また，先行研究の内容から，「介入前の上肢機能[11]」がCI療法の効果に影響を与える交絡因子と判断し，介入前の上肢機能（Fugl-Meyer Assessmentの上肢機能の値）を選択した．このほかにも，感覚的に上肢機能に影響を与えそうな因子は多々ある．たとえば，感覚障がいの有無や認知機能の状況などがそれにあたる．

しかしながら，これらの因子は先の試験で証拠・実証がなされておらず，科学的に研究者の推測および経験の域を出ない．加えて，すべて割り付けの手続きに含め，ランダム化の手続きをとったとすると，前述したとおり不適合を示す可能性が考えられる．こういった場合，対象者の選定を行う際の除外基準において，感覚的に交絡となりうる因子については，閾値を設定したうえで，この試験の対象から除外する．また，除外基準は類似の先行研究の除外基準を参考にすることも多い．そこで，Wolfら[10]の試験の適応を参考に，除外基準による統制を行うと，例示の試験の除外基準は，①重度の注意障がいがあるもの，②一般知能の低下（認知機能の低下）を認めるもの，③重度の失語，失行を認めるもの，④記憶障がいを認めるもの，⑤重度の拘縮を認めるもの，⑥重度の感覚障がいを認めるもの，⑦重度の痙縮を認めるもの（具体的な閾値は本例示では設定していない）などと設定する必要がある．

ただし，除外基準を厳しくすると，対象者の特徴に関してバラツキは小さくなり，比較的等価の対象者をつくり出すことが可能だが，対象者が集まりにくいという，試験の履行上の大きな問題が生じる．ここで近年使用されている手法の1つが「傾向スコア」である．この手法は，上記で除外基準にあげたような既知の交絡因子に対して，共変量（因果関係の分析で評価対象の要因以外に観測されるが，分析している因果関係に影響を及ぼす要因．例：従来の介入を行った群をA群とし，新しい介入を行った群をB群とする．結果，B群はA群に比べて有意な機能改善を認めた．しかし，B群には，その他の介入を別の施設で受けている人がA群に比べ有意に多かった．このように評価対象である「新しい介入」の内容に関係なく，機能改善に差が生じる可能性がある因子を共変量という）を用いて，群内および群間の対象者の特徴を「マッチング」「階層化」「重み付け」を行い，それらの影響を加味した結果を推定する手法である．つまり，介入方法と交絡の相関の影響を分離する手法である．ランダム化と対象者の選定，そして統計学的手法を駆使して，ランダム化比較試験における交絡の影響を排除することで，より精度の高い結果を導くことができる．

図3にあげるように、すべての因子をあげることも可能だが、本例示では、上記の除外基準にて対象者を統制したのち、「性別」「利き手」「麻痺側」といった一般的な対象者の特徴で、試験の般化性を落とす特徴をもつ交絡因子に対して、傾向スコアを用いて、調整することとした。

このように、交絡因子の影響を最小化するための手続きは介入研究を行う際に、非常に重要になる。実施の際には、膨大な先行研究の探索による交絡因子の推定が必要である。

ランダム化比較試験における盲検化とその限界

盲検化とは

臨床試験におけるバイアスの1つに情報バイアスがあることはすでに触れた。情報バイアスとは、介入研究の前後において、検査者が機能評価等を行った際に観察や評価の方法によって生じるバイアスのことを指す。たとえば、対象者によって、回答がばらつくことや、評価者によって検査方法が一定でないことなどが例としては一般的である。とくに、リハビリテーション領域の臨床試験では、対象者および評価者の主観に頼る検査も少なくないため、情報バイアスの統制は必要となる。そこで、情報バイアスの統制方法の1つに、盲検化という手続きがある。盲検化には、単純盲検化、二重盲検化、三重盲検化、四重盲検化臨床試験に大別されている（表3）。

（1）単純盲検化

単純盲検化とは、対象者自身が介入の有無をわからない状況（マスクした状況）にするものである。この手続きを実施する目的を以下に説明する。

たとえば、慢性期の症例を対象としたリハビリテーション分野における介入研究の対象者は、そもそも本格的な集中練習を受けられる環境下にない。あったとしても訪問リハビリテーションや通所施設を利用している場合がほとんどである。そのような対象者が、「臨床試験」という名のもとに、自宅から長距離歩行しなければ参加することができない大学病院などで密な集中練習を実施するとなると、非日常がもたらす環境因子（例：「大学病院で最先端の治療を受けている気がする」「懇切ていねいな治療を受けている気がする」「とにかく、毎日外出するので、充実している気がする」など）により、対象者自身に変化が生じる場合がある。このような現象を「プラシーボ効果」とよぶ。臨床試験を行う際には、このプラシーボ効果を排

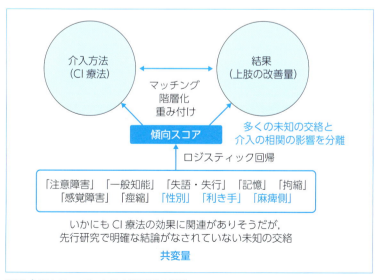

図3 | 傾向スコアによる交絡因子の調整
亜急性期の脳卒中患者に対するCI療法の効果

表3 | 盲検化の種類とマスクされる対象

	対象者	介入者	評価者	統計家
単純盲検化	マスク			
二重盲検化	マスク	マスク		
三重盲検化	マスク	マスク	マスク	
四重盲検化	マスク	マスク	マスク	マスク
PROBE法			マスク	マスク*

*臨床研究においてすべての症例がプロトコルどおりに実施できることが理想である．しかしながら，対象者の治療を基盤として実施する臨床研究ではさまざまなアクシデントが起こる．そこで，個々の症例で発生した事項を調べ，研究としてどう取り扱うかを決める行為が症例検討になる．PROBE法においても，基本的にはマスクはされないが，症例検討を行う際には，統計家も対象者がどの治療を受けたかといった情報については，マスクをした状況で精査する

除するために，対象者が「介入（試験目的の医薬品）」を受けているのか，それとも「偽介入（偽薬）」を受けているのかわからない状況にする．単純盲検化の手続きは，試験における対象者の変化が，介入による効果なのか，それとも環境因子による変化なのかを分別することを目的としている．

(2) 二重盲検化

単純盲検化が，介入が行われているのか偽介入が行われていないかを対象者に対してのみマスクするのに対し，二重盲検化は，介入・偽介入を行う医療従事者（介入者）に対しても，その事実をマスクするものである．

医療従事者が対象者に介入・偽介入を行う際に，割り付けにかかわる事前情報があった場合，人によってはノンバーバルなコミュニケーションで対象者に曝露してしまう恐れがある．また，介入に際して，介入者の意思（例：「介入群に結果が出るように，偽介入群に対して負荷を意図的に落とす」など）によって試験の結果が影響を受ける恐れもある．このようなリスクを最小化するために，介入にかかわる医療従事者および試験関係者に二重盲検化の手続きが必要となる．

(3) 三重盲検化

介入前後の評価に携わる医療従事者が，割り付けにかかわる事前情報があった場合，どれだけ客観的に評価を行おうとしても，その評価に事前の割り付け情報が影響を与える恐れは否めない．そこで，二重盲検化の手続きに加え，評価者に対して盲検を施すことで，「評価者が介入群の結果だけ甘く評価し，恣意的に結果を操作する」といった極端なバイアスを排除することができる．

(4) 四重盲検化

四重盲検化は，三重盲検化の手続きによって，厳密に採取したデータを扱う統計家にもマスクをするという要素が加わる．これは，統計家に送られてきたデータが，「どこの施設で採取された」「誰のデータで」「介入群または偽介入群」「介入の内容」といったすべての情報がマスクされることで，統計家自身ですらデータ解析をした際に，その結果が何を意図するのかわからない状況をつくることである．この手続きを踏むことで，バイアスを最小限にした真摯な試験結果を公表する準備ができる．四重盲検化は，試験の情報が統計家に故意または無意識に，試験の結果に有利な分析方法の選択および改ざんをさせるといったリスクを排除する目的がある．

(5) PROBE法

ここまで読まれた勘の良い読者の方はお気づきだと思うが，リハビリテーション領域においては，盲検は非常に労力を要し，実施困難となる場合が多い．また，手法によっては，そもそも物理的・論理的な限界を伴っている．

たとえば，医薬品の場合，偽介入をつくりやすい．外見のカプセルさえ同様にしてしまえば，簡単に単純盲検が可能となる．しかしながら，リハビリテーション領域では，対象者に介入の分類に

マスクをかけることに大きな困難が伴う．試験に対する意思決定を促すために，インフォームドコンセントを倫理上の規定から，密かに行った場合，試験の全体像を対象者自身が知るところとなり，その時点で自らに施されたアプローチ（介入および偽介入）についてバイアスが生じることは明白である．さらに困難なのは二重盲検である．試験において，介入者の介入に関する力量といったバイアスを最小限にするために，複数の介入者が，介入と偽介入を両方実施するようなデザインを示した場合には，二重盲検は完全に不可能となる．

この場合に使用されるのがPROBE法である．PROBE法は，ランダム化比較試験を実施する際に，介入に関しては，対象者および介入者にはマスクしない形で実施される．しかしながら，介入前後の評価に関しては，外部に研究とまったく関連のないマスクをかけた評価委員会を設置し，彼らによって遂行されるというデザインである．わが国でこのデザインを用いたものとしてはTakahashiら[12]の研究が有名である．

ランダム化比較試験を読む際に気をつけること

(1) 最も読むべきところは「方法」

ここまで，ランダム化比較試験を実施するにあたって，最も重大な要素の1つである交絡の統制について述べた．このような手続きを実施し，ある種恣意的に交絡を排除する．これが臨床試験なのである．つまり，結果の精度を上げるために，一般的な対象者にすべてが般化できない要素を孕んでいるとはいえ，臨床試験の目的と都合上，「統制された対象者」に対して，生じる現象を述べているに過ぎない．

次に，臨床試験における介入研究では，主要なアウトカム（primary outcome），二次的なアウトカム（secondary outcome）が設定される．このアウトカムにより，介入の結果を多角的な側面から評価する．ここで設定されるアウトカムがどのような背景で作成され，どのような現象を，どの程度の妥当性，信頼性，反応性，臨床的に意味のある最小変化量といった特徴を伴って評価できるかを確認する必要がある．そのような過程を踏むことで，試験内のアウトカムの推移が対象者の現状を的確に表しているのか，さらには筆者の主張と同義なのかを熟考する必要がある．

臨床試験における対象者に対する介入の効果は，上記のような背景のもとで成り立っている．試験の介入は，「どのような対象者に」「どのような評価ではかられ」「どのぐらいの変化があった」のかをしっかりと吟味し，その知識をもって，眼前の対象者における適応を現場で選択しなければならない．

(2) ランダム化比較試験の結果の吟味

「ランダム化比較試験によって，Aという治療介入はBという治療介入よりも優れているから，Aを使わないことなどありえない」．このような会話を臨床で一度は耳にしたことがないだろうか．上記の「方法」に関する記述でも述べたが，対象者の特徴がそのランダム化比較試験とおおよそ合致した場合にのみ，このような解釈が成り立つと思われる．もしかすると，眼前の対象者のもつ交絡因子が介入に与える影響が，論文で用いられた対象者のそれと異なるならば，まったく役に立たない手法かもしれない．逆説的にいえば，眼前の対象者の特徴が論文とおおよそ一致するのであれば，その手法を「あえて」使用しないことは，一種の「介入者のエゴイズム」という罪にほかならない．

次に，ランダム化比較試験は，般化した介入方法を提案し，できるだけ等価の介入を全対象者に提供することを目的としている．そのために，対象者の選定方法に加えて，介入方法そのものも，構造化もしくは半構造化し，般化を図る．逆に，一般的なリハビリテーションの現場は，「オーダーメイド」であり，その人の特徴に合わせた手法を選択・工夫することが求められる．このような論文上の統制を施した介入方法を「試験のための設定（Research setting）」，臨床上のオーダーメイドの手続きを「臨床のための設定（Clinical setting）」とよぶことが多い．つまり，方法を熟読し，

対象者や介入方法を明確に理解したうえで，眼前の対象者との相違を吟味し，他の手法を選択すること，適応に応じて手法を工夫すること，他の手法と併用し補い合うこと，といった戦略を立てて，実臨床に臨む必要がある．

（竹林　崇）

● 参考文献

1) 中野重行：治験，臨床試験，臨床研究とCRC．臨床薬理 34(2)：63-66，2003．
2) 小宮山 靖：国際的な臨床試験において臨床検査に求められることは何か？ 臨床病理 64：555-557，2016．
3) 文部科学省，厚生労働省：人を対象とする医学系研究に関する倫理指針ガイダンス，2015年3月31日一部改訂　http://www.lifescience.mext.go.jp/files/pdf/n1500_02.pdf．
4) Guyatt GH, Rennie D："Users' guides to the medical literature." JAMA 270(17)：2096-2097, 1993.
5) 髙島登志郎：医薬産業政策研究所政策研ニュース．25：18-23，2008．
6) 独立行政法人医薬品医療機器総合機構：日米欧薬品規制調和国際会議関連資料　外国臨床データを受け入れる際に考慮すべき民族的要因についての指針．https://www.pmda.go.jp/int-activities/int-harmony/ich/0027.html
7) 山口拓洋：交絡とその調整．分子脳血管病 12：311-314，2013．
8) Jongbloewd L：Predication of function after stroke：a critical review. Stroke 17：765-776, 1986.
9) Hang YH：Determinants of change in stroke-specific Quality of life after distributed constraint-induced movement therapy. Am J Occup Ther 67：54-63, 2013.
10) Wolf SL, et al：Effect of constraint-induced movement therapy on upper extremity function 3 to 9 months after stroke：the EXCITE randomized clinical trial. JAMA 296：2095-2104, 2006.
11) Fritz SL：Activity finger extension predicts outcome after constraint-induced movement therapy for individual with hemiparesis after stroke. Stroke 36：1172-1177, 2005.
12) Takahashi K, et al：Efficacy of upper extremity robotic therapy in subacute poststroke hemiplegia：an exploratory randomized trial. Stroke 47：1385-1388, 2016.

4 横断研究，コホート研究，ケース・コントロール研究を解釈するうえで必要な知識

本節では，量的研究のうち，介入を伴わない観察研究について，大きく横断研究と縦断研究に分け，それぞれについてよく用いられる研究デザインの特徴や計算される指標について解説する．また，近年使われ始めた新しい研究デザインや，臨床家が論文を読む際に注意すべきことについても取り扱う．

横断研究

横断研究は，ある一時点を切り取って実態を要約したり要因間の関係を調べたりする研究デザインである．この横断研究は1回の調査で完了することが最大の特徴である．1回の調査で完了するということは，調査にかかるコストを下げることができ，多くの人に対して実施することが可能になることを意味する．また，調査対象者を追跡しないので脱落の影響を考慮する必要はなく，一般化して結論を述べる際には調査対象となった集団に偏りがないことが確認できていればよいというメリットもある．

現在わが国で横断研究のデザインを用いて行われている最大の調査は5年に1度行われる国勢調査である．これは日本に在住する人全員を対象とした全数調査であり，政府統計の中核をなすもので，その結果は保健医療・疫学分野に限らずさまざまな領域で利用されている．

研究として横断研究が用いられる場合によく使われるツールが質問紙調査（アンケート）である．質問紙調査は質的研究であるという誤解があるが，質問紙は基本的には量的研究のツールであり，得られる質的データは質問紙の設計から運用まですべての面で相当の工夫をしなければ質的研究に耐えうるものにはなりえない．また，質問紙調査は質問紙の設計，配布，回収，集計，比較（考察）という比較的簡単なプロセスによって，規模を問わずに実施できることから多くの人に用いられるが，その質問紙のほとんどはよく検討されずに使用されているのが実情である．しかし，これは研究で使うモノサシが適当につくられているのと同じことで，非常に危険な行為であることを認識しなければならない．われわれは臨床検査のデータには非常に気を遣う．検査機器も同様であるし，その領域の専門家であれば，どこにどの程度の誤差があるかも理解しているであろう．では質問紙はどうだろうか．読者の多くは質問紙を一度は作成した経験があるであろうが，その質問紙から得られる結果にはどのくらいの誤差があって，もしくはバイアスを含んでいて，それらが結果に与える影響はどの程度なのかについて把握していただろうか．さらに，信頼性や妥当性の検証はどのくらいの労力をかけて，どのような方法で行ったのだろうか．

こうした努力なしに質問紙が乱造されるため，質問紙は量的研究でも質的研究でも信頼のおけない中途半端なツールと化し，挙げ句の果てに「初心者向けのツール」「質問紙調査の結果などあてにならない」といわれてしまう始末なのである．

とはいえ，質問紙調査は横断研究に限ったことではなく，後述の縦断研究においても情報を収集するための手段としてしばしば用いられる．ここで「嘘なく，必要な人に，正しく答えてもらう」方法を考えることは研究の質の向上には欠かせないことは間違いない．先ほど横断研究は1回の調査で完了すると述べたが，この特徴は「1回しかできない」という欠点であるともとらえることができる．とくに質問紙調査のような一方通行のデータの収集方法を採用する場合は，その設計次第では調査そのものがまったく意味をなさなくなる危険性を認識し，対策を講じていく必要があるだろう．

また，横断研究によって得られた結果は，因果関係の判断が難しいという特徴があることも理解しておかなければならない．言い換えれば，横断

研究の結果がただちに因果関係を示すものではないということである.たとえば,ある総合病院で,整形外科以外の診療科の外来受診患者を対象に100m競走のタイムと骨密度の関連を調べたとする.これはある一時点での調査であるから横断調査に該当する.おそらくこの結果は2つの要因のあいだには負の相関（片方が増加すればもう一方が減少する）が生じることが予想されるが,「100m競走のタイムが速い人は骨密度が高い」という結論は原因と結果の関係としてはしっくりこない.骨密度を上げれば100mを速く走れるかといえば,おそらく多くの場合はそうではないだろう.では,あいだに年齢という要因が入るとどうだろうか.100m競走のタイムと年齢は正の相関を示し,年齢と骨密度は負の相関を示す.これならそれぞれの関係を納得できるのではないだろうか.このように実際には因果関係がないのに因果関係があるようにみえてしまう（相関関係が生じる）ことを擬似相関とよぶ.ここで示した例はきわめて単純なものなので多くの読者が容易に理解できたであろう.しかし,実際に行われる研究は「まだ誰にも調べられていない」「決着がついていない」ものがほとんどであるから,研究の方法論とその問題点について熟知していないもののなかには擬似相関に気がつかず,「新しい発見をした！」と舞い上がってしまうものも少なくない.また,こうした結果を悪用して事実をねじ曲げて裏づけがあるようにみせるものもいるが,研究者はそのような行為に加担するようなことはあってはならない.

縦断研究

横断研究はある一時点を切り取った調査で,簡便にできる反面,因果関係の判断が難しいという特徴があった.しかし,因果関係の判断が困難なままでは研究結果を臨床に応用したい場合に厄介である.そこで,運用は少々複雑になるが,より因果関係の判断に踏みこみやすい研究デザインとして縦断研究が用いられる.縦断研究は,対象者を一定期間継続して追跡する研究デザインで,同一人物に対して複数回の調査を繰り返すことが特徴である.横断研究を「1枚の写真」にたとえるなら,縦断研究は「ビデオ」もしくは「アルバム」とたとえると理解しやすいのではないだろうか.

本章第3節の介入研究で説明されているランダム化比較試験（randomized controlled trial：RCT）も縦断研究の一種であるが,本節では,観察研究（非介入研究）における縦断研究の例として,コホート研究,ケース・コントロール研究,コホート内ケース・コントロール研究,ケース・コホート研究の4種類を紹介する.

1）コホート研究

コホート研究は,コホートとよばれる観察の対象とする集団をあらかじめ設定し,その集団に属する対象者全員を,研究開始時点から将来に向かって（時間的に前向きと表現されることもある）長期間継続して追跡する研究デザインで,原因から結果を探るアプローチである.たとえば1961年に九州大学第二内科を中心としたグループが開始した久山町研究は国際的にも有名で,高血圧や一過性脳虚血発作（TIA）と脳梗塞との関連を明らかにした研究[1]や糖尿病と脳萎縮の関係を検討した研究[2]など,多数の成果が著名な学術誌に報告され,保健福祉政策にも影響を与えている.また,現在ではデータベースの普及により,1つの医療機関で特定の手術を受けた患者や特定の疾患をもつ患者を登録して追跡するといった比較的小規模の研究も進められている.

こうしたコホート研究ではさまざまな要因に対する曝露の有無に関する情報を取得し,その集団を丸ごと追跡するため,適切に運用しデータを処理すれば疾病の発生の順序を含め,信頼性の高い結果が得られる.また,久山町研究のように町を丸ごと調査対象とする場合,1つのコホートで複数の疾患を対象とした,質の高い複数の研究が可能となるメリットもある.

反面,長期間の追跡をすることから莫大な時間とコストがかかることが問題になる.また,稀な

疾患の原因を探るには不向きで，いつ起きるかわからないような疾病を追い続けるのは不経済である．さらに，転出や連絡途絶によって追跡不能になる危険性を内在しており，その数が集団に対して相対的に大きければ結果も不確実なものとなる．前述の久山町研究のフィールドとして福岡県糟屋郡久山町が選ばれたのは人口の流出入が少ない地域であることが大きな理由である．なお，久山町研究では町の人口のほぼ全員を追跡できており，これは世界的にみても希有な事例である．

コホート研究ではおもにリスク比（RR：relative risk），リスク差（RD：risk difference, AR：attributable risk）の 2 つの指標が計算され，利用される．リスクとはある一定の観察期間内に集団全体のなかで対象とする事象が生じた数の割合（発生割合）で，集団全体を n 人，対象とする事象（疾病を発症した患者数）を a 人とすると $\frac{a}{n}$ となる．実際には性別，曝露（例：喫煙，飲酒など）の有無など，研究者のもつ仮説によって属性別にリスクが計算され，その差をとったものがリスク差，比をとったものがリスク比となる．表 1 に例を示す．

なお，文献によってはリスク差を寄与危険（度）もしくは寄与リスク，リスク比を相対危険（度）もしくは相対リスクと表記されるが，これらは同義である．また，リスク比に 100 を乗じて％表記としたものもあり，これを寄与危険割合と表記することもある．

コホート研究ではこれらの指標を用いて比較を行い，予防効果や治療効果の比較を行う．表 1 のような曝露/非曝露の関係だけでなく，術式による 5 年後の生存割合なども同様の方法で比較することができる（別の方法もある）．もちろんそれらの結果の外部妥当性（一般化可能性）はデータの精度やコホートの質に依存するところが大きいため，データの精度を高め，追跡不能などの脱落を防ぐ工夫が提唱され，実施されている．

ところで，近年の論文ではリスク比が重視されがちだが，リスク差も非常に有用な指標である．これは表 1 の例でいえば，非曝露の発症数が 0 でないかぎり，曝露の発症者のなかには，曝露の有無にかかわらず発症するものがおり，リスク差はその要因を除いた値だとみなすことが可能なためである．

2) ケース・コントロール研究

ケース・コントロール研究は症例対照研究ともよばれる．ケース（症例），属性の類似したコントロール（対照）を過去に遡って比較して，結果から原因を探っていく研究デザインである．この方法を用いるにあたり，まったく条件の異なる人では比較にならないため，コントロールとして選択するのは対象となる疾病の発症以外はケースとある程度似た属性である必要がある．この作業をマッチングとよび，マッチング対象者の選択方法が研究の成否の重要な要素となっている．

コントロールの選択方法はすでにいくつか提唱されていて，病院コントロール，友人/隣人コン

表 1 | コホート研究における指標の計算の例

	発症	非発症	合計	発症リスク
曝露	a	b	a+b	$\frac{a}{a+b}$
非曝露	c	d	c+d	$\frac{c}{c+d}$
リスク差（曝露−非曝露）				$\frac{a}{a+b} - \frac{c}{c+d}$
リスク比（曝露／非曝露）				$RR = \dfrac{\frac{a}{a+b}}{\frac{c}{c+d}} = \dfrac{a(c+d)}{c(a+b)}$

トロール，一般人コントロールなどがあり，そのうち最も標準的なのは一般人コントロールであるとされる[4]．病院コントロールは当該研究を行う医療機関内でマッチングをする方法で，最も簡便そうにみえるが，「医療機関を受診する患者」という点ですでに何らかの疾患をもっている可能性が高く，そのことが研究結果に影響する可能性もある．友人/隣人コントロールは紹介によるもので，最も同意を得やすい反面，属性が似すぎていて真の要因が隠れてしまう可能性がある．一般人コントロールはランダム抽出に準じた方法を用いることが多いが，属性を揃えることに加え，同意を得ることがきわめて難しいことが問題点である．なお，いずれの方法も条件と許容範囲を定めてマッチングを行うが，実務上はこのとき必ずしもケース対コントロールが1対1となるとは限らない．実際の研究では，同一の研究でも1人のケースに対して16人マッチすることもあれば，マッチする人がいないこともある（もちろんマッチしないケースは研究では使用できない）．また，1対5を超えると得られる研究結果の安定性に差がなくなるともいわれている．

さらに近年では，データベースに記録されたデータを用いて研究を進めることも多い．1つのデータベースで複数の仮説を検証できる利点がある反面，研究者が興味のあることであっても，未測定の因子は検討対象とすることが難しい点が課題としてあげられている．傾向スコア（propensity score）とよばれる指標を使ったマッチングにより解析を行うこともある．この方法を用いると，観察研究のデータを用いて（擬似的に）ランダム割り付けを行ったような結果を得ることができるため，倫理面や経済面でRCTなどの介入研究が実施できない内容研究において利用されることが多い．

こうした研究デザインは，前述のコホート研究のように一定期間の経過を待つ必要はなく，すでに発生したケースもしくはケースが現れた時点でマッチングをすればよいため，コホート研究と比較して研究期間は短く，研究費用は安い．とくに稀な疾患の原因を特定するための研究方法として非常に有用な方法である．たとえば，1940年代後半から1970年代初頭まで流産防止剤として使われていたジエチルスチルベストロール（DES）とよばれる合成女性ホルモンが若年女性の腟がんの原因物質であることを突き止めた研究[3]では，ケースはたったの8例（対照群は32例；1対4マッチ）であった．逆に稀ではない疾患，いわゆるcommon diseasesにはこの手法は不向きで，原因を特定できないことのほうが多いとされる．また，過去に遡って習慣や行動について質問を行うため，不確実な情報の影響を受けることがある．この代表例が思い出しバイアス（recall bias）で，これは疾病にかかった人はその原因となった可能性のある物事についてよく覚えているのに対して，そうでない人は無自覚なので覚えていないというものである．思い出しバイアスを完全に取り除くことは困難だが，質問法の工夫などでその軽減が図られている．

ケース・コントロール研究では指標としておもにオッズ比（odds ratio：OR）が計算され，利用される．これは特定の集団を追跡したわけではなく，マッチングの人数は任意の数だけしか行われず，リスク比を計算することができないためである．オッズとはある事象が生じた確率と生じない確率の比であり，ケースをa人，コントロールをb人とした場合，オッズは$\frac{a}{b}$となる．オッズ比は，リスク比の計算と同様に，このオッズを研究者の仮説に基づいて曝露の有無などに分けてその比をとったものである．なお，オッズ比には対称性が

表2 | ケース・コントロール研究におけるオッズ比の計算例

	発症（+）	発症（-）	合　計	オッズ
曝露	a	b	a+b	$\frac{a}{b}$
非曝露	c	d	c+d	$\frac{c}{d}$
オッズ比	$\frac{a}{c}$	$\frac{b}{d}$	$OR=\frac{\frac{a}{b}}{\frac{c}{d}}=\frac{\frac{a}{c}}{\frac{b}{d}}=\frac{ad}{bc}$	

あるため，表2の例では，発症の有無で計算しても，曝露の有無で計算しても同一の値となる．

文献によってはなんの抵抗もなくオッズ比をリスク比と同様に取り扱っている事例が見受けられるが，リスク比とオッズ比は計算の過程がまったく異なり，指標としては別物である．しかし，ケース・コントロール研究が有効な「稀な事象」の場合，オッズ比はリスク比に近似できる．表1および表2から，リスク比は $\dfrac{\frac{a}{a+b}}{\frac{c}{c+d}} = \dfrac{a(c+d)}{c(a+b)}$ と求めることができたが，これをさらに展開すると，$\dfrac{a(c+d)}{c(a+b)} = \dfrac{ac+ad}{ac+bc}$ となる．稀な事象というのは，「発症」すなわち表2におけるaとcに対応し，これがきわめて小さい場合，$\dfrac{ac+ad}{ac+bc}$ の分母・分子の両方にあるacの項は当然相対的に小さくなり，無視できる．この $\dfrac{ac+ad}{ac+bc}$ の分母・分子からacを除くとオッズ比そのもので，これが稀な現象であれば，オッズ比はリスク比のよい近似になる根拠である．逆に稀な事象でない場合にはオッズ比はリスク比の近似にならないため，リスク比のように「発症割合がx倍になる」といった表現をするのは厳密には正しくない．この場合にオッズ比が意味するのは「(任意にコントロールをとった場合の)発症する確率と発症しない確率の比」の比であり，リスク比と同様に発症割合として扱うことはできない．

3) 2種類の縦断研究のまとめと新しい観察研究のデザイン

表3にこれまで説明してきたコホート研究とケース・コントロール研究の比較を示す．いずれも要因と疾病の関係を調査する方法であるが，それぞれ特徴があり，利点と欠点が存在する．

コホート研究は開始するまでのハードルがきわめて高い．そこで過去起点コホート研究とよばれる手法が利用されることがある．これは研究開始時点よりも前のデータを用いて(将来にわたって)コホート研究を行うもので，診療録などの記録もしくはデータベースが適切に整備・管理されている場合に有効な方法である．コホート研究が時間的に前向きであることから，それと区別するために「後ろ向きコホート研究」とよばれることもあるが，時間的に前向き（将来に向かう方向）であるから，この表現は適切とはいいがたい．

また，それぞれの守備範囲は異なるが，双方の特徴をいかした研究デザインも提案されている．その1つはコホート内ケース・コントロール研究（nested case-control：NCC研究ともいう）とよばれるもので，すでに進行中のコホート研究のコホート内でケース・コントロール研究を実施する手法である．血液やDNAの解析が頻繁に行われるようになった昨今，コホート研究を開始する際に知られていなかった項目について調査したり，研究の費用を削減したりする目的で利用される．コホート研究では開始時や定期検診時に採血や検

表3 | コホート研究とケース・コントロール研究の比較

	コホート研究	ケース・コントロール研究
研究期間	長い	比較的短い
研究費用	高額になることが多い	比較的安価
研究対象者数	多い	比較的少ないことが多い
対象とする事象（疾患）数	複数	原則1種類
有効な疾患の種類	Common diseases	稀な疾患
因果の探索方法	原因→結果	結果→原因
時間軸	おもに時間的に前向き	おもに時間的に後ろ向き
計算される主要な指標	リスク差・リスク比	オッズ比（稀な疾病はリスク比に近似）

体の採取が行われることが多いが，この際に検体の一部を冷凍保存しておき，必要なときに一部を取り出して解析する方法がとられる．こうすることで研究開始当初には想定していなかった稀な事象や新しく開発された検査手法に対応できるほか，コホート全体の人数がわかっているので発生割合の計算も可能になる．

さらに，ケース・コホート研究とよばれる研究手法も開発されて利用されている．こちらもすでに進行中のコホート内で行われるもので，対象とする事象が発生したグループ（ケース）と，コホートから一定の割合でランダム抽出したサブコホート，サブコホートの抽出割合の情報を重み付けの係数として用いて解析をするものである．稀な事象であるケースの情報はすべて用い，コントロールはコホートから一部を取り出して使うため効率がよく，データベースを用いた研究の相性も良い．

論文を読む際に注意すべきこと

研究を進めるうえで，もしくは臨床に応用するうえで，さまざまな論文を読む機会があるだろう．その際，査読を経ているからといって結果を盲目的に信用してはいけない．エビデンスを活用するためにまずやるべきことはその研究がどのような研究デザイン（量的/質的/Mixed Method/Action Research，横断/縦断など）で行われたのかを確認することから始まる．これまで説明してきたように，それぞれの研究デザインには長所があると同時に短所があるので，その研究デザインが選択された背景を把握して妥当性を検討するとともに，その研究デザインのもつ特徴によって生じる問題に対してどのような対策や工夫がされたのかを確認しなければならない．プロトコルどおりに研究が進められたかどうかの把握も重要であろう．いくら素晴らしいデザインでも，運用が不適切では結果が歪められる可能性がある．

また，欠損データの取り扱いについても把握しておくことが求められる．研究を進めるうえでデータの欠損や異常値の存在はつきものである．これらをどう扱うかで結果が大きく変わることもあるため，仮説が正しいことを主張するために都合のよい方法が採られていないかどうか，必ず確認しておくべきであろう．ちなみに，欠損データの対処として最も有効な方法は欠損データを作らないことであると冗談半分でいわれるが，これはまぎれもない事実である．

そして，これらの検討結果を踏まえたうえで初めて実際の臨床場面において（もしくは研究において），その知見が適用可能かどうかを検討することになるが，ここでももちろん注意すべき点がある．計算によって求められる数々の指標（たとえば平均値や標準偏差なども重要な指標の1つである）はあくまで点推定値であり，測定に誤差がある以上，そこから求められる指標にも一定の誤差が含まれている．また，誤差の影響がなかったとしても，それらの指標が厳密に正しい（＝実態を示している）数字である確実な保証はないことを理解し，区間推定をうまく活用することが重要である．確かにリスク比やオッズ比は指標として明快であるし，有用であることは否定しないが，それだけがすべてではない．信頼区間も重要な情報であるし，それらが示されていない研究結果は信用に値しないと考えても差し支えないくらい重要なものである．同様に，バイアスの同定と評価も行われるべきである．

解釈に困る場合は信頼のおける生物統計家に相談するのも1つの方法である．統計家は「解析の専門家」であると一般には思われがちであるが，多くの統計家はデザインの段階でその研究の成否がほぼ決まることを知っているので，量的研究の方法論や因果推論にも精通している．ただし，きわめて高度なレベルでの因果の判断は統計が扱うる領域の外である（支援する方法論は存在するが，限界は当然ある）ので，「この結論は正しいか」という問いに対する考えを最終的に判断するのは統計家ではなく，当該分野の専門家であることを理解し，共働することが重要であろう．

さらに質問紙設計や統計解析の手法を詳しく学びたい方へ

本節を理解し，さらに診療ガイドラインを理解し活用するためにはその根拠となった論文を精読することが必要となる．その際に役に立つであろう書籍を紹介する．あくまで筆者の主観ではあるが，いずれも統計家として自信をもって勧められるものである．

①鈴木淳子：質問紙デザインの技法．ナカニシヤ出版，2011．

質問紙の設計に関して選択肢のつくり方から紙面のデザインまで網羅的に取り扱われている．横断・縦断を問わず質問紙を使った研究をしたり，その評価をしたりする立場にある研究者に向く1冊．

② Geofferey R Norman, David L Streiner：PDQ Statistics Third Edition（邦題：論文が読める！早わかり統計学 臨床研究データを理解するためのエッセンス．第2版）．メディカル・サイエンス・インターナショナル，2005．

臨床研究で用いられる主要な統計手法の原理を理解するために便利な1冊．1つひとつの統計手法が「なにをしているのか」をていねいに解説している．辞書的な使い方も可能．

③新谷 歩：今日から使える医療統計．医学書院，2015．

臨床研究を始めるならこの1冊．最低限やるべきことがコンパクトにまとめられており，研究における統計解析のプロセスを辿るのに適当．

〔廣江　貴則〕

●参考文献

1) Ueda K et al.：Transient cerebral ischemic attacks in a Japanese community, Hisayama, Japan. Stroke 18：844-848, 1987.
2) Hirabayashi N et al：Association between diabetes and hippocampal atrophy in elderly Japanese：the Hisayama Study. Diabetes Care 39：1543-1549, 2016.
3) Arthur L, et al.：Adenocarcinoma of the Vagina-Association of Maternal Stilbestrol Therapy with Tumor Appearance in Young Women. N Engl J Med 284：878-881, 1971.
4) 川村 孝：臨床研究の教科書 研究デザインとデータ処理のポイント．医学書院，2016，p31．

5 メタアナリシス，システマティックレビューを解釈するうえで必要な知識

はじめに

医療分野における臨床研究や基礎研究は日々更新されており，新たに報告される研究のすべてを把握することは容易ではない．とくにリハビリテーションにおいては，特定の疾患のみならずさまざまな疾患，症例にかかわることから，より困難である場合も多い．そのため，多様な知見をまとめた既存のレビュー（review；総説）を参考にすることが少なくない．なかでもシステマティック（系統的）レビュー（systematic review）は，臨床の意思決定を行う際に，より参考にできるものである．このことから，システマティックレビューの性質を理解し，解釈するうえで必要な知識を身につけることで，より適切な臨床応用が可能となる．本節では，システマティックレビューおよびメタアナリシスの概要を説明する．

システマティックレビューとメタアナリシスの意義

1) レビューの種類について

レビューは，ある臨床疑問から問題点を明確にし，関連する複数の研究から，データを選び出して検討したものであり，それらは，ナラティブレビュー（narrative review；記述的レビュー）とシステマティックレビューとに分けられる[1-3]．

ナラティブレビューは，対象とする研究を客観的に選択する基準は設けないため，著者の経験や主張，関心からデータが選ばれやすい[2]．そのため，著者の意見を支持する研究を恣意的に選択することが多くなる傾向にある．また，分析には統計学的な手法がほとんど使用されないことが特徴である[2]．ナラティブレビューについての詳細は本章第6節に譲る．

システマティックレビューは，再現性の高い客観的な事実を記載することを重要視しているため，研究のテーマ，研究の選択基準を明確に規定する必要がある[2]．また，対象となる研究を網羅的に検索し，それらの個々の研究に対し批判的吟味を行い，データを抽出し，必要であればデータを統合することが必要とされる[1-3]．

2) システマティックレビューの意義

個々の臨床研究の結果は事実であるが，真実であるとは限らない．対象集団や介入方法など，さまざまな要因の影響を受けるためである．たとえ，ランダム化比較試験のようなエビデンスレベルの高い研究デザインであっても，偶然の誤差やバイアスの影響がまったくないことはほとんどない．そのため，個々の臨床研究の結果を鵜呑みにすることには注意を要する．ナラティブレビューや単一の論文で注意するべきバイアスなどの影響を可能なかぎり減らす，または評価することでその限界を確認するための研究デザインがシステマティックレビューである．

3) メタアナリシスについて

システマティックレビューにおいて，データを統合する際には，メタアナリシス（meta-analysis）などの統計学的な手法が使用される[1-3]．メタアナリシスとは，過去に行われた複数の研究結果を，統計学的な手法を使用してまとめ，全体としてどのような傾向があるかを解析するものである[2]．また，メタアナリシスは，エビデンスレベルが高い研究デザインとされている．しかしながら，なかには研究の網羅的な検索や批判的吟味を行うことなくメタアナリシスが行われていることもあるため，正しく内容を読み取る知識が必要である．

4) なぜ，データを統合する際にメタアナリシスが必要なのか

ある介入方法の効果を検証した先行研究が30

本あり，効果が「ある」とされた研究が20本，「ない」とされた研究が10本あったとする．この結果を受け，介入効果が「ある」と解釈するのは問題である．この解釈は，たとえば1,000人を対象とした大規模な研究と，10人を対象とした研究を同等に扱っていることになり，結果として研究の規模や質を無視することになるためである．

また，それぞれの研究結果の数値を単純に足し合わせることも問題が生じる．たとえば，治療a群と治療b群の効果を比較した研究Xと研究Yがあるとする．研究Xでは，治療a群90人で平均70点，治療b群10人で平均60点であったとする．研究Yでは，治療a群10人で平均90点，治療b群90人で平均80点であったとする．それぞれの研究結果から，いずれも治療a群の平均点数が高いことがわかる．しかしながら，治療ごとに考えると，治療a群では（90/100人×70点）＋（10/100人×90点）＝72（点），治療b群では（10/100人×60点）＋（90/100人×80点）＝78（点）となり，治療b群の平均点数が治療a群よりも高いことになる．このように，単純に足し合わせると，結果が逆転してしまうことがある．このような現象をシンプソンのパラドックス（Simpson's paradox）とよぶ[2,4]．異なる試験の結果をただ足し合わせると，不合理な結果が出ることがあることを示している．

以上のことから，複数の試験の結果をまとめる際には，研究の質や対象集団の特徴などの条件をあらかじめ設定したうえで，単純に足すのではなく，統計学的な手法を用いてデータを統合する必要がある．この統計学的な手法で結論を出すのがメタアナリシスである．メタアナリシスを行うことの意義として，個々の研究の対象数が少ない場合における効果の推定精度の向上，研究結果の統計学的検出力の増強，複数の研究報告において結論が相反する場合の不確実性の解決があげられる．

メタアナリシスの統計学的な手法にはいくつかの方法があるが，おもに使用されるのは，個々の研究の対象数と結果のばらつきを考慮したうえで重み付けを行う方法である．対象数が少ない研究では偶然の影響で結果のばらつきが大きくなり，対象数が多い研究では結果のばらつきが小さくなる．そのため，対象数が多い研究には大きく重み付けを行い，対象数が少ない研究には小さく重み付けを行う[2,4]．

システマティックレビュー，メタアナリシスにおいて生じるバイアス

個々の研究で生じるバイアスは，作為的な対象者の抽出，データの欠損，結果の選択的報告などによって生じるものである．システマティックレビューではこれらのバイアスに加え，研究結果を統合する際にバイアスが生じることがある．それらのバイアスについて説明する．

(1) 出版（公表）バイアス

出版バイアスとは，結果が良かった研究に比べ，結果が悪かった研究が公表されにくいというバイアスである．研究者が意図した結果が得られなかった研究は，学会発表や論文を投稿することに消極的になる可能性がある．さらには，論文を投稿したとしても，出版社は論文を否決してしまう可能性がある．これらのことから，公表される研究は結果の善し悪しと関連してしまい[2,5]，公表された研究の結果を統合するとポジティブ方向に結果が歪められてしまうことがある．

(2) 英語バイアス

英語バイアスとは，結果が良かった研究が英語で公表されやすいというバイアスである．大規模な研究や良い結果の得られた研究では，世界の共通語ともいえる英語で論文を作成し，あまり良い結果が得られなかった場合は日本語をはじめとする母国語で投稿する傾向がある[2]．そのため，英語の論文のみを収集したシステマティックレビューおよびメタアナリシスの場合は結果が過大評価される恐れがある．

(3) サブグループ解析バイアス

サブグループ解析バイアスとは，さまざまなサブグループを作成し解析を繰り返すことにより結果が変化してしまうというバイアスである．全体

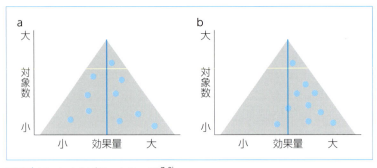

図1 | ファンネルプロットの一例[7-9]
a：出版バイアスのリスクが低い，b：出版バイアスのリスクが高い

の統合結果では効果なしとされても，さまざまなサブグループを作成し解析を繰り返すことにより，確率的に（偶然）効果がみられることがある[2,6]．この対策として，サブグループ解析を事前に定めてあったか，解析の繰り返しによる結果でないか吟味して解釈することが必要である[5]．

出版バイアスを把握する際に用いられるツール：ファンネルプロット

以上のバイアスにより結果が過大評価されることへの対策として，バイアスの程度を把握するために，図1のようなファンネルプロット（funnel plot，漏斗プロット）が使用される[7-9]．対象数の多い研究では安定した結果が得られるが，対象数の小さい研究では結果にばらつきが生じるため，バイアスがなければ図1aのように収集された研究結果が漏斗型にプロットされるという前提を用いて，バイアスの有無を判断する．図1bでは効果量が少ないことを表す左の部分の研究が欠けており，出版バイアスの存在が疑われる．

研究の異質性について

複数の先行研究において，研究テーマが同じであった場合でも，研究の結論が一致するとは限らない．研究間の結果の違いを検討し，その要因を明らかにすることも複数の研究を解釈する際には重要である．

研究の結論が一致せず，結果がばらつく要因として以下のことが考えられる．まずは，研究デザインに不備があり，バイアスが生じることによって結果が歪められた場合である[1,8]．次に，各研究の研究デザインおよび対象の特徴は同じであるが，偶然によってばらつきが生じた場合である[1,8]．そして，対象の特徴や研究デザインが同一ではなかった場合である[1,8]．対象の特徴や研究デザイン違いにより結果がばらつくことは，異質性（heterogeneity）とよばれる[1,8]．

異質性は，概念的異質性（conceptual heterogeneity）と統計的異質性（statistical heterogeneity）の2種類に分類される[1,8]．概念的異質性はさらに，対象者の年齢や住む地域の違いにより生じる臨床的異質性と，研究デザイン，介入期間，介入頻度などにより生じる方法論的異質性に分けられることがある．

統計的異質性とは，個々の研究の結果のばらつきにより治療効果が異なることである．また，この統計的異質性は，メタアナリシスの結果によって確認することができる．

メタアナリシスにおいて，統計的異質性を判断する手法として，視覚的な判断と統計的な判断の2種類がある．視覚的に判断する際に着目する点として，フォレストプロット（forest plot；森林プロット）がある（図2）[4,9]．フォレストプロットは各研究の結果とそれらを統合した研究結果を示すものである．フォレストプロット上で点推定値のプロットの方向がどれくらい一致しているか，95%信頼区間がどれくらい重なっているかによっ

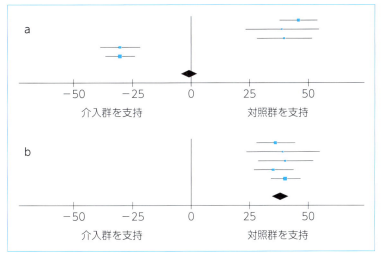

図 2 | 統計的異質性の一例：フォレストプロット[4,9]
a：統計的異質性が高い，b：統計的異質性が低い（同質）

て判断する．図 2a のように各研究の結果が左右にばらついていれば異質性が高い，図 2b のように一定の場所に集まっていれば異質性が低い（同質）と読み取ることができる．

より客観的に異質性を判断する指標として，メタアナリシスではコクラン（Cochrane）のQ検定，I^2統計量といった統計指標が使用されることがある[4,9]．コクランのQ検定はp値が0.10未満で異質性があると判断する方法である[9]．また，I^2統計量は異質性の程度を把握することができる．異質性があるとみなすかの基準は明確ではないが，0〜40％（重要でない異質性），30〜60％（中等度の異質性），50〜90％（大きな異質性），75〜100％（高度の異質性），とされている[10]．

メタアナリシスを読むうえで知っておくべき指標

データを統合する際には，おもに統計ソフトウェアが使用されている．そのなかでも多くのメタアナリシスで使用されている「Review Manager」[11]を使用した研究を例に，研究結果の見方を説明する．

1）メタアナリシスの数値の解釈の仕方

図 3 は，コクラン共同計画で行われた脳卒中患者に対するトレッドミル歩行訓練に関するメタアナリシスの結果の一部である[12]．

Study or Subgroup の列には，各研究の筆者と発行年が示されている．サブグループ解析を行った場合は，サブグループ名と，その結果が示されている．この研究では，介入前の歩行自立・非自立によって「歩行非自立」と「歩行自立」の2つのサブグループに分かれている．

「トレッドミル歩行群」と「その他の介入群」の列には，介入（トレッドミル歩行訓練）群・対照（その他の介入）群の各群の対象者の人数「n」と，平均値「Mean」（標準偏差「SD」）が表示されている．

「Weight」の列は，各研究の重み付けを示している．重み付けは対象者の人数と値のばらつきによって算出される．このことから，Franceschini 2009 と Eich 2004 の研究では，Franceschini 2009 のほうが対象者の人数が多いにもかかわらず，重み付けは小さくなっている．

左側の「Mean Difference」は個別の試験における平均値（あるいは標準化平均）の差が示される．また，括弧内には，95％信頼区間の下限と上限が示されている．95％信頼区間の下限・上限が0をまたいでいる場合は有意な差がないことを示している．図3のメタアナリシスでは，Eich 2004, Sullivan 2007 の研究において有意な差があった

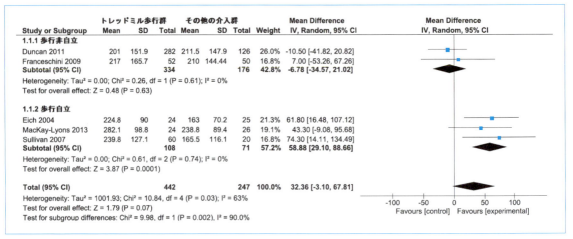

図3 | コクラン共同計画におけるメタアナリシスの結果の一例（文献12より作成）
レビュー内容：脳卒中患者に対するトレッドミル歩行訓練の効果
比較内容：トレッドミル歩行訓練 対 その他の介入
アウトカム：介入終了時の6分間歩行距離

ことがわかる．

　"Subtotal"および"Total"の行には，それぞれサブグループおよび全体の結果を統合した平均値の差が示されている．"Total"では，32.36［−3.10，67.81］であり，95％信頼区間が0をまたいでいる．"Subtotal"では，「歩行非自立」が，−6.78［−34.57，21.02］であり95％信頼区間が0をまたいでいる．「歩行自立」では，58.88［29.10，88.66］となり，信頼区間が0をまたいでいない．このことから，この5試験を統合したメタアナリシスによって，全体では効果が認められなかったが，歩行が自立していたグループでは効果があったということが明らかになった．また，"Test for overall effect"の行のp値（P＝0.XX）を確認し，0.05未満であれば有意な差があったと解釈できる．

2) フォレストプロットの解釈の仕方

　メタアナリシスは，10本以上の研究を統合することもあるため，すべての数値を確認することは容易でない．そのため，図から結果を読み取ることでより簡単に解釈が可能となる．図3右端の「Mean Difference」は前述のフォレストプロット（図2）である．

　中央の縦の線が平均の差が0を表し，介入群と対照群に差がないことを指す．結果が，リスク比やオッズ比などの比で示されるものは，中央の縦線は1.0を表す．中央の線の左側の領域はFavours other（対照群）の効果が大きいことを示し，右側の領域は，Favours TM％ BWS（介入群）の効果が大きいことを示している．個々の研究の結果は，正方形とその左右に伸びる直線で示され，正方形は平均差の点推定値，左右の直線の左端が95％信頼区間の下限，右端が上限を示している．そのため，左右に延びる直線が，中央の縦線をまたいでいるかどうかを見れば，有意差の有無が判断できる．正方形の大きさは，重み付けの大きさに対応しており，重み付けが大きいほど正方形が大きくなる．統合した結果は菱型で表され，中央が点推定値を示し，左の頂点が95％信頼区間の下限，右の頂点が上限に対応している．個別の研究結果と同様に，中央の縦棒をまたいでいるかどうかで，有意差の有無を判断する．

バイアス評価について

　個々の研究の質を評価する方法としてバイアスリスクの評価がある．以下に，おもにランダム化比較試験のシステマティックレビューで評価され

る項目およびそれらをまとめた表の解釈の仕方について説明する.

1) バイアス評価の項目

(1) ランダム割り付けの方法
　　(random sequence generation)

　割り付けの方法がランダムに行われたかどうかに関するものであり，選択バイアスが生じたかどうかの判断指標である．割り付けの際に，研究者の作為的な対象の抽出や割り付けが予想できる場合は，選択バイアスのリスクが高くなる．

(2) 割り付けのマスキング
　　(allocation concealment)

　割り付け結果がマスキングされているかどうかに関するものであり，選択バイアスが生じたかどうかの判断指標である．割り付けが行われたあとで割り付けがわかってしまう場合は，選択バイアスのリスクが高くなる．

(3) 参加者と研究者の盲検化
　　(blinding of participants and personnel)

　介入中に，対象者や治療者（研究関係者）がどちらに割り付けられるか判断できないようになっているかに関するものであり，実行バイアスが生じたかどうかの判断指標である．たとえば，脳卒中患者の痙縮軽減に対し，末梢電気刺激を行う場合と行わなかった場合とを比較する際に，電気刺激を行わない場合は，対象者に治療が行われていないことがわかってしまうため，バイアスのリスクは高くなる．

(4) アウトカム評価の盲検化
　　(blinding of date assessment)

　アウトカムの評価者がどちらに割り付けを行うか判断できないようになっているかどうかに関するものであり，検出バイアスが生じたかどうかの判断指標である．アウトカム評価者が割り付けを知っていた場合，介入群のアウトカムを良く評価する恐れがあるためバイアスのリスクが高くなる．

(5) 不完全なアウトカム
　　(incomplete outcome data)

　アウトカムが不備なく抽出できたかどうかに関するものであり，症例減少（脱落）バイアスが生じたどうかの判断指標になる．対象の脱落等でデータが取得できずアウトカムに影響を及ぼす可能性がある場合は，バイアスのリスクが高くなる．

(6) 選択的な報告 (selective reporting)

　測定されたアウトカムをすべて報告しているかどうかに関するものであり，報告バイアスが生じたかどうかの判断指標になる．測定されたアウトカムのうち，一部のアウトカムのみ報告する場合は，研究者が都合の良い結果のみを報告している恐れがあり，バイアスのリスクが高くなる．

2) バイアス評価における表の解釈の仕方

　図 4a の Risk of bias summary は，システマティックレビューおよびメタアナリシスにおいて抽出された各研究のバイアスリスクの評価結果を示したものである．左の列に各研究の著者名が示され，上の行には，バイアスリスクの項目が示される．青はバイアスが生じた可能性が高い，水色はバイアスが生じたかどうかは不明瞭，灰色はバイアスが生じた可能性が低いということを示す．評価項目別に全研究のバイアスリスクを集計したものが，図 4b の risk of bias graph である．

システマティックレビューとメタアナリシスの質の評価

　システマティックレビューとメタアナリシスは，臨床上の意思決定において重要な情報である．そのため，その報告の質を担保するために，論文執筆を行ううえで重要な点を記載したガイドラインが作成された．

　PRISMA（Preferred Reporting Items for Systematic Reviews and Meta-Analyses）声明は，システマティックレビューとメタアナリシスにおいて報告すべき事項として，レビューの情報源や各研究のバイアスリスク，各研究の結果，結果の統合などの 27 項目をあげたチェックリストと研

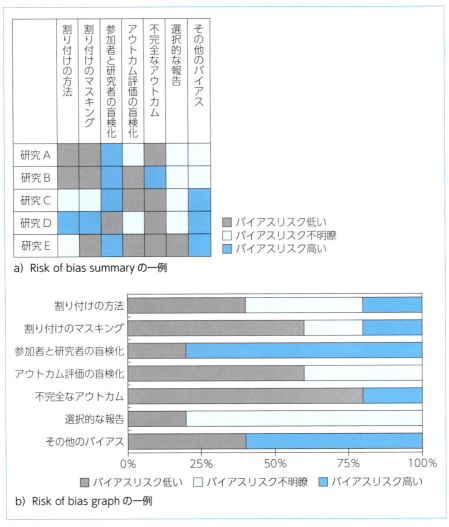

図4 | バイアス評価

究の収集過程に関するフローチャートで構成されている．PRISMAの詳細は他書[13]に譲りたい．また，AMSTAR（Assessment of Multiple Systematic Reviews）は方法論的な質の評価を中心としたツールであり，研究の選択が2名以上で独立して行われたかどうか，文献検索に複数のデータベースが使用されたかどうかといった11項目からなっている．こちらも詳細は他書[14]に譲りたい．

（杉田　翔）

● 参考文献

1) Murad MH, Montori VM, et al：How to read a systematic review and meta-analysis and apply the results to patient care：users' guides to the medical literature. JAMA 312(2)：171-179, 2014.
2) 丹後俊郎：メタ・アナリシス入門　エビデンスの統合をめざす統計手法，第2版，朝倉書店，2016.
3) 相原守夫，池田正行，ほか：医学文献ユーザーズガイド　根拠に基づく診療のマニュアル，第2版，凸版メディア，2010, p488.
4) 五十嵐 中：メタアナリシスの読み方，メタアナリシスの眺め方，調剤と情報 20(13)：1647-1651, 2014.
5) Nassir Ghaemi S, Shirzadi AA, et al：Publication bias and the pharmaceutical industry：the case of lamotrigine in bipolar disorder. Medscape J Med 10(9)：211, 2008.
6) Sun X, Ioannidis JP, et al：How to Use a Subgroup

AnalysisUsers' Guide to the Medical Literature.JAMA 311(4):405-411, 2014.
7) Lau J, Ioannidis JP, et al：The case of the misleading funnel plot：BMJ 333(7568)：597-600, 2006.
8) 平林由広：初めの一歩　メタアナリシス "Review Manager" ガイド, 克誠堂出版, 2014, pp1-26.
9) 五十嵐 中：メタアナリシスの読み方，メタアナリシスの眺め方—発展編．調剤と情報 20(14)：1777-1782, 2014.
10) Cochrane Handbook for Systematic Reviews of Interventions. Version 5.1.0 [updated March 2011]". http://www.cochrane-handbook.org, (アクセス：2016 年9月3日).
11) Review Manager (RevMan) [Computer program]. Version 5.2.Copenhagen：The Nordic Cochrane Center, The Cochrane Collaboration, 2012.
12) Mehrholz J, Pohl M, et al：Treadmill training and body weight support for walking after stroke. Cochrane Database Syst Rev, 2014.
13) Moher D, Liberati A, et al：Preferred reporting items for systematic reviews and meta-analyses：the PRISMA Statement. Open Med 3(3)：e123-30, 2009.
14) Shea BJ, Grimshaw JM, et al：Development of AMSTAR：a measurement tool to assess the methodological quality of systematic reviews. BMC Med Res Methodol 7：10, 2007.

6 症例報告（ケースシリーズを含む），ナラティブレビューを解釈するうえで必要な知識

症例報告の役割

　目の前の対象者にとって，その時点で最良の治療は何か，どのような予後が考えられるかといった疑問をもった際，われわれはどのように対応するだろうか．近年では，根拠に基づく医療（evidence-based medicine：EBM）が叫ばれ，疑問を解決するための最善の根拠が求められるようになり，医学文献の要約（診療ガイドラインや総説）や症例報告などさまざまな情報源から，エビデンスを見出そうとする動きがみられる．

　エビデンスの質の高さは，研究デザインによって，エビデンスレベルという形で表され，ランダム化比較試験（randomized controlled trial：RCT）のようにエビデンスレベルの高いものから，症例報告のようにエビデンスレベルが低いものまでさまざまである[1]（p25 表2）．

　RCTは，優れた研究デザインとされているが，すべての場合に適応できるわけではない．目の前の対象者に有益な情報でない場合や，治療の対象となる疾患や障害が複雑かつ多様で症例間で症状の違いが大きい場合，希少な症例の場合は，適さない研究デザインとなる[2]．

　症例報告は，臨床の疑問を解決するために古くから行われてきた方法である[3]．症例の特徴やどのような経過を辿ったかを読み取ることができ，同様の症例に対する治療で悩んでいる場合には，有益な情報となることもある．また，たとえばエイズ患者の症例報告のように，希少かつ重大な疾患において，新たな経験（症例報告）を積み重ねることが重要であることはいうまでもない[4]．このように，症例報告はエビデンスレベルが低いから無意味ということでは決してなく，臨床の学びのスタートとして，重要な役割をもっている．

　本節では，症例報告を解釈するうえで必要な知識について，症例報告（ケースレポート），ケースシリーズ（症例集積研究），シングルケースデザインの大きく3つの視点から解説していくこととする．

1）症例報告（ケースレポート）

　症例報告とは，単一症例を対象とし，その症例の特徴や症状とそれに対する治療方法，どのような転帰を辿ったかなど，個人について詳細に記載した報告のことである[5]．過去に報告されている症例報告では，症例から何を学んだのか，どのような方向あるいは側面から見つめ直すのかという視点から記述されているものも多い．リハビリテーション分野では，症例の多様な症状や障害像に対する治療法が多岐にわたる場合，同じような対象を集め，治療法を統一して検証することが難しいため，症例報告が選択されることがある．

　症例報告の限界としては，単一症例の報告であるため，多症例や比較対照のある研究デザインと比べてその結果を一般化しにくいことである．症例報告の情報をもとに，目の前の対象者に適応する場合には，その症例の特徴や，治療方法を十分に読み込み，対象者に適応できるかを吟味する必要がある．

2）ケースシリーズ（症例集積研究）

　ケースシリーズとは，ある疾患をもつ症例群，または同じ治療を受けた一連の症例群のみを対象とし，その疾患の特徴を記述することを目的とした研究報告のことである．横断研究として，その疾患をもつ症例群の現状を調べるために用いられることが多い．

　症例報告は，単一症例もしくは少数の症例を検討するのに対し，ケースシリーズは，同じような疾患や特徴をもった症例を多く集めて，それぞれの経過を追い記述を行う研究手法である[5]．RCTは，治療の効果を検証するために対象の包含基準，除外基準，介入方法を厳格に規定するため，実際

の臨床場面には適さない方法となる場合が多い．それに対して，ケースシリーズは，同様の特徴をもった症例を集めていることが特徴であり，RCTでは限界のある症例や治療の多様性に対応できる研究手法である．

ケースシリーズのメリットは，普段行っている治療方法を変えることなく，対象となる集団がどのような特徴をもつか検証できる点である[6]．すなわち，リハビリテーション分野の治療のように，個々の症例に応じた治療が必要な場合には，1つの治療法を全員に当てはめることが難しいこともしばしば見受けられる．そこで，同じ疾患や症状のある症例を集め，それぞれの経過をまとめるケースシリーズが有用となる．

その一方，ケースシリーズでは，対照群と比較して検証しているわけではないため，結果の過大解釈に注意しなければならない．臨床研究の本質は「比較すること」にある．たとえば，療法士が症例に対して，「Aという治療を行った結果，症例の日常生活活動（activities of daily living：ADL）が向上した」とする．この結果から「Aという治療によりADLが向上したので，治療法Aは効果があった」という考えは妥当だろうか．同様に，対象者が「膝の痛みに良いといわれている飲み物Bを飲んだら，膝の痛みが消えた」と訴えてきたとする．この結果から，「この飲み物Bは痛みに対して効果があった」と考えるだろうか．もちろん，治療法Aや飲み物Bは効果があったのかもしれないが，いずれの場合も比較対照と比べていないため，本当にその効果だったのかどうかは不明である．ケースシリーズは，症例の経過を把握するうえでは適応可能なデザインであるが，それ以上の議論を行う必要がある場合には不十分となる可能性を念頭に置いて解釈することが重要である．

3）シングルケースデザイン

単一症例の報告の場合，比較する対照を設定することは現実的ではない．そういう場合に適した研究方法がシングルケースデザインである．単一症例デザイン，単一事例デザインなどともよばれる．シングルケースデザインとは，ベースライン期（A期）と治療期（B期）を設定し，1人の治療に対する反応を時間経過を追って観察する方法である（図1a）．ベースライン期と治療期を設定することで，単一症例のなかで比較をすることができ，経過を追っただけの症例研究よりも治療の効果を判定しやすくなる．

シングルケースデザインは，図1aのようなA-Bデザインが一番基本的なデザインである．しかし，A-Bデザインでは，治療期に変化が現れたとしても，それが治療の効果なのか，自然回復によるものなのかを明確に判別することはできないため，研究デザインとしての質が低くみなされる．そのため，治療期のあとにふたたびベースライン期や治療期を設定したA-B-Aデザイン（図1b），A-B-A-Bデザイン（図1c）などの研究デザインが選択されることがある．

A-B-Aデザインは，治療期（B期）のあとに，再びベースライン期（A期）を設定することで，治療期とベースライン期の違いをより検証しやすいというメリットがあるが，その一方で，ベースライン期で治療を終了してしまうため，対象者にとって治療介入が不十分になってしまう可能性がある点が欠点となる．この欠点を補う方法として，A-B-A-Bデザインが存在する．このデザインであれば，治療期で終了するため，研究後も治療を継続して行える．また，ベースライン期と治療期を2回繰り返すため，治療介入の効果を確認する機会が2度あり，結論を導きやすくなる利点も有するデザインである．

このように，シングルケースデザインと一言でいっても，A-Bデザイン，A-B-Aデザイン，A-B-A-Bデザインとそれぞれで異なる解釈の限界があることは，臨床に活用するうえで押さえておきたいポイントである．

シングルケースデザインの解釈に必要な分析方法の知識

シングルケースデザインの結果を解釈するうえ

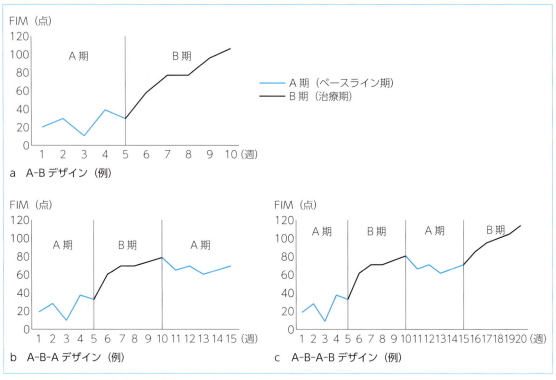

図1 | シングルケースデザインのデザインモデル

で，グラフの傾きからどの程度結果が変動しているか，視覚的に判定を行うことが必要である[7]．図1のように結果をグラフ化して，治療の期間をX軸に，治療の効果をY軸に示し，グラフの傾き（改善傾向なのか，悪化傾向なのか，急上昇しているのか，急低下しているのか，など）から治療法の効果を検証しているため，その検証方法の知識はもっておかなければならない．

治療の効果をグラフの傾きから判断するためには，ベースライン期に対して，治療期でのグラフの傾きがどのように変化したかを判定する必要がある．そのため，最初に検討すべき点は，ベースライン期がどのような傾向であるかを把握することである．

ベースライン期のデータを解釈するときには，ベースライン期の変動と，ベースライン期がどのような傾きを示しているか確認することがポイントである．ベースライン期の変動が大きいと，ベースライン期の傾向が判断できず，その後の治療期で効果がみられたとしても，それが偶然なのか

治療の効果なのか検討が難しくなる（図2a）．図2bのように変動が小さいベースライン期であれば，治療期の比較対照として妥当である可能性が高くなる．一般的に，ベースライン期は，変動が小さく，かつ変化も少ない状態，すなわちグラフの直線がグラフの横軸に平行であることが求められる[7]．しかしながら，リハビリテーション分野の治療においては，対象者の自然回復や，時間経過による廃用症候群なども考えられるため，グラフ上の直線が上昇傾向や下降傾向を示していても，変動が小さければ安定していると解釈できる．ベースライン期は，変動が小さいことが望ましいが，ベースライン期が安定するまで長期間検証することは現実的でなく，また，必ず安定するわけではない．われわれがシングルケースデザインの論文を解釈するときには，なぜ変動が大きくなるのか，変動の原因を追究することが必要である．たとえば，ベースライン期が安定しない要因を検討し，その要因を除去したり要因を考慮したりしたうえで検討がなされているかを，読み取るのも

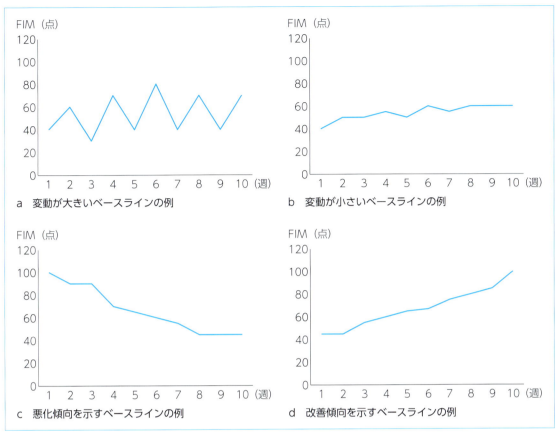

図2 │ シングルケースデザインのベースラインの種類

1つの方法である．

　ベースライン期の傾きには，大きく2つのパターンが考えられ，それぞれ解釈をするうえで注意すべき点がある．1つ目は，対象者の状態が次第に悪化していく例である（図2c）．悪化していくベースラインの場合，治療に効果があれば，治療期のグラフ上の直線の傾きは，改善傾向を示すため，治療の有効性を判定することができる．直線の下降傾向が緩やかになった場合にも同様に，治療の効果があったと主張できる．注意すべきは，治療期の直線の傾きが下降を続けている場合である．この場合，治療によって悪化したのか，治療を行っていた場合でも状態が悪化していたのか，グラフを見ただけでは判断が難しい場合もある．判断がつかない場合には，その後ふたたびベースライン期や治療期を設定し，検討がなされているか，判断する必要がある．2つ目のベースライン期は，対象者の状態が改善傾向を示すベースライン期である（図2d）．この図を例に説明すると，期間が長くなるにつれて，患者のFIM（Functional Independence Measure）が改善している．この場合の問題点は，治療前から，すでに改善が生じていて，治療介入をしても，それがほんとうに治療の効果なのか判断がつかないことである．グラフの数値が急速に上昇するように，勾配に顕著な変化がみられないかぎり，はっきりと治療の効果であるとはいえないのである．

　グラフの傾きを判断する方法は，傾向線（celebration line）の観察が代表的である．傾向線は，結果の傾きの推定をした線のことで，各期間におけるグラフの傾きの違いを，視覚的に比較することに役立つ（図3）．引き方は，まず，ベースライン期，治療期を半期ずつの期間に分け（図3補助線a），それぞれの半期における結果（従属変数）

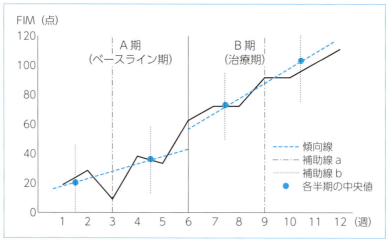

図3｜傾向線（例）

の中央値の値を計算する．次に，各半期の期間の中央に当たる時点に垂線を立て（図3補助線b），その垂線上で，中央値にあたるところに点を付ける．それらの点のあいだに引いた直線が傾向線となる[7,8]．この方法は中央分割法といい，単純にベースライン期と治療期の平均値の差を比較しただけではわからないデータの傾向を読み取ることができる[7]．たとえば，ベースライン期と治療期の平均を比較し，治療期のほうが効果があった場合でも，傾向線の傾きに大きな違いがなければ，単に時間経過により改善した可能性も考えられるのである．この方法の他にもベースライン期と治療期の平均値または中央値を比較する水準法や，変動係数（分散）の大小を比較する変動法，回帰直線式の傾きを比較する勾配法などがある[9]．シングルケースデザインの論文を解釈する際には，ベースライン期の傾向線と比べて，治療期の傾向線の傾きを観察し，いくつかの視点から効果として解釈できるか判断することでより適切な検証ができるだろう．

ナラティブレビューの特徴と臨床応用の危険性について

ナラティブレビューは，自分の意見と非系統的な方法で収集した根拠を併せる，または自分の意見のみを叙述的に書いた文書のことである．した

がって，著者が執筆したいテーマや著者の意見を支持する好ましい一次情報が選択されることが多くなる．この場合，テーマに対し肯定的な結果の論文だけを集めて論じることも可能であり，治療法の効果について記載されたものであれば，個人の見解による偏りを生じさせ，否定的な結果に触れられない可能性もある．そのため，読者は，用いた一次情報がどのように採用されたのか，選択した際の基準が示されているか，またそれが妥当であるか確認する必要がある．

さらに，ナラティブレビューで選択された個々の臨床研究の結果を吟味する必要がある．個々の研究結果は，対象集団や介入方法など，さまざまな要因の影響を受けており，誤差を含んだものとしてとらえる必要がある．たとえば，RCTのようなエビデンスレベルの高い研究デザインであっても偶然の誤差やバイアスの影響がまったくないとは言い切れない．系統的な手段を介していないナラティブレビューであればその偏りはより大きくなることが予想でき，選択された個々の研究の結論をそのまま鵜呑みにすることは危険である．

ナラティブレビューを読むときには，表のガイドを参考に内容を吟味するとよいだろう[10,11]．これは，システマティックレビューを読むときに吟味するポイントでもあるが，ナラティブレビューを読む際にも，この視点をもって吟味することで，

表 | ナラティブレビューを読むためのガイド[10,11]

1) 結果は妥当か
「第1の基準」
・総説は,特定された明確な臨床上の疑問を解決しようとしているか
・用いた文献の採用基準は適切か
「第2の基準」
・重要な関連研究が漏れている可能性はないか
・採用した臨床研究の妥当性が評価されているか
・臨床研究の評価に再現性があるか
・結果は研究間で同様か
2) 結果は何か
・総合的な結果は何か
・結果はどの程度の精度か
3) 結果は自分の患者の診療に役立つか
・結果を自分の患者の診療に適用できるか
・臨床上重要なアウトカムをすべて考慮したか
・治療がもたらす益は,それがもたらす害と費用に見合うものか

臨床上の疑問を解決するうえで,その論文にエビデンスとしてどのような限界があるかを検討する材料となる.以下に,ガイドの説明をする[11].

1) 結果は妥当か

ナラティブレビューを読む際には,まず著者が解決しようとする臨床上の疑問点が明示されているかを確認し,自分が解決したい疑問に沿っているか確認する.さらに,疑問を解決するために,どのように文献を採用したか確認する.どのような対象者に対し,どのような介入を行ったか,アウトカムは何かなど,採用基準が明示してあれば,解決しようとする疑問に沿った一次情報を集めているか判断できる(第1の基準).

第2の基準は,関連する研究を十分に集め,結果の検討がなされているか判断する基準になる.どのような検索データベースを用いたかなど,著者が一次情報を集めるために何をしたかが示されているか確認する.記載がなければ,好ましい情報だけを集めた可能性を否定できず,結果が妥当であるか判断が難しくなる.また,各研究のどのデータを選択するかも著者の采配で決まる.本来であれば複数人で検討し,評価の再現性を担保すべきであるが,ナラティブレビューでは検討されていない場合も多く,用いたデータに偏りがある可能性も否定できない.

「結果は研究間で同様か」では,各研究の結果を同様にまとめてよいかといった視点をもって検討する.採用基準を定めて一次情報を集めた場合でも,各研究の対象や介入方法,アウトカムの測定方法は異なる場合が多い.その場合,著者らのコンセンサスが得られているか,統計的な手法(均一性の検定など)を用いて検討されているかを確認する.

2) 結果は何か

ナラティブレビューの多くは,結果を要約して記載している.しかしながら,前述したように各研究では,対象や介入方法,アウトカムがまったく同一ではないこともある.そのため,総合的な結果は何かに加え,個々の研究の結果や質からも,総合的な結果を解釈する必要がある.結果の精度を検討するうえでは,結果の信頼区間を確認する必要がある.結果でよく示される平均値や中央値は,点推定とよばれ,あくまで推定値である.信頼区間を確認することで,治療の効果の幅を推定することができ,対象者に適応できる情報か判断する材料になる.

3) 結果は自分の患者の診療に役立つか

前述した内容を検討したうえで,ナラティブレビューの内容が,臨床に応用できるか判断するこ

ととなる．ナラティブレビューやほかの情報をもとに治療を行う場合には，ほかに検討すべきアウトカムはないのか，治療によってもたらされる害はないのか，費用や時間はどれくらいかかるのかといった視点も忘れてはならない．

これから症例報告を行う人へ

症例報告は，そのエビデンスレベルの低さから，エビデンスとして参考にならないと敬遠されることもある．しかしながら，希少疾患に関する報告はもちろん参考になりうるし，現在，入手できる最良エビデンス（best available evidence）が症例報告のみであれば，そのエビデンスは最も参考になるものであるかもしれない．また，選択した治療法によりどのような現象が起きたかを確かめるうえで臨床的な観点から検証できる手段として活用できる報告にもなりうる．したがって，RCTを代表とするほかの研究デザインと同様に，デザインや実施方法を十分に吟味し，結果を多方面から解釈するべきである．

症例報告を行う際に参考となる症例報告のためのガイドラインにCAREがある[12]．CAREには，タイトルや方法，結果，考察，結論に記載すべき内容がチェックリストとして記載されており，症例報告を解釈する際，その論文に十分な情報が含まれているかを判断する指標となる．

以上，症例報告を参考にする場合のポイントについて解説してきた．どのようなエビデンスレベルであっても，その内容を吟味することが重要であり，それは症例報告も例外ではない．症例報告の種類や特徴をより詳細に吟味することが，臨床上の疑問を検証するうえで重要な作業なのである．

（小向佳奈子）

● 参考文献

1) Sackett DL：Rules of evidence and clinical recommendations. Can J Cardiol 9：487-489, 1993.
2) Feinstein AR, Horwits RI. Problem in the 'evidence' of 'evidence-based medicine'. AM J Med 103：529-535, 1997.
3) Bağatur AE, Yalçınkaya M：How to write a case report? or...not write at all? Eklem Hastalik Cerrahisi 25（3）：165-167, 2014.
4) Milos Jenicek：EBM時代の症例報告．第2章 エビデンスに基づく医療：症例の落ち着き先．EBMにおける症例報告の役割（西 信雄ほか訳）．医学書院，2006, pp2-11.
5) Garg R, Lakhan SE, Dhanasekaran AK：How to review a case report. J Med Case Rep 10：88, 2016.
6) Kooistra B, et al：How to design a good case series. J Bone Joint Surg Am 91 Suppl 3：21-26, 2009.
7) D.H.バーロー，M.ハーセン：一事例の実験デザイン―ケーススタディの基本と応用―（高木俊一郎ほか監訳）．二瓶社，2014.
8) プラニー リィアムプットーン（編）：現代の医学的研究方法 質的・量的方法，ミクストメソッド，EBP．12 単一事例実験デザイン（木原雅子ほか訳）．メディカル・サイエンス・インターナショナル，2012, pp155-168.
9) 柴田克之：臨床家のための実践と報告のすすめ：入門編 第2回「事例報告と効果判定のまとめ方」．作業療法 32：214-220, 2013.
10) Oxman AD, Sackett DL, Guyatt GH, for the Evidence-Based Medicine Working Group：Users' guides to, medical literature, I：how to get started. JAMA 270：2093-2095, 1995.
11) 開原成允，浅井泰博：JAMA 医学文献の読み方：6 総説の使い方．中山書店，2002, pp95-110.
12) Gagnier JJ et al：The CARE guidelines：consensus-based clinical case reporting guideline development. BMJ Case Rep 23：2013. pii：bcr2013201554. doi：10. 1136/bcr-2013-201554.

7 質的研究を解釈するうえで必要な知識

質的研究と混合法の紹介

　質的研究と量的研究では，研究疑問の種類が異なる．量的研究では，数値の高低を比較するなど「量的に示す」研究疑問を扱うのに対し，質的研究では，ある事象に対する行動や心理変化等の「相互作用とプロセスを明らかにする」研究疑問を扱う．質的研究では，人々にとっての，事象に関する意味の生成やその維持にかかわる複雑で微妙なプロセスを研究対象とし，現象学や心理学等のさまざまな理論的視点があり，面接やナラティブ分析，エスノグラフィー，フォーカスグループ等のさまざまな技法が用いられる[1]．自然科学領域の研究や臨床研究，疫学研究等で用いられるような量的研究手法と比べて，質的研究手法は「非科学的」で「一般化が困難」「わかりにくい」とみなされる傾向がある．残念ながら，リハビリテーション領域においてもこのような誤解が生じていることは否めない．とくに，質的研究における分析の手続きがよく理解されていないことに起因して，「（研究者の）主観的な分析」や「思い込み」といった誤解が生じている．

　リハビリテーションの効果測定においては，標準化された数値のほうが判断しやすい．しかし，臨床で働くセラピストは，個々の患者や家族の意思決定のプロセスや効果に対する価値の置き方（心身機能の向上か，日常生活活動やレジャーの獲得か，主観的な満足かなど）において，必ずしも共通の数値化可能なツールで測ることができる場面ばかりではないことに気づいているのではないだろうか．とくに，個々の患者や家族にとっての効果を測定する際には，人間が感情をもちあわせる存在であることに加え，数値では示しきれない相互作用や，過去から現在に至る文脈に基づく分析が必要であることを考えると理解しやすい．医学研究においては，イギリスの総合医学雑誌 British Medical Journal の連載をもとに，1996年に"Qualitative research in health care"（ヘルスケアにおける質的研究）に初版が刊行されてから版を重ね[2]，日本においてもその翻訳版[3]が発刊されている．近年では，医学研究における質的研究への関心が以前に比べて高まっている．質的研究を解釈するうえで，執筆のためのチェックリストを活用すると，質的研究を解釈する際にどのようなポイントを押さえるべきか理解しやすい．質的研究報告のための統合基準（Consolidated criteria for reporting qualitative research：COREQ）[4,5]は，インタビューやフォーカスグループの質的研究を執筆する際のチェックリストではあるが，情報を整理する目安となりうる．

　保健医療の領域において，解決すべき課題は複雑であり，量的研究や質的研究が単独で解決できるとは限らない．このような課題を解決する方法として，量的研究と質的研究をMix（混合）する「混合法（Mixed Methods Research）」（混合型の研究，ミックス法とよばれることもある）がある．厳密にいうと，混合法には「単一研究での複数の質的手法の組み合わせ」や「異なる量的手法の組み合わせ」もあるが，本節では量的研究と質的研究を組み合わせる混合法を紹介する．

　本書ではこれまでに量的研究や症例報告を解釈するうえで必要な知識について示されてきた．本節では質的研究に関する論文を「読む」「臨床実践に活用する」立場で，質的研究の手続きや妥当性の担保について知っておくことが望ましい事柄を中心に解説し，混合法を紹介する．

質的研究のエッセンスと混合法の論文を解釈するうえで必要な知識

　evidence-based practice（根拠に基づく実践：EBP）は，「エビデンス」のみに焦点があてられ，「常に研究を基盤としたエビデンスを優先する」と誤解されることがある．しかし，本来の意味は，

「最善の根拠，臨床経験，患者の価値観，患者個々の臨床状態とおかれている環境を統合すること」とされている[6]．量的研究によって構築された「最善の根拠（エビデンス）」は効果的なリハビリテーションを提供する際にたいへん有益なものであるが，最終的な臨床意思決定においてはさまざまな要素を組み合わせたうえで個々の臨床像にあわせて治療に向けた意思決定が行われる．

上記を踏まえると，「患者とセラピストは，どのようにリハビリテーションゴールを共有して決めているのだろうか」といった疑問が生じるかもしれない．このような疑問は，量的研究のみで明らかにすることは困難なテーマであり，質的研究によって分析するほかに，質的研究で回答のバリエーションを把握したうえで量的研究によって検証するという混合法の1つの形を用いることもあるだろう．

質的研究が扱う研究テーマの例として，「患者のおかれている状況（病期，家族関係等）によって，リハビリテーションに期待する事項はどのように変化するのだろうか？」「患者の障がいや生活のとらえ方は，リハビリテーションの経過のなかでどのように変わるのだろうか？　また，それはなぜだろうか？」「リハビリテーションゴールとプログラムを決めるプロセスにおいて，セラピストがどうやって情報を集約して優先順位を決定しているのか？」「セラピストの潜在的な価値観が，どのようにリハビリテーションゴールの決定に影響するのだろうか？」等があげられる．これらの疑問は，患者（家族）とセラピスト（またはリハビリテーションチーム）との相互交流のなかで影響しあう事柄や，患者のとらえ方の多様性と関連要因等を解明するような研究疑問である．また，「患者（家族）にとってのリハビリテーションの効果は何か？」「患者（家族）が期待するリハビリテーションの効果はどのように変化するのか？」といった研究疑問は，疾患特異的に患者（家族）の視点にたったアウトカム指標を検討する際に，患者の多様性を知ることにつながるだろうし，セラピストが想定していなかった項目が見出されるかもしれない点で，臨床実践に活用可能な質的研究のテーマでもある．

1) 質的研究の目的と方法の読み方

質的研究と量的研究は補完しあうもの[3]であり，医療・保健・福祉領域において，質的研究を用いる目的はさまざまである．起こっている現象そのものを明らかにするための質的研究のみならず，量的な調査を行う前もしくはあとに質的研究で現象を解き明かすために行われることもある．

質的研究で明らかにするテーマと目的に応じて，方法が種々存在する．たとえば，インタビューを例にあげると，個別にデータを収集する方法のほかに，複数名（4〜6名程度）のグループを対象に行うフォーカス・グループ・インタビュー（focus group interview）がある．さらに，インタビューの進め方についても，深いインタビュー（in-depth interview），半構造化インタビュー（semi-structured interview）等の手法がある．また，インタビューによる方法だけでなく，アンケートの自由記載や文書を対象としたテキスト分析，会話を対象とした会話分析等もある．研究目的に応じた対象・方法が選択されていない「明らかにしたいことが，明らかにできない」研究に出くわすこともあり，この点は研究論文を読む際に見極める必要がある．以下，保健・医療・福祉領域でよく使用されるインタビューを用いた方法を中心に進める．

(1) 対象の選択とサンプルサイズ

量的研究と同様に，質的研究においても対象者の選択（サンプリング）は，その結果に大きな影響を及ぼす．しかし，量的研究の多くがランダムサンプリング等をはじめとする実験的な方法かつある程度の人数を要するのに対し，質的研究では目的に応じていくつかのサンプリング方法が存在する．量的研究になじみのある立場からすると，これらの対象者の選定や人数の設定に疑問を感じることがあるだろう．

質的研究のサンプリングの目的は，人々の経験やプロセスとの分布を一般化することではなく，

その経験の性質や内的プロセスを一般化することにある[7]．すなわち，統計学的に代表的なサンプルから，その結果を母集団に一般化できるようにする量的研究のサンプリングの目的とは異なる．質的研究では結果を母集団に統計学的に一般化できるようにするものではない．

また，量的研究はサンプルサイズの計算を行うことで基準となるサンプルサイズを算出できるが，質的研究ではサンプルサイズの目安も質的である．すなわち，質的研究におけるサンプルサイズは「明らかにしたい事象を明らかにすることができる」だけの人数を集めることとなる．このように，質的研究におけるサンプルサイズは計算で明確に算出することはできないが，研究の目的を満たす対象者を選択し，目的に応じたサンプリングによって十分なデータを得るということが重要となっている．たとえば，グランデッドセオリーの一部をなす方法である理論的サンプリングでは，サンプルサイズの決定（データ収集の終了）をもたらす重要な基準として「理論的飽和」をあげている[5]．これらの知識をもって，質的研究を読み進めることで，量的研究とは異なる基準で質的研究を理解することが可能となる．

(2) データの種類

データの種類として，観察，インタビュー，文書，映像等があげられる．質的研究の代表的なものにインタビューがあげられるが，質問紙調査に含まれる自由記載内容を，質的研究の手法に則って分析することも可能である．また，質的研究の目的や用いる理論によって，観察やビデオ映像を分析対象データとして用いることもある．

(3) サンプリング方法

質的研究では目的に応じたサンプリング方法を選択して用いられている．代表的な考え方として，合目的的サンプリング，理論的サンプリング，簡易サンプリングがあげられる．

合目的的サンプリングは，研究テーマの意味や解釈，プロセス等を検討するために必要な情報を多く有している事例を抽出する方法である．また，理論的サンプリングは，理論を導きだすために行うデータ収集のプロセスであり，すでに検討した事例の分析から得られた理論に基づいて，新たな事例を抽出する方法である．一方，簡易サンプリングとは，手軽に得られる事例の選択ということができ，他のサンプリング方法のように目的に応じた事例の抽出とは異なる．この方法は，さまざまな制約のある質的研究のなかで，手軽で手っ取り早く事例にアクセスできることから一般的に行われている方法ではあるが，サンプルを明確に定義できないなどの理由から望ましくないといわれている．このほかのサンプリング方法として，雪だるま式サンプリング，基準サンプリング，典型事例サンプリング，例外事例サンプリング等さまざまなものが存在する．研究の目的に応じて，それぞれの特性を活かしたサンプリング方法が選択されているかを確認するとよい．

(4) インタビュー

インタビューの種類には，大別して，個人インタビュー（深いインタビュー，半構造化インタビュー等）とグループでのインタビュー（フォーカス・グループ・インタビュー）がある．さらに，この両者を組み合わせる（方法のトライアンギュレーション）ことで，より幅広いデータの収集に努めている研究もある．たとえば，他の人の前では話しにくいテーマ等の場合に個人インタビューで個別に多くのデータを引き出すのに対し，テーマによってはフォーカス・グループ・インタビューを用いる．これは，グループダイナミクスを通じて，1対1のインタビューでは出てこないような語りが引き出されることを意図して設定されるものである．これらを加味したうえで質的研究論文を読むことができると，結果で示されているデータについて，さらなる理解が深まるはずである．

深いインタビューとは，インタビュアー（インタビューを行う人）が質問項目を問うような構造化インタビューとは異なり，目的とする研究テーマに関するインタビューを行い，インタビュイー（インタビューを受ける人）の語る内容から深く掘り下げるものである．一方，半構造化インタビューは，インタビュアーがあらかじめ用意したイ

ンタビューガイドに基づいてインタビュイーにインタビューを行うが，そのなかで研究テーマにおいて掘り下げるべきテーマについて掘り下げていくものである．このことから，構造化インタビューと深いインタビューのあいだに位置すると考えてもよい．いずれの方法においても，インタビュアーの先入観や主観がデータ収集のバイアスとなることを避けるために，誰がインタビューを行うのか（病院内でのケアについて問う場合に，担当者がインタビューを行うのと別のものが行うのとでは結果に違いが出ることが予測される），インタビューの仕方や問いかけの方法（インタビュアーの価値観が反映された問い方や閉鎖的な質問等は，インタビュイーの自然な発話を妨げる）に十分な配慮がなされているか等をデータ収集の方法やインタビューガイド等を確認することで，論文で扱われているデータの質を判断することができる．さらに具体例をあげると，仕事の満足度にかかわる要因に関するインタビューを行うときに，インタビュイーの勤務先では十分な本音を引き出すことは難しいだろうし，入院中の患者にリハビリテーションを進めていくうえでの障壁を明らかにする場合には，入院先の病院でインタビューを行わざるを得ないであろうが，プライバシーが確保される場所や時間等の環境を整えたかどうかが「データの質」に影響を与える事項となる．

(5) 分析の方法

質的研究の分析では，「どのようなことが起こっているか」を記述し解釈するために，類型（カテゴリー）化による分析が行われる．分析方法として，分析者がデータからカテゴリーを導き出す「帰納的分析」と，あらかじめ用意した推論をもとにデータを分類する「演繹的分析」に分けることができる．

具体的な分析方法として，主題（テーマ）分析，グラウンデッドセオリー，内容分析，フレームワーク・アプローチ等がある．保健医療分野の質的研究の分析方法としてグラウンデッドセオリーを目にする機会が多い．グラウンデッドセオリーに特徴的な方法として継続的比較（繰り返し分析を行う手法のことで，各類型をすべてのデータに適用し，全例について新たな類型が認められないことを確かめる[8]）があげられる．質的研究に関する論文を読む際に，「～の方法で行った」と記述されているにもかかわらず，必ずしも結果の示され方や解釈が一致しないことも少なくない．実際に分析に際して行った手続きが引用されているか，手順が具体的に記されているかを確認することも，論文を理解するうえで大切なことである．

2) 質的研究の結果の示され方

質的研究の結果の示され方は，質的研究の種類や目的，理論的背景によって異なることがしばしばある．なかでも，概念図の提示がある論文とない論文があるなど絶対的な決まりがあるわけではない．一方，生データについては，示されていることが少なくない．生データを質的研究で引用する意義として，①「研究者が強調したいエビデンスを提供する」という機能，②「あるアイデアについてより具体的な例を説明したりあげたりする」という機能，③「研究参加者の考え，感じ，あるいは気分を示す」ことによって「読者に何らかの反応を引き起こす」という機能があるといわれている[9]．

3) 質的研究の妥当性

質的研究は背景とする理論もさまざまであり，量的研究に比べて「研究の質」を見分けることが難しい．しかし，妥当性を高めるために，トライアンギュレーション，内省性，メンバーチェッキング等さまざまな方法が提案されており，これらの手続きがどの程度行われているかによって，妥当性を判断する助けとなる．

(1) トライアンギュレーション

妥当性を担保するための代表的なものに，トライアンギュレーションがある．また，単に妥当性を評価するのに役立つだけでなく，調査をより包括的にし，内省的（分析の進め方に問題がないか注意を払い，自己点検しながら分析を進めること）に検討するための手段になりうるといわれる[10]．

トライアンギュレーションの例として，さまざまな方法，研究者，調査群，空間的・時間的セッティングあるいは異なった理論的・方法論的立場の研究者を組み合わせることがあげられる[11]．おそらく，多くの質的研究において，複数の分析者が分析を担当している場合や，データ収集の仕方を組み合わせるなどの手続きを経ている場合があるが，その背景にはこういった手続き上の目的があるだろう．

(2) 内省性

帰納的分析であっても，あらかじめ立てた仮説や過去の経験等が影響してくる可能性があるため，研究プロセスにおいて研究者は，収集したデータを具体的な形にする作業の進め方に問題がないか繊細な注意を払うことが求められる[10]．これを内省性という．

分析者は，自分自身の個人的あるいは知識面での偏見について率直に開示することや，個人的特徴がデータ収集に及ぼす影響や，調査者と被調査者との「距離」について考慮することによって，分析結果の信頼度を高めることにつなげることができる[10]ことから，質的研究論文を読む際にもこれらに注意が払われているかを吟味することが望ましい．

4) 混合法の種類

量的研究と質的研究の手法を「混合する」目的はさまざまであり，同時に行う場合もあれば，どちらかが主となって片方を補完する場合もある．または，それぞれ独立したプロセスで行われることもある．研究の大きな枠組みのなかで，「何を明らかにするためにこの手法を用いたか」が明確に示され，理にかなった形で効果的に混合されていることが望ましい．混合の仕方について，Creswellらによる図を示す[12]．混合法には，質的データの収集のあとに量的データを収集する方法（例：インタビュー等をもとに質問紙を開発するなど）や，量的データをおもに扱う枠組のなかで質的データを含む方法（例：量的データを扱う質問紙に含まれる自由記述など）がある．

混合法は，研究手法を組み合わせることによる利便性や効果に着目されがちである．しかし，不十分な研究同士が混合された場合には不十分な混合法でしかない．すなわち，研究を行う側にも，読む側にも，量的研究と質的研究双方の理解を要するということである．具体的には，混合法の研究を読み解く際，双方が研究課題のテーマに合わせて適切に扱われているかどうかに加え，双方を解釈するうえで必要な手続きがされているかという，質を判断するための知識が必要となる．

手にしている混合法を用いた研究論文を読む際には，どのように手法を組み合わせる戦略をとっているか，データ収集の順番，量的データ収集/分析と質的データ収集/分析のあいだの優先度，

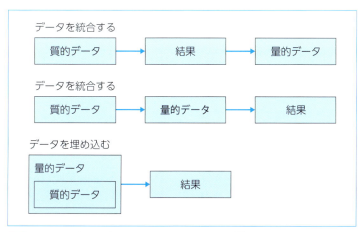

図 | 量的および質的データを混合する3つの方法[12]

研究プロジェクトのなかで量的データと質的データの結果を結合させる時期，研究全体のデザインにおいて理論的パースペクティブを明示的もしくは暗示的に用いるか否かなどの要素[13]を確認するとよいだろう．保健医療評価における混合法で用いられる手法として，Popeらは次のように分類している[14]ので参考にされたい．

①ランダム化比較試験を含む実験的なデザインで行われる研究と併行して，現場でその介入の効果を観察や面接等の質的手法を用いて検討する方法．
②量的研究で測定する「総括的」評価（介入がうまく行えているかどうか）に先行あるいは併行する「形成的」評価（各現場で健康サービスを提供者による介入の開発）として質的なアクションリサーチ手法を用いる方法．
③介入ではなく，試験的に行う活動そのもののデザインや運営の改善のために質的研究を用いる方法．
④介入の効果を理解し，研究の早い時期に介入方法を改善するために質的研究を用いる方法．

ナラティブ情報を臨床にどのように活かすか

セラピストとして，量的研究を理解しながら，同時に人の多様性の理解に質的研究を活用できるバランス感覚が必要とされる．量的研究では，集団を代表する値（平均値等）ととらえ，データのばらつきを誤差として扱うのに対し，質的研究では，データのばらつきを多様性として認識して扱うともいえる．質的研究は，EBPを進めていくうえで，とくに「患者の価値観」や「患者個々の臨床状態とおかれている環境」，場合によっては「臨床経験（の内容や思考プロセス）」を理解する1つの手段として活用できる．しかし，質的研究では，（患者の）「語り」等のデータが引用されることから，読み手の共感性が現実以上に高まる可能性がある．そのリアリティやバラエティこそが質的研究の重要な要素ともいえるが，臨床でこれらの結果を活かす際には量的研究と同様に，どこで・どのような人を対象にしているか等にも留意し，俯瞰的な視点をもって論文を吟味したうえで解釈する必要があるだろう．

（大浦　智子）

● 参考文献
1) Rice PL, Ezzy D：ヘルスリサーチのための質的研究方法：その理論と方法（木原雅子，木原正博監訳）．三煌社，2007，pp9-27．
2) Pope C, Mays N：Qualitative research in health care 3rd ed. Blackwell Publishing, 2006.
3) Pope C, Mays N編：質的研究実践ガイド：保健医療サービス向上のために，第2版（大滝純司監訳），医学書院，2008．
4) Tong A, Sainsbury P, Craig CJ：Consolidated criteria for reporting qualitative research (COREQ)：a 32-item checklist for interviews and focus groups. *Int J Qual Healh Care* 19：349-357, 2007.
5) 中山健夫，津谷喜一郎編著：臨床研究と疫学研究のための国際ルール集Part2，質的研究報告のための統合基準（COREQ）：インタビューとフォーカスグループのための32項目チェックリスト（宮崎喜久子，中山健夫訳）．ライフサイエンス出版，2016，pp100-109．
6) Straus SE, et al：Evidence-based Medicine：How to practice and teach it 4th ed. Elsevier, 2011.
7) Rice PL, Ezzy D：ヘルスリサーチのための質的研究方法：その理論と方法（木原雅子，木原正博監訳）．三煌社，2007，pp29-50．
8) Pope C, Mays N編：質的研究実践ガイド　第2版（大滝純司監訳），医学書院，2008，pp64-80．
9) Sandelowski M：質的研究をめぐる10のキークエスチョン：サンデロウスキー論文に学ぶ．生データをなぜ，どのように引用する？（谷津裕子，江藤裕之訳）．医学書院，2013，pp117-129．
10) Pope C, Mays N編（大滝純司監訳）：質的研究実践ガイド 第2版，第8章　保健医療分野での質的研究の質．医学書院，2008，pp81-95．
11) ウヴェ・フリック著：新版 質的研究入門（小田博志監訳）．春秋社，2015，pp487-502．
12) Creswell JW, Clark VL：人間科学のための混合研究法─質的・量的アプローチをつなぐ研究デザイン（大谷順子訳）．北大路書房，2010，p8．
13) Creswell JW：研究デザイン─質的・量的・そしてミックス法─（操 華子，森岡 崇訳）．日本看護協会出版会，2007，pp233-255．
14) Pope C, Mays N編：質的研究実践ガイド 第2版（大滝純司監訳）．医学書院，2008，pp96-103．

第3章 診療ガイドラインの基礎知識

1 診療ガイドラインと作成過程の実際

診療ガイドライン作成の意義

　根拠に基づく医療（evidence-based medicine：EBM）は，①ヒトを対象とした研究（臨床研究，clinical study）の結果から得られた科学的根拠（エビデンス，research evidence），②臨床家の経験に基づく臨床専門性（clinical expertise），および③患者の希望（価値観）（patient preference/value）という側面を併せもつ概念である．これらに加えて，臨床状況と環境（clinical status and circumstances）を考慮することによって，臨床や政策の意思決定への適用性が増すと考えられている[1]．臨床家は，これらのEBMにかかわる要素を限られた時間のなかで考慮しながら，患者に状況を説明し，共有意思決定（shared decision making）を行う必要がある[2]．

　診療ガイドライン（clinical practice guidelines）は，臨床家（practitioner）と患者が協力して共有意思決定を行い，適切な診療やケアを実践することを手助けする目的のために系統的に作成された文書である[3]．その文書では，益と害のバランスを考慮した推奨（recommendation）が示される[4]．推奨とは，ある状態の患者に対して，どのような治療や検査を行うべきかを示す指針のことをいう．これと併せて，診療ガイドラインでは推奨の強さ（strength of recommendation）と，それを支持するエビデンスの質（quality of evidence）が示される．

　エビデンスの質は，システマティック（系統的）レビュー（systematic review）の結果から得られるエビデンス総体（body of evidence）の評価によって決定されるべきである[5]．システマティックレビューとは，同じ疑問を扱った複数の臨床研究をすべて収集し，結果を統合した研究である．とくに，結果を統計学的に統合する方法をメタアナリシス（meta-analysis）とよぶ．また，個々に行われた臨床研究を一次研究（primary research）とよび，システマティックレビューのように一次研究を複数集めて行った研究を二次研究（secondary research）とよぶ．対象者の数（サンプルサイズ，sample size）が少ない単一の臨床研究（一次研究）だけでは，統計学的な観点から信頼性が低いことにより，臨床的に意義のある結果を得ることができない．また，同じ疑問を扱った研究を複数集めると，すべての結果が同じになることはなく，「効果あり」と結論づけている研究が存在する一方で，「効果なし」と結論づけている研究も混在するという状況も珍しくない．システマティックレビューは，このようにばらばらの結果を1つに統合するための研究手法である．

　また，推奨の作成過程では，エビデンスだけで

なく，臨床家の経験に基づく臨床専門性，患者の選好（価値観）も考慮すべきである．推奨の作成は，パネル（panel）とよばれる専門家集団による合意形成によって行われる．パネルは，臨床の意思決定に関与する多職種（multidisciplinary）の利害関係者（stakeholder）の代表から構成されるべきである．そして，患者の価値観を推奨に反映させることも重要である[6]．

これまで述べてきたとおり，診療ガイドラインはEBMの臨床現場における実践を補助するために作成されたある種の道具といえる．そして，それが信頼できるものとなるためには，以下8つの基準を満たす必要がある[4]．

1. 透明性の確立
2. 利益相反（conflict of interest：COI）の管理
3. ガイドライン開発グループの構成
4. 診療ガイドラインとシステマティックレビューの相互作用
5. 推奨のためのエビデンスの基盤と推奨の強さの確定
6. 推奨の明示
7. 外部評価
8. 更新

以上を踏まえて，具体的な診療ガイドラインの作成方法の概説に移りたい．

診療ガイドラインの作成方法・総論

診療ガイドラインの作成は，さまざまな立場の人々による過程を経て行われる（図1）．作成統括グループは，通常，学会内のガイドライン作成委員会や理事会等で構成される．作成統括グループの役割は，ガイドライン作成の方針・目的・方法の設定，作成組織の構成，作成手順の監視，公開，普及活動，次回改訂に向けた準備に加え，作成資金の工面や利益相反（conflict of interest：COI）への配慮なども含み，ガイドライン作成全般のマネジメントを担う．

ガイドラインパネルは，臨床家，患者，政策決定者等の利害関係者における代表によって組織され，診療ガイドライン作成段階において中心的な役割を果たす．そのなかには，対象集団や主題の設定，臨床疑問の定義—PICO〔患者（Patient），介入（Intervention），比較（Comparison），アウトカム（Outcome）〕による定式化，推奨の作成，ガイドラインの最終（文書）化などを含む．

システマティックレビューチームは，疑問の定義，エビデンスの収集・統合，エビデンス総体の質評価を担う．システマティックレビューには高い学術的専門性が要求されるため，トレーニングを受けた臨床研究者や疫学者などによって組織されるべきである．

診療ガイドラインの利用者となる臨床家，患者，政策決定者なども作成過程には欠かせない．文書の公開後は，その使用感や妥当性などについて，ガイドライン作成者に対してフィードバックを行う．

また，診療ガイドライン作成の方法論に関して専門的な知識を有する疫学者，臨床研究者が，作成過程の全般において，作成者の相談に応じ，支援を行える体制づくりが理想である．日本における診療ガイドライン作成支援組織としては，「Minds（マインズ）」が有名である．この組織は，日本医療機能評価機構が厚生労働省の委託事業として運営しており，診療ガイドラインの作成や利用のためのさまざまな情報発信を行っている．

診療ガイドラインは，1990年代におけるEBMの普及とともに，さまざまな学術団体や政府機関から発表されてきた．ここまで紹介してきたとおり，ガイドライン作成ではさまざまな過程を経る．そのためか，作成方法が組織ごとに異なり，一貫性に欠けることが指摘されてきた．とくに，エビデンスの質評価と推奨の決定に関しては，その方法の透明性を高めることが課題であった．そこで臨床疫学者のGuyatt（McMaster大学）らは，この問題に取り組むためのワーキンググループを2000年に発足した[7]．彼らが開発したGRADE

作成過程	ガイドライン作成者				ガイドライン利用者			作成支援者
	作成統括グループ	ガイドラインパネル	システマティックレビューチーム					ガイドライン作成方法の専門家
	学会ガイドライン作成委員会, 理事会等	臨床家, 患者, 政策決定者等, 利害関係者の代表	臨床疫学者等		臨床家	患者	政策決定者	臨床疫学者, 図書館員, 支援組織(Minds等)
ガイドライン作成の方針・目的・方法の設定	■							
作成組織の構成	■							
対象集団, 主題の設定		■						
疑問の定義 (PICO)		■	■					
エビデンスの収集・統合			■					
エビデンス総体の質評価			■					
推奨(推奨文,推奨の強さ)作成	進捗確認	■	■					相談, 支援
文章のドラフト作成		■	■					
外部評価		■	■					
最終化		■	■					
公開, 普及活動	■							
利用, フィードバック					■	■	■	
改訂準備	■							

図1 | 診療ガイドライン作成の概観

(Grading of Recommendations Assessment, Development and Evaluation)は標準的な診療ガイドライン作成方法として,現在,多くの学術団体,医学雑誌,研究組織等で国際的に利用されている.

1) GRADEの概要

GRADEは,診療ガイドラインにおけるエビデンスの質評価と,推奨の強さの決定方法のための体系である.エビデンスの質評価の方法は,単体のシステマティックレビューでも利用される.その対象は,診断,予防,治療などのさまざまな臨床上の疑問だけでなく,公衆衛生や医療政策も含む[8].GRADEによる推奨の決定には,臨床疑問の定義,アウトカム〔患者の状態を表す指標のこと.例:死亡率,生活の質(quality of life;QOL),日常生活活動(activities of daily living;ADL)能力,疼痛など〕の選択と重要性の評価,エビデンスの質評価,患者や社会の価値観(または選好)の考慮が必要不可欠である.以下,GRADEアプローチについて概説していく.

(1) 臨床疑問の定義

GRADEアプローチによる診療ガイドライン作成の最初の段階として,ガイドラインで取り扱う臨床疑問を明確にする作業が必要である.患者(Patient),介入(Intervention),比較(Comparison/comparator),アウトカム(Outcome)の頭文字をとった「PICO」は,臨床疑問を定式化するための標準的な枠組みとして広く用いられている[9].

診療ガイドラインで扱う患者集団と介入をどの範囲に設定するかは,ガイドライン作成における1つの重要な課題となる.たとえば,脳卒中後の片麻痺に対する装具療法をガイドラインで取り上げたい場合,患者の年齢,片麻痺の重症度,装具の種類などを具体的に決める必要がある.ガイドライン作成を始める段階では,その範囲を広めに設定してもよいが,どのようなサブグループ(たとえば,年齢を65歳未満と65歳以上,あるいは装具の種類を短下肢装具と長下肢装具など)に分けて今後評価を行い,推奨を作成するかは,あらかじめ明確にしておくほうがよい.

比較対象となる治療が複数ある場合も，臨床疑問をどのように設定するかが1つの課題となる．その設定が明確であれば，解釈しやすいガイドラインとなるが，不明確であれば混乱を招く．たとえば，慢性閉塞性肺疾患（chronic obstructive pulmonary disease：COPD）に対する運動療法の場合，自宅でのプログラムと病院の外来でのプログラムを比較するのか，自宅や病院に限らずなんらかの運動療法を行った場合とまったく行わなかった場合を比較するのか，などを明確にしておく必要がある．

また，パーキンソン病や多発性硬化症などの進行性の疾患を扱う場合は，その病期を明確にしておく必要がある．たとえば，進行初期の患者を対象にしたいにもかかわらず，入手できるエビデンスが進行中期のものばかりであるとすると，後述する非直接性（indirectness）を理由に，エビデンスの質評価が下がってしまうことに留意しておくべきである．

以下に，臨床疑問を定義した具体例を示す．
- 治療（介入）に関する疑問の場合：
脳卒中後の患者は，歩行能力改善のために，歩行練習と心肺機能強化トレーニングを合わせて行うべきか，歩行練習のみを行うべきか．
- 診断や評価に関する疑問を定義する場合：
COPDの運動機能評価には，6分間歩行テスト，漸増シャトルウォークテストのどちらを用いるべきか．

(2) アウトカムの選択と重要性の評価

診療ガイドライン作成では，患者にとって重要なすべてのアウトカムについて，相対的な重要性を評価する必要がある．この評価は，まずシステマティックレビューの前に行われ，以下の3分類を使用する．
- 重要ではない（of limited importance）
- 重要だが，重大ではない（important but not critical）
- 重大である（critical）

これらを明示的に評価するため，9段階スケールによる評価（1～3点：重要ではない，4～6点：重要，7～9点：重大）が用いられる．たとえば，急性心筋梗塞に対するリハビリテーションにおけるアウトカムについて，ガイドラインパネルによる合意形成の結果，死亡率を9点，健康関連QOLを8点，心疾患による再入院率を7点，運動耐容能を5点，息切れの自覚症状を3点，と評価したとすると，死亡率，健康関連QOL，再入院率は「重大」，運動耐容能は「重要」，息切れは「重要ではない」と分類される（図2）．

GRADEでは，初めにアウトカムの相対的な重要性について評価を行ったあとにシステマティックレビューを行う．その結果，最初のアウトカム評価では取り上げられなかった重要なアウトカムが新たに見つかることもある．そのような場合は，事前にあげたアウトカムと新しいものを含めて，再度，相対的な重要性を評価する．そして最後に，

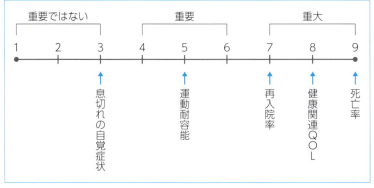

図2 | 急性心筋梗塞後の意思決定にかかわるアウトカムの相対的な重要度の評価の例

推奨の作成と推奨の強さの決定のため，望ましいアウトカムと望ましくないアウトカムのバランスを判断する．推奨の作成に関しては「(5) エビデンスから推奨へ」で述べる．

アウトカムの相対的な重要性の評価は，その診療ガイドラインの視点（対象とする患者，臨床家，政策決定者）によって変わる．ガイドラインパネルは，そのことに留意し，さらに患者の価値観や選好に関連するエビデンスをできるだけ参考にすべきである．もし参考となるエビデンスが見つからない場合は，パネルの経験に基づいて評価を行う．

代替アウトカム（surrogate outcome）は，患者にとって重要なアウトカムに関連するエビデンスが見つからない場合にかぎり使用すべきである．たとえば，大腿骨頸部骨折後の運動療法による再骨折の予防を取り上げるときに，本来であれば再骨折率をアウトカムとするのが理想であるが，対象者のフォローアップが難しく，再骨折率の代わりに骨密度を代替アウトカムとして選ばざるをえない状況が考えられる．しかし，このような措置をとった場合，後述する非直接性（indirectness）を理由に，エビデンスの質評価が下がってしまうことに留意しておくべきである．

(3) エビデンスの質評価

診療ガイドライン作成におけるエビデンスの質とは，個々のエビデンス（研究結果）ではなく，システマティックレビューから得られたエビデンス総体のことを指す[7,10]．システマティックレビューでは，網羅的な検索によって，ガイドラインパネルが定義した臨床疑問に答えるエビデンスを収集する．そして各アウトカムに対して，エビデンスの質評価が行われる．エビデンスの質は，「システマティックレビューで示される効果の推定値が真の効果に近いと信頼できる度合い」と定義し，「高い」から「とても低い」までの4段階で評価される（表1）．

システマティックレビューの対象となる研究がランダム化比較試験（randomized controlled trial：RCT）の場合，エビデンスの質は「高い」から評価を始める．一方，システマティックレビューの対象となる研究が，コホート研究やケース・コントロール研究などの観察研究のみの場合は，エビデンスの質は「低い」から評価を始める．この開始時点の評価から，エビデンスの質評価を下げる要因が5つ，観察研究の質評価を上げる要因が3つ定められている．ただし，評価を下げる要因に1つでも当てはまれば，評価を上げる検討は行わない（表2，図3）．

①エビデンスの質評価を下げる要因

エビデンスの質評価を下げる要因として，バイアスのリスク（risk of bias），非一貫性（inconsistency），非直接性（indirectness），不精確さ（imprecision），出版（公表）バイアス（publication bias）の5つがあげられる．

バイアスのリスク（risk of bias）〔研究の限界（limitation of study）〕

研究デザインや実施内容の不備は，結果を歪めてしまう危険性がある．研究結果の妥当性を歪めてしまう偏りのことをバイアス（bias）とよぶ[11]．

表1 | エビデンスの質評価の4段階と定義

評価	定義
高い ⊕⊕⊕⊕	効果の推定値が真の効果に近いと信頼できる
中程度 ⊕⊕⊕◯	効果推定について，中程度の信頼性がある．真の効果は推定値と近そうではあるが，違っている可能性もある
低い ⊕⊕◯◯	効果推定に関する信頼性は限定的である．真の効果は推定値と相当違っている可能性がある
とても低い ⊕◯◯◯	効果推定に関して，信頼性がとても低い．真の効果と推定値は，おそらく違っている

表2 | エビデンスの質評価にかかわる要因

評価を下げる要因

バイアスのリスク	非一貫性	非直接性	不精確さ	出版バイアス
−1：深刻	−1：深刻	−1：深刻	−1：深刻	−1：可能性あり
−2：非常に深刻	−2：非常に深刻	−2：非常に深刻	−2：非常に深刻	−2：高い可能性

評価を上げる要因

大きな効果	用量反応関係	残存交絡
+1：大きい +2：非常に大きい	+1：証拠あり	+1：結果に示されている効果を減らしている +1：すぐれた効果を暗示している （効果が観察されていない場合）

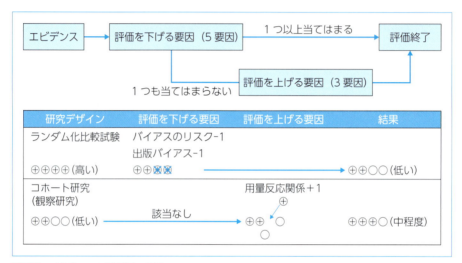

図3 | エビデンスの質評価の手順

バイアスにはさまざまな種類があり，たとえばRCTの場合は以下にあげる点を考慮しなければならない．

- 割り付けの隠蔽（concealment）の非実施
- 盲検化（blinding）の非実施
- 追跡からの脱落
- 割り付けられた介入からの逸脱
- 選択的なアウトカム報告
- 利益のための試験早期中断
- 妥当性が確立していないアウトカム測定（患者報告アウトカムなど）
- クロスオーバー試験の持ち越し効果
- クラスターRCTにおける採用バイアスなど

また，観察研究の場合，以下を考慮する必要がある．

- 不適切な包含基準の作成や利用
- 曝露とアウトカムの測定の不備
- 不適切な交絡調整
- 不完全または不適切な追跡など

エビデンス全体の質を評価する際は，個々のエビデンスの質評価を単純に平均するのではなく，サンプルサイズの大きさなど，エビデンス全体としての効果推定に貢献する度合いを考慮すべきである．評価を下げる判断は慎重に行い，後述するバイアスのリスク以外の要素との兼ね合いも考えるべきである．そして，評価がパネル間で分かれるような場合には，なぜそのように評価が分かれると考えられるのかを明示し，さらにそこで行った判断の根拠をガイドラインのなかで明確に示すべきである．

非一貫性（inconsistency）

複数の研究間で，結果が大きくばらついてしま

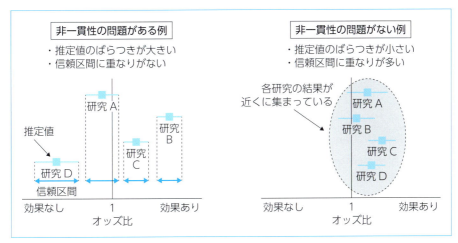

図4 非一貫性の概要

うことを非一貫性という（図4）．不均一性（heterogeneity），結果のばらつきともよばれる．非一貫性は，対象集団，介入，アウトカム，研究デザインなどが異なることによって起こる．全体の結果は非一貫性の問題がないようにみえても，サブグループ（高齢者層と若年者層など）に分けると現れることもある．たとえば，脳卒中の発症後，早期の離床練習による長期的なADLの改善効果を検討した複数の研究が，システマティックレビューによって抽出されたとする．このとき，すべての研究が同じ結果を示すことはほとんどなく，ある研究では非常に大きな改善がみられ，別の研究ではまったく効果がみられない，ということがありうる．このような結果のばらつきを非一貫性とよぶ．

非一貫性は，以下の4つの基準で評価される[12]．
①推定値が研究ごとに大きくばらついている
②信頼区間の重なりがない
③不均一性に対する統計学的検定（メタアナリシスに含まれるすべての研究における効果の大きさが同じであるという帰無仮説に対する検定）のp値が低い（$p<0.05$）．
④I^2（研究間の違いによる推定値のばらつきの割合）が大きい．

なお，I^2は40％以下で低い，30〜60％で中程度，50〜90％で十分に高い，75〜100％でかなり高い，と考えられている[13]．

非直接性（indirectness）

非直接性とは，診療ガイドラインで取り上げたい臨床疑問と入手可能なエビデンスの直接的な関連性が低いことを指す[14]．たとえば，運動療法Aと運動療法Bを比較したい場合に，運動療法Aと運動療法Cを比較した研究，運動療法Bと運動療法Cを比較した研究は存在するものの，AとBを直接比較（head to head comparison）した研究がない，という状況が当てはまる（図5）．

また，関心のある対象集団，介入，アウトカムに関連するエビデンスが存在しない場合も，非直接性によってエビデンスの質評価は下げられる．たとえば，脳梗塞発症後の離床訓練が1年後の運動機能に与える影響に関心があるにもかかわらず，6カ月以上追跡した研究がない，という状況などもこれに当てはまる．

不精確さ（imprecision）

不精確さとは，研究結果が統計学的に信頼性を欠く度合いのことを指す[15]．基本的に，不精確さは結果の信頼区間によって判断される．信頼区間の幅が十分に小さければ結果は精確であり，信頼区間の幅が大きければ不精確さの問題があると考える．この判断を行うために，ガイドラインパネルは，臨床決定閾値（clinical decision threshold）（臨床的に意義があり，許容できる限界の値）を決定する．もし信頼区間がこの閾値を含む（またぐ）ならば，不精確さを理由にエビデンスの質評

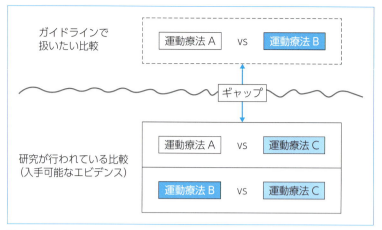

図5 | 非直接性の概要

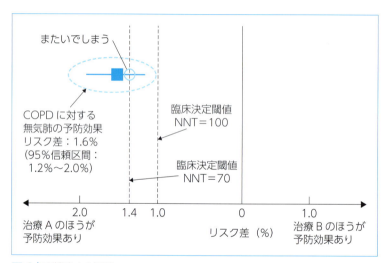

図6 | 不精確さの概要

価は下げられる．

　たとえば，COPD急性増悪後患者の無気肺予防に対する治療Aと治療Bの比較において，治療Aのほうが治療Bよりも無気肺の発生割合が小さく，その差（リスク差）が1.6％であったとする（図6）．このリスク差の95％信頼区間が1.2〜2.0％の範囲であった場合，不精確さをどのように判断すべきだろうか．リスク差1.6％という結果から，治療必要数（number needed to treat：NNT）（何人の患者を診療すればその治療の効果が表れるかを示す指標）は63（≒100÷1.6）と計算される．つまり，63人の患者を診療するまでは効果が表れないことを意味している．さらに，リスク差の95％信頼区間が1.2〜2.0％であったことから，もし同じ研究を繰り返し行なったとすると，NNTは最小で50，最大で84という結果を示しうる．つまり，多ければ84人も診療しないと無気肺予防の効果が表れないことすらあると考えられる．ここで，もしガイドラインパネルが臨床決定閾値をNNT＝100（リスク差1.0％）に設定したとする．この場合，リスク差の信頼区間の右端（1.2）がNNT＝100よりも左側（治療Aのほうが無気肺予防に効果があるといえる方向）にあるため，このエビデンスについて不精確さの問題はないということがいえる．一方，実はこの治療Aにおいて，合併症発生などの有害事象が指摘されており，より少ない患者への診療で効果が表れることが望ましいと考えられるような場合，臨

床決定閾値をNNT＝70（リスク差1.4％）と厳しく（NNT＝100よりもさらに左側に）設定しなければならない状況もありえる．この場合，リスク差の95％信頼区間がNNT＝70の線をまたいでしまうため，臨床決定閾値を満たすことができず，不精確さを理由にエビデンスの質評価を下げなければならない．

　不精確さに関するこれ以降の説明は，やや応用的な内容になる．よって，難しいと感じる読者は読み飛ばして，次の「出版バイアス」に進んでかまわない．さて，先ほどエビデンスの不精確さは基本的に信頼区間によって判断すると述べたが，実は介入群と対照群のあいだで予後要因が均等に分かれている状況でしか，この判断基準は成り立たない．サンプルサイズが大きいRCTでは，ランダム割り付けによって介入群と対照群のあいだで予後要因が均等に分かれていると仮定できる．したがって，信頼区間を不精確さの基準としてよい．これに対して，サンプルサイズが小さく効果量が大きい場合も信頼区間は狭くなる．しかし，この場合はランダム割り付けを行っていても，サンプルサイズが小さいために，偶然によって介入群と対照群のあいだの予後要因が均等にならない可能性が高く，不精確さの判断には注意が必要となる．

　予後要因の不均一性によって結果が過大評価されている場合，信頼区間は狭くなってしまう．たとえばRCTにおいて，事前に計画したサンプルサイズに達していない早期の段階で研究が中止された場合，結果は過大評価されることが知られている．また，ある臨床疑問に対して初期に行われた小規模の研究も，結果を過大評価していることがある．そのような研究を集めたシステマティックレビューの結果は，当然，過大評価されることになる．これによって信頼区間が狭くなり，臨床的意義のある閾値を満たしてしまう．しかし，これは過大評価によって得られた結果であるため，そのまま信じることはできない．よって，単に信頼区間が臨床決定閾値を満たしているという条件だけでは，不精確さの判定基準として不十分といえる．

　そこで，信頼区間に次ぐ第2の基準として，最適情報量（optimal information size：OIS）を考慮する必要がある．OISは，単一の臨床試験で最適とされるサンプルサイズをシステマティックレビューに応用した基準である．システマティックレビューで統合した研究のサンプルサイズがOISよりも少ない場合，信頼区間が臨床決定閾値を満たしていたとしても，不精確さの問題があると判断し，エビデンスの質評価を下げる．ただし，2値変数のアウトカムでイベント発生率が小さく，サンプルサイズは非常に大きい場合，相対リスク（リスク比，オッズ比）では信頼区間が広くても，絶対リスク（リスク差）をとると，十分に信頼区間が狭くなることがある．このような場合は例外的に，不精確さの問題はないとみなす．これについては，GyuattらおよびSchünemannが詳細を説明しているため，関心のある読者は適宜参考にしていただきたい[15,16]．

出版バイアス（publication bias）

　出版バイアスとは，研究の報告や出版にかかわる問題によって，システマティックレビューに本来含めるべきすべての研究結果を含めることができずに生じてしまう偏りのことを指す[17]．これは，以下のようなさまざまな理由で起こりうる．

- 試行的に行った研究（pilot study）であり，規模が小さい
- 研究仮説を証明する結果を得られず，研究者が出版を躊躇している
- 望ましくない研究結果の報告準備に，研究者が時間を費やしたくない
- 文献データベースの索引に載っていない雑誌への投稿
- 英語以外の雑誌，大学紀要など流通が限られた媒体への投稿
- 編集者または査読者による掲載拒否
- 掲載拒否された著者が，他の雑誌への投稿を延期または中止する
- 統計学的に有意な結果ではないため，雑誌が掲載を遅延させる

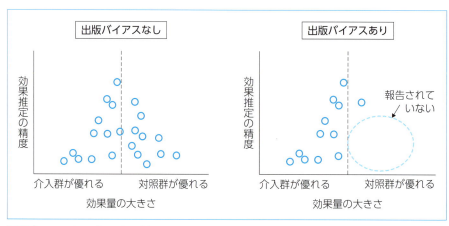

図7 | ファンネルプロットの例

とくに，小規模の研究は出版されづらく，また見逃されやすい．小規模の研究によるシステマティックレビューと大規模の研究では，結果が異なることもある．この原因として，出版バイアスの影響が考えられる．したがって，小規模の研究ばかりを集めたシステマティックレビューの解釈には注意が必要である．

出版バイアスは，ファンネルプロット（funnel plot）の非対称性によって見つけることができる（図7）．非対称性は視覚的に把握することもあれば，統計学的検定を行うこともある．また，trim and fill 法は，ファンネルプロットを拡張した方法で，ファンネルプロットの非対称性を補正し，出版バイアスによる影響を調整した効果を推定する方法である．しかし，小規模な研究の非対称性に対しては，出版バイアスによる可能性もあれば，結果が過大評価されているせいで起きている可能性もあることを考慮しておくべきである．また，trim and fill 法よりもすぐれた推定方法として，回帰モデルや選択モデルを用いた統計学的手法も提案されているが，方法が複雑であるため，一般的に使用されるまでには至っていない[18-22]．

②エビデンスの質評価を上げる検討

ここまで述べた5つの要因によって，エビデンスの質評価が下げられなかった観察研究にかぎり，エビデンスの質評価を上げる検討を行う[23]．

その要因は以下の3つである．

大きな効果（large effect）

観察研究のエビデンス総体における効果が大きい場合，エビデンスの質評価は上げられる．ただし，大きい効果は，推定値だけではなく信頼区間と臨床決定閾値の関係も考慮に入れるべきである．

用量反応関係（dose response gradient）

用量反応関係は，因果関係を推定するうえで重要であると考えられている．たとえば，脳卒中発症後に，入院中の作業療法における1日あたりの訓練時間が長いほど ADL の改善率が高いという用量反応関係がみられるとき，因果関係が示唆される．このような場合，観察研究のエビデンスの質評価は上がる．

残存交絡（plausible residual confounding）

観察研究のエビデンスの質が最初から低いとされるのは，ランダム割り付けとは違って，介入群と対照群〔観察研究では，通常，「曝露群と非曝露群」とよぶ〕のあいだにおける予後要因（交絡）の分布が不均一となるからである．観察研究における交絡は，層別化や回帰モデルなどの統計学的手法によって，ある程度は調整することが可能である．ただし，未測定や未知の交絡を調整するのは難しい．観察研究の結果は，さまざまなバイアスの影響で過大評価（真実よりも効果が大きく推定）されていることが多いが，厳格に交絡を調整した

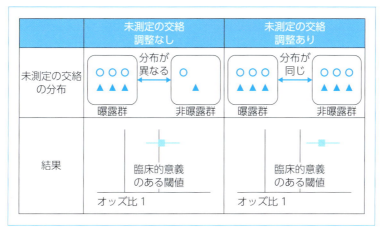

図 8 | 未測定，未知の交絡調整の概要

観察研究では，未測定や未知の交絡の影響だけが残存し，効果は過小評価されている可能性がある．このような状況が示唆される場合，エビデンスの質評価は上がる（図8）．

たとえば，観察研究で，高齢者に対する自宅での運動療法と，通所施設での運動療法を比較した結果，転倒予防効果には差がなかったと報告されていたとする．しかし，通所施設を利用できる高齢者は，自宅でしか運動療法を受けることができない高齢者よりも身体の障害の度合いは軽症の可能性が高く，もともと転倒の危険性が低いかもしれない．それにもかかわらず，その研究では，障害の度合いによる影響（交絡）が考慮されないまま結果が示されていた．もし，この交絡が統計的モデルなどによって調整できていれば，通所施設での運動療法よりも自宅での運動療法のほうが転倒予防に効果があると結論づけられていた可能性は高い．よってこの場合，エビデンスの質評価が上げられる．

ここまで述べてきた方法によって，各アウトカムに関するエビデンスの質が評価される．しかし，診療ガイドラインでは，1つの推奨に対して，複数のアウトカムに関するエビデンスを提示しなければならない場合がある．そのため，以下に示す方法で複数のアウトカムに関する全体的なエビデンスの質（overall quality of evidence）を評価する．

1. 重大（critical）と考えられるアウトカムについてのみ考慮する〔重要（important）だが，重大（critical）ではないアウトカムは考慮に入れない〕
2. すべての重大なアウトカムに対するエビデンスの質が同じ場合は，そのままの評価を用いる．
3. 重大なアウトカム間でエビデンスの質が異なる場合，最も低いエビデンスの質評価を用いる．

(4) エビデンスの質評価のまとめ

GRADEでは，結果のまとめ（summary of findings：SoF）と，これにエビデンスの質評価の結果を加えたエビデンスプロファイルが提案されている[24-26]．SoFには，アウトカムのリスト，研究数と研究デザイン，想定リスク（対照群におけるリスク発生割合または平均値），応答リスク（介入群と対照群におけるリスク発生割合または平均値の差），相対効果（介入群と対照群におけるリスク比またはオッズ比），研究の患者数，エビデンスの質，脚注が含まれる．また，これらにエビデンスの質評価の結果を加えたものが，エビデンスプロファイルとなる．図9は，新しい運動療法Aと従来の治療方法の比較を表したエビデンスプロファイルの例である．アウトカムとして，死

アウトカム 研究数 (デザイン)	エビデンスの質評価					結果のまとめ (SoF)					
	研究の限界	非一貫性	非直接性	不精確さ	出版バイアス	絶対リスク		相対効果 (95% CI)	研究の患者数	エビデンスの質	コメント
						想定リスク	応答リスク (95% CI)				
						従来方法	運動療法 A				
死亡率 5 (RCT)	深刻な限界なし	深刻な非一貫性なし	深刻な非直接性−1	深刻な不精確さなし	可能性なし	1,000人中209人	1,000人中74人減(43人減から105人減)	RR 0.74 (0.65〜084)	3,043	⊕⊕⊕○ 中程度	なし
ADL自立 3 (RCT)	深刻な限界−1	深刻な非一貫性なし	深刻な非直接性−1	深刻な不精確さなし	可能性なし	1,000人中530人	1,000人中87人減(41人減から133人減)	RR 1.16 (1.07〜1.26)	1,790	⊕⊕○○ 低い	なし
疼痛 3 (RCT)	深刻な限界−1	深刻な非一貫性なし	深刻な非直接性−1	深刻な不精確さ−1	可能性なし	1,000人中424人	1,000人中45人減(96人減から5人減)	RR 0.89 (0.79〜1.01)	1,428	⊕○○○ とても低い	なし

図9 | エビデンスプロファイルの例

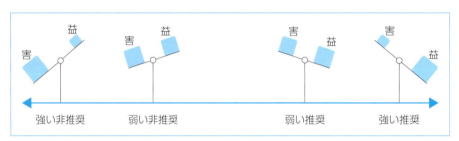

図10 | GRADEにおける推奨のイメージ

亡率，ADL自立，疼痛が選ばれている．死亡率についてみると，エビデンスの質に関しては非直接性によって質評価が下がり，エビデンスの質は中程度となっている．絶対リスクを見ると，運動療法Aを受けた患者は，従来の方法よりも死亡者の割合が1,000人中74人減少すると推定されるが，95%信頼区間によると，1,000人中43人減少することもあれば，105人減少することもありうることがわかる．

(5) エビデンスから推奨へ

GRADEにおける推奨の強さは，望ましい効果（益）と望ましくない効果（害）のどちらが上回る信頼性を表し，「強い」と「弱い」の2つに分類される[27,28]．推奨の強さとともに，「推奨」または「非推奨」の2方向を決定する（図10）．強い推奨が提示されるのは，望ましい効果または望ましくない効果のどちらかが明らかに上回り，ガイドラインパネルがそれを確信できる場合である．逆に，弱い推奨が提示されるのは，望ましい効果または望ましくない効果のどちらが上回るかが不明確で，ガイドラインパネルがそれを確信できない場合である．

強い推奨が提示されている場合，対象となる患者のほぼ全員がその推奨に従う．臨床家や政策決定者にとっては，診療の質を可視化する指標（quality indicator：QI）として用いることが可能である．

弱い推奨が提示されている場合，対象となる患者全員がその推奨に従うとは限らない．個々の患者の環境，選好，価値観を注意深く考慮したうえで診療の方向性を検討するべきである．なお，弱い推奨の代わりに「条件付きの推奨」「各自の判断」「限定的な推奨」という用語を用いてもよい．

また，十分なエビデンスが得られておらず，今後のさらなる研究がその介入の効果に関する不確実性を減ずると考えられる場合も考えられる．こ

のような状況では，その介入を研究の場のみで使用することを推奨する．

さて，推奨の方向（推奨/非推奨）と強さ（強い/弱い）を決定する要因は，以下の4つであるとされている．

- 望ましい結果（益）と望ましくない結果（害）のバランス
- 望ましい効果と望ましくない効果の大きさの推定（エビデンスの質）
- 価値観，選好の信頼性とばらつき
- 資源利用

つまり，益と害の大きさが明らかに違うとき，強い推奨を提示するのが妥当であり，エビデンスの質が高いときも強い推奨を提示すべきである．一方で，価値観や選好が，患者によって大きく異なる（ばらつく）場合は，弱い推奨を提示すべきである．また，時間や費用などの資源を多く消費する介入の場合には，弱い推奨とすべきである．

推奨決定の過程で，資源利用について考慮するときは，重大または重要なものに限定して考慮すべきである[29]．そして，資源利用を比較したエビデンスを用いなければならない．さらに資源利用の検討は，妥当な単位〔入院日数，診療時間（分）など〕を用いるべきである．エビデンスの質は，重要または重大な各資源について，健康アウトカムと同じ基準を用いて明示的に評価し，結果のまとめ（SoF）に記載すべきである．

(6) 診療ガイドライン作成におけるGRADEの適用

診療ガイドライン作成過程のなかでGRADEの適用範囲となるのは，エビデンスの統合，質評価から推奨の決定までである．したがって，その前後の過程のガイドライン作成組織の編成や，ガイドラインの普及，改訂などにも留意すべき点が存在するということを忘れてはならない．また，GRADEを実際のガイドライン作成に適用する際は，GRADEワーキンググループの公式ウェブサイト（http://www.gradeworkinggroup.org/），GRADEハンドブック（http://gdt.guidelinedevelopment.org/app/handbook/handbook.html），GRADEシステムの使用を記載するための基準（http://www.gradeworkinggroup.org/docs/Criteria_for_using_GRADE_2016-04-05.pdf）等を十分参考にすべきである．さらに，効率的なGRADEの利用を促すためのソフトウェア「GRADEpro」（https://gradepro.org/）が開発されている．こちらの利用も十分に検討する価値がある．

2) Minds 診療ガイドライン作成マニュアル

Minds（マインズ）は，公益財団法人日本医療機能評価機構が運営する厚生労働省委託事業である．同事業は，日本におけるEBMの促進を目的に，診療ガイドラインの作成や利用に関する情報発信等を行ってきた．Mindsは2007年に『Minds診療ガイドライン作成の手引き2007』を発表後，2014年にその内容を大幅改訂し，『Minds診療ガイドライン作成マニュアル2014』を刊行した．この文書はウェブ上にて無料閲覧が可能で，継続的な改訂が行われている[30]．これは日本語で書かれたガイドライン作成のための標準的な解説書として，現在，多方面で役立てられていると思われるため，本節でも紹介しておきたい．

『Minds診療ガイドライン作成マニュアル』は，これまで本節で中心的に概説してきたGRADEに加えて，コクラン共同計画（the Cochrane Collaboration），米国医療政策研究局（Agency for Healthcare Research and Quality：AHRQ），オックスフォードEBMセンター（Center for Evidence-Based Medicine：CEBM）など，それぞれが提案している方法を参考に，わが国の状況を考慮したガイドライン作成方法を提示している．その内容は，ガイドライン作成に関するほぼすべての過程を網羅しており，ガイドライン作成における準備段階から，スコープ（対象，目的）の決定，システマティックレビューの実施，推奨の作成，ガイドラインの最終化（文書作成，外部評価など），公開後の取り組み，という一連の流れに沿って解説されている．そして，作成プロセスの不偏性を担保するため，3層構造の担当組織と，益と害のバランスに配慮したエビデンス総体の評価の重要

性を強調している．

3層構造の担当組織とは，「ガイドライン統括委員会」「ガイドライン作成グループ」「システマティックレビュー（SR）チーム」を指す．ガイドライン統括委員会は，ガイドライン作成の意思決定，予算措置，ガイドライン作成グループの設置などの役割をもつ．ガイドライン作成グループは，ガイドラインで扱うトピック，臨床の疑問，ガイドラインの目的を確定し，推奨の作成，最終文書の作成を行う．SRチームは，システマティックレビューを行い，エビデンスのサマリーレポートを作成グループに提示する．

『Minds 診療ガイドライン作成マニュアル』では，作成プロセスの不偏性に対して相当な注意が払われており，とくにエビデンス総体の評価，推奨の作成における判断の偏りを生じさせる要因の1つとして，COIを取り上げている．ガイドラインの準備段階においてCOIを管理することの重要性を強調し，COIに関する国内外のさまざまな定義，COIの種類（アカデミックCOI，経済的COIなど），各種COIへの対応方法などについて言及している．

さらにガイドライン公開後の取り組みとして，普及，導入（ガイドライン活用場面における適用可能性の向上），評価の重要性をあげている．そのなかで，公開後の組織体制継続，実用版や簡易版の作成による適用可能性の改善，ガイドライン活用の促進要因と阻害要因に対する配慮，ガイドライン導入による患者アウトカムの評価などが紹介されている．また，ガイドラインの改訂についても触れ，改訂の意義（時代遅れの情報にならないための措置であるということ），タイミング（目安は3〜4年），種類（全面改訂，部分改訂，追加など）について解説している．また，本マニュアルの後半は，診療ガイドラインやEBM関連の重要用語集，ガイドライン作成過程にもとづく章ごとの参考文献のリストなど，ガイドラインの作成者にとって大いに役立つ情報が紹介されている．

まとめ

本節では，最初にEBMの定義を踏まえながら，診療ガイドライン作成の意義について解説し，引き続いて診療ガイドラインの具体的な作成方法を概説してきた．とくに，エビデンスの質評価と推奨作成過程については，治療介入に関するGRADEアプローチを中心に解説した．前述のとおり，ガイドラインの作成過程は，多くの段階を含み，その作成目的もさまざまであることから，方法論的な多様性を許容する．したがって，エビデンスの質評価と推奨作成の前後にある過程や，診断検査（臨床評価）に関するガイドライン作成方法など，紙面の都合上，本節では触れられなかった話題もまだ残されていることについてはご容赦いただきたい．

（大寺　祥佑，藤本　修平）

● 参考文献

1) Haynes RB, Devereaux PJ, et al：Clinical expertise in the era of evidence-based medicine and patient choice. *ACP J Club* 136(2)：A11-14, 2002.
2) Hoffmann TC, Montori VM, et al：The connection between evidence-based medicine and shared decision making. *JAMA* 312(13)：1295-1296. doi：10.1001/jama.2014.10186.
3) IOM（Institute of Medicine）. Clinical Practice Guidelines：Directions for a New Program Washington, DC：National Academies Press 1990.
4) IOM（Institute of Medicine）. Clinical Practice Guidelines We Can Trust. ashington, DC：The National Academies Press 2011.
5) IOM（Institute of Medicine）. Finding What Works in Health Care：Standards for Systematic Reviews. Washington, DC：The National Academies Press 2011.
6) Montori VM, Brito JP, et al：The optimal practice of evidence-based medicine：incorporating patient preferences in practice guidelines. *JAMA* 310(23)：2503-2504, 2013.
7) Guyatt GH, Oxman AD, et al：GRADE：an emerging consensus on rating quality of evidence and strength of recommendations. *BMJ* 336(7650)：924-926, 2008.
8) Guyatt G, Oxman AD, et al：GRADE guidelines：1. Introduction-GRADE evidence profiles and summary of findings tables. *J Clin Epidemiol* 64(4)：383-394,

9) Guyatt GH, Oxman AD, et al：GRADE guidelines：2. Framing the question and deciding on important outcomes. *J Clin Epidemiol* 64(4)：395-400, 2011.
10) Balshem H, Helfand M, et al：GRADE guidelines：3. Rating the quality of evidence. *J Clin Epidemiol* 64(4)：401-406, 2011.
11) Guyatt GH, Oxman AD, et al：GRADE guidelines：4. Rating the quality of evidence—study limitations (risk of bias). *J Clin Epidemiol* 64(4)：407-415, 2011.
12) Guyatt GH, Oxman AD, et al：GRADE guidelines：7. Rating the quality of evidence—inconsistency. *J Clin Epidemiol* 64(12)：1294-1302, 2011.
13) Deeks et al：Cochrane Handbook for Systematic Reviews of Interventions version 5.0.0. chichester. WILEY-BLACKWELL, 2008.
14) Guyatt GH, Oxman AD, et al：GRADE guidelines：8. Rating the quality of evidence—indirectness. *J Clin Epidemiol* 64(12)：1303-1310, 2011.
15) Guyatt GH, Oxman AD, et al：GRADE guidelines 6. Rating the quality of evidence—imprecision. *J Clin Epidemiol* 64(12)：1283-1293, 2011.
16) Schünemann HJ. Interpreting GRADE's levels of certainty or quality of the evidence：GRADE for statisticians, considering review information size or less emphasis on imprecision? *J Clin Epidemiol* 75：6-15, 2016.
17) Guyatt GH, Oxman AD, et al：GRADE guidelines：5. Rating the quality of evidence—publication bias. *J Clin Epidemiol* 64(12)：1277-1282, 2011.
18) Thornton A, Lee P. Publication bias in meta-analysis：its causes and consequences. *J Clin Epidemiol* 53(2)：207-216, 2000.
19) Moreno SG, Sutton AJ, et al：Assessment of regression-based methods to adjust for publication bias through a comprehensive simulation study. *BMC Med Res Methodol* 2009；9：2. doi：10.1186/1471-2288-9-2.
20) Sutton AJ, Song F, et al：Modelling publication bias in meta-analysis：a review. *Stat Methods Med Res* 9 (5)：421-445, 2000.
21) Copas J, Shi JQ. Meta-analysis, funnel plots and sensitivity analysis. *Biostatistics* 2000；1(3)：247-262. doi：10.1093/biostatistics/1.3.247.
22) Copas JB, Shi JQ. A sensitivity analysis for publication bias in systematic reviews. *Stat Methods Med Res* 10(4)：251-265, 2001.
23) Guyatt GH, Oxman AD, et al：GRADE guidelines：9. Rating up the quality of evidence. *J Clin Epidemiol* 64(12)：1311-1316, 2011.
24) Guyatt G, Oxman AD, et al：GRADE guidelines：11. Making an overall rating of confidence in effect estimates for a single outcome and for all outcomes. *J Clin Epidemiol* 66(2)：151-157, 2013.
25) Guyatt GH, Oxman AD, et al：GRADE guidelines：12. Preparing summary of findings tables-binary outcomes. *J Clin Epidemiol* 66(2)：158-172, 2013.
26) Guyatt GH, Thorlund K, et al：GRADE guidelines：13. Preparing summary of findings tables and evidence profiles-continuous outcomes. *J Clin Epidemiol* 66(2)：173-183, 2013.
27) Andrews J, Guyatt G, et al：GRADE guidelines：14. Going from evidence to recommendations：the significance and presentation of recommendations. *J Clin Epidemiol* 66(7)：719-725, 2013.
28) Andrews JC, Schünemann HJ, et al：GRADE guidelines：15. Going from evidence to recommendation-determinants of a recommendation's direction and strength. *J Clin Epidemiol* 66(7)：726-735, 2013.
29) Brunetti M, Shemilt I, et al：GRADE guidelines：10. Considering resource use and rating the quality of economic evidence. *J Clin Epidemiol* 66(2)：140-150, 2013.
30) 小島原典子，中山健夫，ほか編集：Minds 診療ガイドライン作成マニュアル．Ver.2.0．(2016.03.15) http://minds4.jcqhc.or.jp/minds/guideline/pdf/manual_0_2.0.pdf：公益財団法人日本医療機能評価機構 EBM 医療情報部．；2016（アクセス：2016 年 11 月 1 日）．

2 診療ガイドラインの質評価について

診療ガイドラインの質評価とは

　診療ガイドラインとは,「診療上の重要度の高い医療行為について,エビデンスのシステマティック(系統的)レビューとその総体評価,益と害のバランスなどを考量して,患者と医療者の意思決定を支援するために最適と考えられる推奨を提示する文書」と定義されている[1].現在,数多くの診療ガイドラインが作成され,臨床で活用されている.しかし,診療ガイドラインといえども,その質は非常に多様であり,活用を検討する際には批判的に吟味することが必要である.その際に,診療ガイドラインの質を評価する方法は参考にできるだろう.

　診療ガイドラインの質評価は,大きく2つに分類される.1つ目は診療ガイドラインが診療の質に及ぼす影響の評価である.Grimshawら[2]は,診療ガイドラインが臨床プロセスやアウトカムに及ぼす影響を評価するためにシステマティックレビューを行い,59の診療ガイドラインのうち,55で診療プロセスの改善を認めたこと,11のガイドラインのうち,9のガイドラインでアウトカムが改善したことを報告している.ただし,Koyamaら[3]は,診療ガイドラインの遵守度や解析方法の記載が一部の研究において不足しているなどの問題点を指摘しており,診療ガイドラインが診療に及ぼす影響を評価するためには,さらなる研究が必要である.2つ目は,診療ガイドライン作成方法の厳密性,透明性の評価である.診療ガイドラインの作成方法を評価するための指標は数多く報告されており,Sieringら[4]は1995～2011年に公表された診療ガイドライン評価指標は40個あると報告している.代表的な評価指標として,Shaneyfeltの基準[5],Conference on Guideline Standardization (COGS) チェックリスト[6],The Appraisal of Guidelines for Research and Evaluation (AGREE) Ⅱ評価表[7]があげられる.

診療ガイドラインの質評価指標

1) Shaneyfeltの基準

　Shaneyfeltら[5]は診療ガイドラインの質を評価するための評価基準(表1)を開発した.評価基準は25項目からなり,項目1～10はガイドラインの構成や開発,項目11～20はエビデンスの特定と要約,項目21～25は推奨の構築に関する評価項目である.評価尺度は「YES(基準を満たしている)」「NO(基準を満たしていない)」の2段階である.Shaneyfeltらはその基準を用い,1985～1997年に米国の医学専門学会が作成した279の診療ガイドラインの質を評価した.その結果,基準を満たした項目数の平均値(標準偏差)は10.77(3.71)であり,ほとんどの診療ガイドラインは確立された方法論的基準を遵守していなかったと論じている.この報告により,診療ガイドライン自体の質は多様であり,日常診療で活用するにあたり,批判的吟味が必要であることが示された.

2) COGSチェックリスト

　ガイドライン報告の基準を設けることにより診療ガイドラインの質を向上させることを目的とし,2002年にガイドライン標準化協議会(Conference on Guideline Standardization:COGS)が開催された.その会議には診療ガイドラインに関する専門家23名が参加し,系統的な手法を用いて18項目のCOGSチェックリストを作成した[6].このチェックリストは,既存の診療ガイドラインを評価するものではなく,診療ガイドライン作成段階での使用を目的とした合意基準であり,これまでに例をみないといわれていた.評価尺度は「YES(基準を満たしている)」「NO(基準を満た

表1 | Shaneyfelt の基準[5]

	項目
1	ガイドラインの目的が特定されているか.
2	ガイドラインの理論や重要性が説明されているか.
3	参加者のガイドライン策定過程へのかかわりや専門領域が特定されているか.
4	対象となる健康問題や技術が明確に定義されているか.
5	対象患者集団は特定されているか.
6	想定されるガイドラインの利用者は特定されているか.
7	主要な予防,診断,治療オプションが医療者や患者に利用可能か特定されているか.
8	健康アウトカムは特定されているか.
9	ガイドラインの外部評価に関する方法は特定されているか.
10	使用期限や更新日が特定されているか.
11	エビデンスの収集方法は特定されているか.
12	エビデンスの期限は特定されているか.
13	採用されたエビデンスは引用や参照により特定されているか.
14	データ抽出方法は特定されているか.
15	エビデンスの推奨度や分類は特定されているか.
16	エビデンスや専門家の意見がどのように利用されているか.
17	具体的な健康実践に関する益と害が特定されているか.
18	益と害が定量化されているか.
19	具体的な健康実践に関するヘルスケア費用の影響が特定されているか.
20	費用が数量化されているか.
21	推奨を決定するガイドライン策定者による価値判断の役割に関して議論されているか.
22	患者の好みは探し求められたか.
23	推奨は具体的でガイドラインの目標と合致しているか.
24	エビデンスの強さにより推奨度が決まっているか.
25	推奨の柔軟性は特定されたか.

していない)」の2段階である.中山ら[8]はAmerican College of Physicians(ACP)の許可を得て,COGSチェックリストを日本語に翻訳している(表2).

3) AGREE Ⅱ 評価表

AGREE 初版の評価表は,診療ガイドラインの質向上を目的とし,国際的な診療ガイドラインの作成者および研究者からなる AGREE 共同計画によって 2003 年に刊行された.その後,2009 年に AGREE Ⅱ 評価表[9]が発行され,2013 年に最新版が公開されている[10].2009〜2013 年に,約 590 件の論文が AGREE の4つの主要論文を引用し,世界各国で翻訳作業が進められている.わが国では,Medical Information Network Distribution Service(Minds)ガイドラインセンターがAGREE Ⅱ 日本語訳を作成し,ウェブサイト上で公開している[11].

AGREE Ⅱ 評価表は6領域23項目と全体評価2項目,合計25項目で構成されている(表3).最初の24項目は1(まったく当てはまらない)〜7(強く当てはまる)の7段階,最後の1項目は「推奨する・推奨する(条件付き)・推奨しない」の3段階で評価する.6領域23項目の評点は領域ごとに計算される.6領域のスコアは独立しており,1つのスコアとして統合するべきではない.領域別スコアは各領域内の個々の項目の評点をすべて合計し,その合計点を各領域の最高評点に対するパーセンテージとして算出する.領域別スコアの計算例を図1に示す.領域別スコアは診療ガイド

表2 | 診療ガイドラインの報告のための COGS チェックリスト

	項目	説明
1	要約	ガイドライン公開日，状況（初版，改訂版，最新版），印刷・電子情報の出典を明示した構造化抄録を記載
2	焦点	ガイドラインの対象となる疾患・状態［condition］や介入・サービス・技術に関する記述．ガイドライン作成において検討された，他の予防的・診断的・治療的介入についても明示
3	目標	ガイドラインの到達目標と，それについてガイドラインを作成することの論拠［rationale］を含める
4	利用者・セッティング	ガイドラインの利用対象者（医療提供者の種類，患者など）とガイドラインが利用されるべきセッティング［setting］について記述
5	目標集団	ガイドライン推奨の対象となる患者集団の記述とすべての除外基準の一覧
6	作成者	ガイドライン作成に責任をもつ組織とガイドライン作成に携わる個人の氏名，所属［credential］，利害衝突［conflict of interest］の可能性の特定
7	資金源・スポンサー	資金源・スポンサーを明示し，ガイドライン作成および，または報告における役割を記述．利害衝突を開示
8	エビデンスの収集	学術文献の検索に用いた手法の記述．検索期間，検索したデータベース，収集した文献の絞り込みに用いた基準も含む
9	推奨の評価基準	推奨の根拠となるエビデンスの質の評価，推奨度を記載するシステムについての基準を記述．推奨度は，推奨の遵守の重要性を示し，エビデンスの質と予測される益と害の程度に基づいて評価される
10	エビデンスの統合のための手法	推奨作成におけるエビデンス使用法の記述．エビデンステーブル，メタアナリシス，決定解析など
11	公開前の評価	ガイドライン作成者がガイドライン公開前評価および，または審査をどのように行ったかの記述
12	更新計画	ガイドライン更新計画の有無．必要な場合は，現版の有効期限を記載
13	定義	知られていない用語やガイドライン適用に誤解を招く可能性がある場合，それを回避するために重要となる用語の定義
14	推奨および理由説明	推奨される正確な行動と実行されるべき具体的な状況の記述．推奨とその根拠となるエビデンスとの関連性を記載することにより，各推奨の正当性を示す．項目9に基づき，エビデンスの質と推奨度を示す
15	潜在的な益と害	ガイドライン推奨の実施により，予測される益と害について記載
16	患者の希望	推奨が個人の選択や価値観に大きくかかわる場合，患者の希望の扱い方についての記述
17	アルゴリズム	適切であれば，ガイドラインで示された診療の段階や意思決定を図表で示す
18	実施における検討事項	推奨の適用において予測される障壁を記述．医療提供者または患者が推奨を円滑に実施できるよう，すべての関連文書を参考文書として提示．ガイドライン実施により生じる医療内容の変化を評価するための基準の提案

（中山ら[8]の日本語訳より，一部改変）

ラインの比較に有用であり，使用を推奨するかどうかについての情報を提供するが，AGREE Next Steps Consortium としては質の高い診療ガイドラインと質の低い診療ガイドラインを分別するための基準は提示していない．そのような判断は"利用者によってなされるべき"であると述べている．

AGREE Ⅱ 評価表はあらゆる診療ガイドラインに適用可能であり，使用者は医療提供者のみならず，診療ガイドライン作成者，政策決定者，教育者を想定している．各診療ガイドラインは，評価の信頼性を高めるために少なくとも2名，できれば4名で評価することを推奨している．

AGREE Ⅱ 評価表は，診療ガイドラインを作成する際の方法論について，その厳密さを評価しており，推奨の臨床的妥当性を評価しているわけではないことに注意が必要である．その点に関して，AGREE Enterprise は，診療ガイドライン作成における推奨の作成・報告・評価が臨床的妥当性を有するかどうか示すためのリソース開発を進めている．

表3 | AGREE Ⅱ評価項目　　　　　　　　　　　　　　　　　　　　　　　　（AGREE 日本語版より一部抜粋）

領域1：対象と目的	1)	ガイドライン全体の目的が具体的に記載されている．
	2)	ガイドラインが取り扱う健康上の問題が具体的に記載されている．
	3)	ガイドラインの適用が想定される対象集団（患者，一般市民など）が具体的に記載されている．
領域2：利害関係者の参加	4)	ガイドライン作成グループには，関係するすべての専門家グループの代表者が加わっている．
	5)	対象集団（患者，一般市民など）の価値観や希望が調べられた．
	6)	ガイドラインの利用者が明確に定義されている．
領域3：作成の厳密さ	7)	エビデンスを検索するために系統的な方法が用いられている．
	8)	エビデンスの選択基準が明確に記載されている．
	9)	エビデンス総体の強固さと限界が明確に記載されている．
	10)	推奨を作成する方法が明確に記載されている．
	11)	推奨の作成にあたって，健康上の益，副作用，リスクが考慮されている．
	12)	推奨とそれを支持するエビデンスとの対応関係が明確である．
	13)	ガイドラインの公表に先立って，専門家による外部評価がなされている．
	14)	ガイドラインの改訂手続きが示されている．
領域4：提示の明確さ	15)	推奨が具体的であり，曖昧でない．
	16)	患者の状態や健康上の問題に応じて，異なる選択肢が明確に示されている．
	17)	重要な推奨が容易に見つけられる．
領域5：適用可能性	18)	ガイドラインの適用にあたっての促進要因と阻害要因が記載されている．
	19)	どのように推奨を適用するかについての助言・ツールを提供している．
	20)	推奨の適用に対する，潜在的な資源の影響が考慮されている．
	21)	ガイドラインにモニタリングや監査のための基準が示されている．
領域6：編集の独立性	22)	資金提供者の見解がガイドラインの内容に影響していない．
	23)	ガイドライン作成グループメンバーの利益相反が記録され，適切な対応がなされている．
全体評価	1)	このガイドラインの全体の質を評価する．
	2)	このガイドラインの使用を推奨する．

4名の評価者が領域1（対象と目的）について以下の点数を付けたとき：

	項目1	項目2	項目3	合計
評価者1	5	6	6	17
評価者2	6	6	7	19
評価者3	2	4	3	9
評価者4	3	3	2	8
	16	19	18	53

最高評価＝7（強く当てはまる）×3（項目）×4（評価者）＝84
最低評点＝1（まったく当てはまらない）×3（項目）×4（評価者）＝12

領域別評点は：

$$\frac{（獲得評点 - 最低評点）}{（最高評点 - 最低評点）} \times 100$$

$$\frac{53-12}{84-12} \times 100 = 57\%$$

図1 | AGREE Ⅱ領域別スコア計算例

2016年にはAGREE Reporting Checklistという診療ガイドライン報告ツールが報告され，活用されている（表4）[12]．AGREE Reporting Checklistには質の高い診療ガイドラインに重要な構成要素が記載されており，査読者や雑誌編集者，診療ガイドライン使用者にとって有益な情報源とな

表4 | AGREE Reporting Checklist 2016（文献7，12を一部改変）

チェックリスト項目と説明	報告基準	ページ
領域1：対象と目的		
1：目的 ガイドライン全体の目的を報告する．ガイドラインから得られると予想される健康に関する益が臨床上の問題やトピックに特有か．	☐ 健康に関連する項目（予防，スクリーニング，診断，治療など） ☐ 期待される益とアウトカム ☐ 対象（例：患者集団，社会）	
2：疑問 ガイドラインや一部の主要な推奨により，健康上の課題を報告する．	☐ 対象集団 ☐ 介入あるいは曝露 ☐ 比較対照（適当なものがあれば） ☐ アウトカム ☐ ヘルスケアの設定や状況	
3：集団 ガイドラインの適用が想定される対象集団（患者，一般市民など）を記述する．	☐ 対象集団，性，年齢 ☐ 臨床状況（関連があれば） ☐ 重症度／病気（関連があれば） ☐ 併存疾患（関連があれば） ☐ 除外集団（関連があれば）	
領域2：利害関係者の参加		
4：グループメンバー 作成過程にかかわったすべての人を報告する．ガイドライン作成グループには，ガイドライン統括委員会やエビデンスを選択・調査・評価した研究チーム，最終的な推奨の決定にかかわった人が含まれる．	☐ 氏名 ☐ 専門分野名／専門内容〔例：脳神経外科医，方法論の専門家（methodologist）〕 ☐ 所属機関（例：聖ピーター病院） ☐ 所在地（例：シアトル，ワシントン） ☐ ガイドライン作成グループ内でのメンバーの役割に関する記載	
5：対象集団の価値観や希望 どのように対象集団（患者，一般市民など）の価値観や希望が探し求められたかを報告する．	☐ 患者／一般市民の価値観や希望を把握するために用いた戦略についての記載（例：ガイドライン作成グループへの参加，価値観と希望に関する文献調査） ☐ 希望と視点についての検索方法（例：文献からのエビデンス，調査，フォーカスグループ） ☐ 患者／一般市民に関して収集した結果／情報 ☐ 集められた情報がガイドライン作成過程，推奨文の作成にどのように反映されたのかについての記載	
6：利用者 ガイドラインの利用者を報告する．	☐ 想定されるガイドラインの利用者についての明確な記載（例：専門家，家庭医，患者，臨床あるいは医療機関の代表者／管理者） ☐ 対象とする利用者によるガイドライン利用法についての記載（例：臨床判断，政策，標準的ケア）	
領域3：作成の厳密さ		
7：検索方法 エビデンスを検索するために用いた詳細な方法を報告する．	☐ 検索した電子的データベース，エビデンスの情報源の名称（例：MEDLINE，EMBASE, PsychINFO, CINAHL） ☐ 検索対象期間（例：2004年1月1日〜2008年3月31日） ☐ 使用した検索語〔例：原文語（text words），索引用語（indexing terms），小見出し（subheadings）〕 ☐ すべての詳細な検索方法が含まれるか（付録に記載されていることもある）	

（表4つづく）

(表4つづき)

8：エビデンスの選択基準 エビデンスを選択したときに用いた基準（選択基準と除外基準）を報告する．適切な理由も提供する．	☐ 対象集団（患者，一般など）の特性 ☐ 研究デザイン ☐ 比較対照（記載がある場合） ☐ アウトカム ☐ 言語（記載がある場合） ☐ 背景（記載がある場合）	
9：エビデンス総体の強固さと限界 エビデンスの強固さと限界を記載する．個々の研究やすべての研究のエビデンス総体を考慮する．この概念の報告を促進するツールが存在する．	☐ エビデンス総体（body of evidence）に採用された研究デザイン ☐ 研究方法の限界（サンプリング，盲検化，割り付けの隠蔽化，分析方法） ☐ 検討された主要アウトカム，副次的アウトカムの妥当性／関連性 ☐ 複数の研究結果の一貫性 ☐ 研究間の結果の方向性 ☐ 益の大きさと害の大きさ ☐ 実診療への適用可能性	
10：推奨作成方法 推奨を作成する方法やどのように最終決定に至ったか記述する．どの領域に不一致があったか，それをどのように解決したか具体的に述べる．	☐ 推奨作成過程の記載（例：修正Delphi法が使用された段階，検討された投票方法） ☐ 推奨作成過程の結果（例：修正Delphi法が使用されることで総意が収束した程度，投票結果） ☐ その作成過程がどのように推奨文に影響を与えたかについての記載（例：Delphi法の結果が最終的な推奨文に影響を与えた，推奨文と最終的な投票が一致した）	
11：益と害の考慮 推奨作成の際に考慮した，健康上の益，副作用，リスクを報告する．	☐ 益と害のデータと報告 ☐ 害・副作用・リスクのデータと報告 ☐ 益と害・リスク間でのバランス，トレードオフについての報告 ☐ 益と害・副作用・リスクが推奨に考慮されている	
12：推奨とエビデンスの関連 推奨とそれを支持するエビデンスとの明確な対応関係を記述する．	☐ ガイドライン作成グループがどのようにエビデンスを推奨文に対応させて使ったか，診療ガイドラインに記載されている ☐ 推奨は，重要となるエビデンスの記述／段落や参考文献リストと対応されている ☐ ガイドラインの結果の項で推奨がエビデンスの要約やエビデンステーブルに対応している	
13：外部評価 外部評価を行うために用いた方法を報告する．	☐ 外部評価の目的・意図（例：質の改善，推奨草案へのフィードバック収集，適用可能性と実現可能性の評価，エビデンスの普及） ☐ 外部評価の方法（例：評定尺度，自由回答形式の質問） ☐ 外部評価委員の記載（例：人数，評価委員の専門性，所属） ☐ 外部評価をまとめた結果／情報（例：おもな評価の要約） ☐ 外部評価により収集された情報が，ガイドライン作成過程や推奨の作成にどのように使用されたかについての記載（例：ガイドライン作成者が最終的に推奨を決定する際に評価の結果を考慮している）	
14：更新手続き ガイドラインの改訂手続きを記述する．	☐ ガイドラインが改訂される旨の記載 ☐ 改訂期間や改定を行う基準に関する明確な記述 ☐ 改訂手続きの方法に関する記載	
領域4：提示の明確さ		
15：具体的かつ曖昧でない推奨 どの状況のどの集団にどの選択肢が適切か，エビデンス総体をもとに記述する．	☐ 推奨される医療行為の陳述 ☐ 推奨の目的や意図（例：QOLの向上，副作用の減少） ☐ 対象集団（例：患者，一般市民） ☐ 必要であれば，注意点あるいは適応の明示（例：推奨が当てはまらない患者または状況） ☐ エビデンスの解釈や議論に不確実性がある場合には，推奨に不確実性が反映され，はっきりと記載されているか	
16：他の選択肢の取り扱い 患者の状態や健康上の問題に応じた他の選択肢を報告する．	☐ 選択肢の記載 ☐ それぞれ選択肢が最も適切な対象や臨床状況に関する記載	

(表4つづく)

(表4つづき)

17：重要な推奨の特定 どれが重要な推奨か容易にわかる.	□ ボックスに要約されたり，太字にしたり，下線を引いたり，フローチャートやアルゴリズムなどで示したりしているか □ 具体的な推奨を分類し，各章でまとめて示してあるか	
領域5：適用可能性		
18：促進要因と阻害要因 ガイドラインの適用にあたっての促進要因と阻害要因が記載されている.	□ 検討されている促進要因と阻害要因の同定 □ 促進要因と阻害要因についての情報を収集した方法（例：おもな利害関係者からのフィードバック，ガイドラインを広く導入する前の試行） □ 調査から得られた促進要因と阻害要因の特性についての情報／記述（例：臨床家は推奨されるケアを行う能力があるが，対象集団の受診対象者全員にマンモグラフィーを受けさせることができるだけの十分な設備がない） □ 上記の情報がガイドライン作成過程や推奨作成に与える影響についての記載	
19：適用の助言・ツール どのように推奨を適用するかについての助言・ツールを提供する.	□ ガイドラインの適用を促進する追加資料．たとえば， 　□ ガイドラインの要約 　□ チェックリストやアルゴリズムへのリンク 　□ 利用マニュアルへのリンク 　□ 阻害要因の分析と解決法（項目18参照） 　□ 促進要因の分析と解決法（項目18参照） 　□ 試行結果とそこから得られた知見	
20：資源の適用 推奨の適用にあたり，潜在的に資源に関して意味する事柄が記述されている.	□ どのような種類のコストについての情報が考慮されているか探す（例：経済評価，薬剤費） □ コストについての情報を得た方法（ガイドライン作成グループに参加した医療経済学者，具体的な薬剤に対する医療技術評価の利用など） □ 調査から得られた費用に関する情報／記述についての記載 □ 収集した情報がどのようにガイドライン作成過程や推奨の作成に使用されたかに関する記載	
21：モニタリング・監査の基準 ガイドラインの推奨適用を測定するためのモニタリング・監査のための基準を提供する.	□ ガイドラインの導入や推奨の遵守を評価する基準 □ 推奨を導入したことによる影響を評価する基準 □ 測定の頻度と間隔についての助言 □ 基準を測定する方法についての記述と定義	
領域6：編集の独立性		
22：資金提供者 ガイドラインの内容に対する資金提供者の影響を記述する.	□ 資金提供者または資金源（もしくは資金提供なしと明記） □ 資金提供者がガイドライン内容に影響を与えていないことの明記	
23：利益相反への対処 すべてのグループメンバーの利益相反が宣言されるような，明確な提言を提供する.	□ 検討された利益相反の種類についての記載 □ 潜在的な利益相反についての調査方法 □ 利益相反についての記載 □ 利益相反がガイドライン作成過程や推奨作成にどのような影響を与えたのかについての記載	

りうると考える．

4）診療ガイドラインの質評価の実際

(1) 日本で作成された診療ガイドラインの質評価

　Mindsガイドラインセンターは，日本で公開された診療ガイドラインを収集・評価し，ウェブサイト上に掲載するガイドラインを選定している[10]．評価・選定・掲載手順を図2[11]に示す．収集した診療ガイドラインは，Mindsの診療ガイドライン評価ワーキンググループがAGREE Ⅱ評価表を用いて評価を行っている．

　評価結果はガイドライン選定時の資料となる．また，希望があった場合にのみ，診療ガイドライン作成グループへのフィードバックを行っている．

(2) 『理学療法診療ガイドライン第1版』の質評価

　公益社団法人日本理学療法士協会は2011年に『理学療法診療ガイドライン第1版』を発表し

```
1. ガイドライン検索
   【Minds 事務局】
        ↓
2. データクリーニング
   【Minds 事務局】
        ↓
3. １次スクリーニング・ガイドライン収集
   【Minds 事務局】
        ↓
4. ２次スクリーニング
   【Minds 事務局】
        ↓
5. AGREE Ⅱ評価
   【診療ガイドライン評価ワーキンググループ】
        ↓
6. ガイドライン選定
   【診療ガイドライン選定部会】
        ↓
7. 書誌情報公開
   【Minds 事務局】
        ↓
8. ガイドライン掲載
   【Minds 事務局】
```

図 2｜診療ガイドラインの評価・選定・掲載手順[11]

た[13]．このガイドラインは「脳卒中」「脊髄損傷」など全 16 領域を対象として作成され，科学的根拠に基づく理学療法（EBPT）の実践に寄与すると考えられる．

大寺ら[14]は AGREE Ⅱ評価表を用いて『理学療法診療ガイドライン 第 1 版』の質評価を行った．評価の信頼性を高めるため，評価者は 4 名とし，さらに評価前に他分野のガイドラインを評価するなどのトレーニングを行った．おもな結果を表 5 に示す．領域別スコアの中央値（最小値〜最大値）は，「対象と目的」で 54％（32〜65％），「利害関係者の参加」で 38％（32〜51％），「作成の厳密さ」で 35％（32〜51％），「提示の明確さ」で 31％（26〜47％），「適用可能性」で 9％（6〜17％），「編集の独立性」で 19％（17〜19％）であった．重要な推奨の明示に関する評価は，7 段階リッカートスケールで中央値が 3.0 点（2.5〜3.5 点）であった．そして，今後の改訂では，推奨の明確な提示や臨床における適用方法，利益相反の明示に留意するべきであると結論づけている．

（佐々木　祥，藤本　修平）

表 5｜『理学療法診療ガイドライン第 1 版』における AGREE Ⅱ領域別スコアと総合評価[14]

ガイドライン名	領域別スコア						総合評価	
	対象と目的	利害関係者の参加	作成の厳密さ	提示の明確さ	適用可能性	編集の独立性	全体評価の中央値	解釈
背部痛	50%	38%	33%	31%	13%	19%	3.0	推奨（要修正）
腰椎椎間板ヘルニア	56%	32%	33%	32%	7%	19%	3.0	推奨（要修正）
膝前十字靱帯損傷	33%	36%	33%	29%	7%	19%	2.5	推奨（要修正）
肩関節周囲炎	51%	33%	37%	31%	9%	19%	3.0	推奨（要修正）
変形性膝関節症	65%	39%	34%	33%	9%	19%	3.0	推奨（要修正）
脳卒中	36%	35%	34%	32%	9%	19%	3.5	推奨（要修正）
脊髄損傷	57%	36%	34%	28%	17%	19%	2.5	推奨（要修正）
パーキンソン病	61%	42%	51%	31%	6%	19%	4.0	推奨（要修正）
脳性麻痺	32%	38%	38%	35%	13%	17%	3.5	推奨（要修正）
糖尿病	65%	46%	48%	36%	8%	19%	4.5	推奨（要修正）
心大血管疾患	47%	46%	41%	47%	14%	19%	4.0	推奨（要修正）
COPD	57%	38%	36%	31%	8%	19%	3.0	推奨（要修正）
身体的虚弱	54%	39%	33%	29%	10%	19%	3.0	推奨（要修正）
下肢切断	58%	51%	36%	31%	11%	19%	3.5	推奨（要修正）
地域理学療法	43%	42%	32%	29%	15%	19%	3.0	推奨（要修正）
徒手的理学療法	54%	40%	40%	26%	9%	19%	3.0	推奨（要修正）

● 参考文献

1) 小島原典子ほか編：Minds 診療ガイドライン作成マニュアル Ver.2.0. 公益財団法人日本医療機能評価機構 EBM 医療情報部，2016，p4.
2) Grimshaw JM, Russell IT：Effect of clinical guidelines on medical practice：a systematic review of rigorous evaluations. Lancet 342(8883)：1317-1322, 1993.
3) Koyama H, Fukui T：Original A Review Practice Reporting Articles of Research Guidelines, Style Clinical the Effectiveness Need for of Therapeutic of Standardization. Gen Med (1), 1-7, 2002.
4) Siering U et al：Appraisal tools for clinical practice guidelines：a systematic review. PLoS One, 2013.
5) Shaneyfelt TM et al：Are guidelines following guidelines?. JAMA 281(20)：1900-1905, 1999.
6) Shiffman RN et al：Standardized Reporting of Clinical Practice Guidelines：A proposal from the Conference on Guidelines Standardization. Ann Int Med 139：493-498, 2003.
7) AGREE. http://www.agreetrust.org.（アクセス：2016 年 10 月 4 日）
8) 中山健夫，津谷喜一郎：臨床研究と疫学研究のための国際ルール集，ライフサイエンス出版，2008，p226.
9) Brouwers M et al：AGREE II：Advancing guideline development, reporting and evaluation in healthcare. Can Med Assoc J 182：839-842, 2010.
10) AGREE Enterprise website. http://www.agreetrust.org.（アクセス：2016 年 10 月 4 日）
11) Minds. http://minds.jcqhc.or.jp/n/english/english.php.（アクセス：2016 年 10 月 4 日）
12) Brouwers MC et al：The AGREE Reporting Checklist：a tool to improve reporting of clinical practice guidelines. *BMJ* 352：i1152, 2016.
13) 日本理学療法士学会：http://jspt.japanpt.or.jp/guideline/（アクセス：2016 年 10 月 4 日）
14) 大寺祥祐ほか：ガイドラインの研究・評価用チェックリスト AGREE II による理学療法診療ガイドライン第 1 版の質評価．理学療法学 42(7)：596-603，2015.

第4章

診療ガイドラインの活用法

1 診療ガイドラインと shared decision making（SDM）

診療ガイドラインとヘルスコミュニケーションとしての SDM

1）診療ガイドラインの役割からみた SDM

 ヘルスコミュニケーションにおいて診療ガイドラインを活用することの重要性は，第1章で簡単に触れた．本節では，さらにヘルスコミュニケーションのなかでもそのプロセスの1つである shared decision making（SDM：共有意思決定）に着目していきたい．

 診療ガイドラインの役割の1つは，患者（または家族）と医療者のコミュニケーションツールである．これには2つの意味がある．1つは，患者と医療者が治療方法を選択するうえで，診療ガイドラインに記載されているスタンダードとしての治療方法が参照されることである．もう1つは，どの治療方法がよいか対面で話すことで，「相手に対して一方向的に話をしている（またはされている）」という印象を与えてしまう可能性があるなか，「この診療ガイドラインにはこのように書いてある」という媒体をとおしたコミュニケーションを行えるという点である（図1）．

 前者は，患者に示すべきさまざまな治療方法から，ある程度のエビデンスに基づいているソースをとおしてどのような治療方法を優先的に選択するかを考えるうえで，または患者が，そのスタンダードの治療方法に適していない理由を理解するうえで有用である．また，1つの手技や考え方にとらわれずに幅広い方法のなかから患者に選択してもらうことができるという利点も考えられる．

 後者には，まさにミスコミュニケーションを起こす原因となる「医療者から患者への一方向的な情報提供」が行われている場合，エビデンスの有無が不明な情報が共有されるリスクが軽減され，さらに面と向かって情報が提供される状態から，診療ガイドラインを用いることで間接的に情報を提供できるという利点がある．

 診療ガイドラインにこのような役割があるなかで，さらに SDM との融合によりその意義は大きなものとなる．SDM は，後述するように「患者と医療者がともに治療を決定する過程」である．診療ガイドラインに記載されている治療方法は，治療のなかでもスタンダードまたは優先順位の高いオプションであり，そのような治療方法を適切に提示することで，（医療者がよいと思う治療方法のみを提示されたときと異なり）患者はようやく真の意味で治療の決定権をもつことになるのである．さらに，医療者と患者は，患者の価値観や希望をもとに治療の最終決定を行うわけであるが，診療ガイドラインのみを用いた場合に起こりうる「患者の価値観や希望が無視された圧政的な

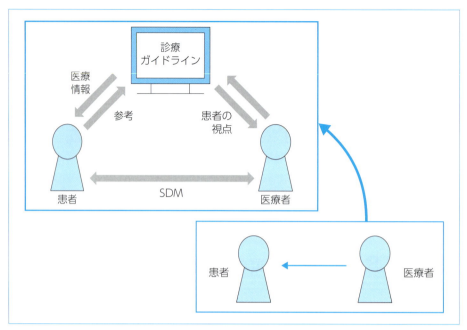

図1｜診療ガイドラインを用いた患者と医療者のコミュニケーションの意味

治療選択」を避けながら，協働して治療に向かうことができる．

2）診療ガイドラインへの患者参加からみたSDM

第3章で述べたように，診療ガイドラインでは，その疾患の専門家が参加することが質の高さを保証するうえで重要な要素の1つとなる．では，その専門家とはどのようなもののことをいうのであろうか．もちろん，医師や看護師，理学療法士などの医療従事者が含まれることはいうまでもないのであるが，実はこのなかには「疾患をもつ専門家」である患者も含まれることが考慮されてもよい（表1）．

もし診療ガイドラインに患者が参加していれば，その内容には患者の価値観や希望といった患者情報のスタンダード，もしくは特徴的な側面が配慮されることになる．これは非常に大事な2つの意味をもつ．1つは，医療者がよかれと思って選択する治療方法に対して，患者の視点を含むことができるという点である．もう1つは，患者自身の「私以外の人は同じような場面でどのように

表1｜診療ガイドラインの作成者に含まれる専門家

専門家
・関連する臨床医
・文章作成の専門家
・研究者
・政策立案者
・臨床管理者
・資金提供者
・患者の代表（と想定される人）

考えているのか」といった不安（悩み）の参考になる可能性である．

一方，患者をステークホルダーに含んだ診療ガイドラインはどの程度あるのだろうか．2016年10月時点では数えるほどしかない．つまり，診療ガイドラインだけを参考にしても患者情報を適切に把握することはできない可能性がある．

ここで重要になるコミュニケーションが，SDMである．SDMを行うことで，診療ガイドラインでは把握しきれない患者情報にも注目することができ，より患者の価値観や希望といった側面を融合させることができる．

3) 患者用の診療ガイドラインの活用と SDM

診療ガイドラインには，現状 2 つの種類がある．1 つは医療者によく知られるいわゆる診療ガイドラインであるが，もう 1 つは「患者用の診療ガイドライン」である．

患者用の診療ガイドラインの特徴はいくつかあるが，なにより「患者にも理解できる難易度で記載されている」という点に注目したい．一般的な診療ガイドラインの定義は前述（第 1 章）のように「診療上の重要度の高い医療行為について，エビデンスのシステマティックレビューとその総体評価，益と害のバランスなどを考慮し，最善の患者アウトカムを目指した推奨を提示することで，患者と医療者の意思決定を支援する文書」[1]である．診療ガイドラインを使用する対象は患者（または家族）も含まれる．そのため，できれば容易に理解できるように記載されることが望ましいが，いくらそのように配慮しても，やはり医療用語を避けることはできない．

そこで診療ガイドラインとは別に，患者でも理解できるように記載された「患者用の診療ガイドライン」が有用となる．患者用の診療ガイドラインが存在する疾患の例について表 2 に示す．

SDM では，患者が複数の治療方法やそのリスク，利益を理解しているかどうかを確認することも大事である．その際，医療者が一方向的に説明したことを患者が理解できればよいが，完璧に理解している例はあまりみない．もし，そこに患者のために治療方法などがやさしく記載された患者用の診療ガイドラインが存在すれば，それはコミュニケーションを適切に促進する 1 つの手段となりうる．まさに，意思決定を支援するもの（Decision Aids）になる．

4) 診療ガイドラインが存在しない疾患における SDM の重要性

診療ガイドラインが存在しない疾患における SDM の重要性について述べる．世の中の多くの疾患では診療ガイドラインが存在しない．もちろん近年，主要疾患については診療ガイドラインが作成されているものの，それでもまだ充足しているとはいえない状況である．それでは，診療ガイドラインがない状況ではどのように治療方法の意思決定を行うのであろうか．

まず，エビデンスとなりうる 1 つひとつの研究論文を参考にするのはいうまでもないが，参考となる論文だけではもちろん臨床上の意思決定を行うことはできない．第 1 章の EBM につながることであるが，既存のエビデンスに加えて患者の価値観や希望，臨床状況や患者の背景状況，臨床家の臨床経験などをすべて加味して意思決定を行うことが大事である．

そのなかでも，患者の価値観や希望を目の前の患者から聞き出すことは容易なことではない．そこで参考になるものが，患者の価値観，希望などの患者情報をまとめた論文である（図 2）．それらの論文はインタビュー形式や質問紙調査などで検証されているものが多いであろう．患者との情報共有，コミュニケーションの議論の出発点として，あらかじめ把握しておくことが大事なのである．これはまさに SDM であり，治療方法の意思決定の過程を充実させるものである．

SDM とは

1) SDM の定義

リハビリテーションでは，患者が日常生活を再獲得するために患者の病態や動作などの客観的な評価に加えて，病前の生活や今後どのような生活を望むかなど，患者の希望や意向を把握すること

表 2 | 患者用の診療ガイドラインが存在する疾患の例

- 乳癌
- 大腸癌
- 胃癌
- 子宮頸癌，子宮体がん，卵巣がん
- 膵癌
- 脳卒中

など

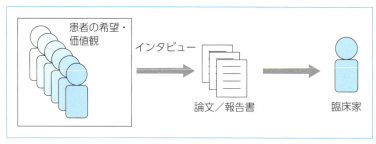
図2｜患者の希望や価値観をまとめた論文の抽出

が求められている[2]．聴取した希望や意向を反映させ，患者と医療者がともに治療を決定する方法の1つにSDMがある．

SDMは理念として掲げられるものではなく，臨床場面で患者と医療者とのあいだに治療に対する認識の相違が生まれないよう行われる実践手法である[3]．SDMでは，治療内容の決定そのものだけでなく，治療を決めるまでの過程，つまり，治療の決定に患者自身が参加する意思をもつことや，医療者から患者への情報の提示方法，情報を提示する際の患者の参加など，治療決定までの過程が重要とされている．一部の文献においては，SDMは「臨床的エビデンスに基づく治療の選択肢と各治療のメリットとデメリットを提示し，患者の価値観や希望，状況を踏まえたうえで，患者と医療者がともに治療を決定する過程」[4,5]と定義されている．

2) SDMのさまざまなフレームワーク

SDMを説明するフレームワークは複数存在する．医療分野において最も広く知られているのは，1997年にCharlesらが示した，以下の4つの必須要素である[4]．
①少なくとも2名の医療者と患者が関与する
②両者が情報を共有する
③両者が希望の治療について，合意を形成するステップを踏む
④実施する治療について合意に達する

Epsteinら[6]は，患者とコミュニケーションをとる際に必要な要素について，以下の5つのステップを示している．

①患者の経験と期待を理解する
②信頼関係を築く
③不確実性についてバランスのとれたディスカッションを含むエビデンスを話し合う
④推奨を示す
⑤理解と合意を確認する

Elwynら[7]は，患者が意思決定を行う過程をレビューし，以下の8つのステップを抽出した．
①意思決定過程における暗示的または明示的な患者の関与
②可能な治療についての患者の考え，不安，期待の探索
③均衡と選択肢の提示
④推奨されるフォーマットの特定とその人に合った情報の提供
⑤意思決定過程の確認：情報と反応の理解（可能な選択肢に対するアイディア，不安，期待など）
⑥意思決定過程の受容と希望する意思決定の役割
⑦決定に関する話し合いや先送り
⑧フォローアップ

Simonら[8]は，患者と医療者の意思決定の際に必要なステップを探索することを目的としたフォーカス・グループ・インタビューにて9つのステップを示している．
step 1：意思決定の必要性を認識すること
step 2：意思決定の過程において対等なパートナーであると認識すること
step 3：すべての選択肢を同等のものとして記述すること
step 4：選択肢の良い点・悪い点の情報交換
step 5：理解と期待の吟味

step 6：希望を特定すること
step 7：選択肢を提示し合意に向けて話し合うこと
step 8：意思決定を共有すること（責任の共有）
step 9：共有した意思決定のアウトカムについて評価する時期を調整すること

　このように，SDMを示すフレームワークは複数存在し，どのフレームワークを用いるか，またどのようにSDMを進めるかは医療者各人に委ねられている．
　Makoulら[9]は，SDMの定義に含まれる概念を調査し，"patient values/preferences"（患者の価値観や希望）や"options"（選択肢）が半数以上の文献に含まれていたことを報告しており，これらがSDMを実践するうえで重要な要素として認知されていることを示唆している．

3) 合意形成手法の歴史

　治療の選択や決定に患者が参加するという考えは，近年よく耳にするようになったが，1990年代後半まで，医療現場における意思決定の主体は医療者であった．こうした医療者中心の治療決定から，患者とともに治療を決定する医療へと移り変わってきた合意形成手法の歴史について以下に述べる．
　医療現場において，一番初めに提唱されていた合意形成手法は，パターナリズム（父権主義）であった．パターナリズムは，医療倫理の4原則である自律尊重，正義，無危害，善行のうち，「善行」に重きをおいた考えからなる．善行とは，「医療者であれば，患者にとって善い選択を行う」という考えに基づく．また，善行の考えに基づき意思決定を行う場合，たとえ患者に選択肢を提示しても患者にはそれを選択する能力がないとの考えのもと，患者に十分な情報が提供されないまま，医療者が望ましいと判断した決定が行われる．そのため，治療の選択や決定に患者が参加することはほとんどなく，患者の自立的な選択の機会は限られていることが特徴としてあげられる．
　こうした意思決定には，患者自身の自主性がないがしろにされ，非人道的な決定がなされる可能性があるという弱点ももつ．1939～1941年に起こったT4作戦は，第二次世界大戦中にナチスドイツ軍が，重症精神病者や遺伝病者などを医師のみの判断で安楽死させ，7万人を超える犠牲者を出した事件として知られている．医療者のみで行う治療の決定が疑問視された背景には，医療の発展に伴う選択肢の多様化という点においてもあげられる．たとえば，終末期医療において，「脳死」状態と診断された患者を延命するか否かといった判断を，患者自身の意思表示や患者の家族の判断なしで進めることは困難を有する．
　世界の動向に目を向けると，1978年には，プライマリ・ケアの重要性を明確に示した最初の国際宣言である「アルマ・アタ宣言」が提唱された．アルマ・アタ宣言には，患者参加について「人々は，個人または集団として自らの保健医療の立案と実施に参加する権利と義務を有する（第4条）」とされており，医療の決定に患者が参加する必要性を示している．世界医師会の「患者の権利に関する世界医師会（WMA）リスボン宣言」（1981年）には，「精神的に判断能力のある成人の患者は，いかなる判断上の手続きないし治療に対しても，同意を与えるか差し控える権利を有する．患者は自分自身の決定を行ううえで必要とされている情報を得る権利を有する」と記載されている．こうした流れを受け，医療現場における合意形成手段として，自分自身の治療は自分で決めるという，インフォームドコンセント（informed consent：IC）の議論が深まった．
　わが国では，1990年の日本医師会の生命倫理懇談会にて「『説明と同意』についての報告」を公表した．1997年の医療法改正で「医師，歯科医師，薬剤師，看護師その他の医療の担い手は，医療を提供するにあたり，適切な説明を行い，医療を受けるものの理解を得るよう努めなければならない（第1条の4の2）」との記載がなされ，ICが医療者の努力義務として記載された．
　医学研究においては，ニュルンベルグ綱領（1947年），被験者保護を目的としたヘルシンキ宣言

（1964年）を経て，1975年にICが不可欠であることが明示された．

ICは，医療者がもちうる情報を提示してそれを受託するという形式で知られている[10]．しかしながら，医学の近代化のなかで，患者と医療者とのあいだには情報の非対称性（患者と医療者がもつ医療情報の質や量の差など）がますます拡大しており，患者と医療者が対等な立場で医療者による説明が行われ，医療に関する意思決定を行うことが困難となっている．そのため，「説明と同意」を謳いつつも，「医療者が説明したことに対して同意の署名をする」だけの，いわば形式のみの合意形成となっていたことも指摘されている[11]．医療現場の決定に患者も参加することを目的としたICが本来の目的を十分に果たしていないという点や，個々の患者にとって，治療に関する決定のみならず，治療内容を決定する経緯が重要であるとの指摘がなされてきた[12,13]．このような背景から，患者と医療者が協働した意思決定を行うことのできるSDMのような合意形成方法が注目されてきた．

4) SDMとICの使い分け

SDMは，患者中心の医療の理想的なモデルとして知られているが，すべての場面でSDMのような合意形成が求められているわけではない．ICとSDMは，オーバーラップする部分もあれば，適用場面も異なることが示されている．Whitneyらの先行研究[14]において，ICは，「治療結果の確実性が高く，高いリスクを有する場合，すなわち，最善の結果を得るためのエビデンスが確立されおり，緊急性が高い場合」に適すると述べている．転落による骨折にて救急搬送された患者の手術に関する治療決定などがこれにあたる．一方，SDMは「治療結果の不確実性が高い場合，すなわち，どのような治療をしたら最善の結果が得られるかといったエビデンスが確立されておらず，治療の選択肢が複数存在する場合」の合意形成に適すると述べている．これは，乳癌患者に対し，乳房切除術を行うか，乳房を温存し放射線治療を行うかといった場面にあたる．

リハビリテーション分野，とくに回復期リハビリテーションにおける意思決定の場面には「不確実性が高く，最善の治療法が確立していない場合」が少なくない．なすべき最善の方法が確立していないという状況下では，医療者が，一方向的に（医療者の選んだ）治療法を決定するのではなく，専門的な知見や経験による「医療者の情報」と患者の希望や価値観を含む「患者の情報」を照らし合わせ，ともに治療決定を行うSDMのような合意形成手法が必要となる．「患者の情報」とは，臨床判断のために収集する病歴や評価内容だけではなく，患者の希望や価値観，社会的背景も含む．リハビリテーションにおける治療を行ううえで，いつまでに何を目指すかといった基本的な方針も，介入の初期時点では，必ずしも共有されているとはいえない．患者と医療者が互いの情報を相手に伝え合い，相手から受け取る．そのやり取りを繰り返す過程で，臨床的に実現でき，患者自身も受け入れることのできる目標が共有され，それに向けて治療法が選択され，目標の実現に向けて協働することとなる．

このようにSDMの過程は，双方向的であり，「医療者が提示した方法に患者が同意する」のではなく，「患者の希望や価値観に合わせて医療者が情報を提示し，患者の理解や期待に合わせてともに治療を決定」する．そのため，医療者が提示した治療が選択されない場合もある．結果として，医療者が提示した決定が選択された場合においても，ICとはその過程が大きく異なることを理解されたい．

SDMの方法論

近年，エビデンスに基づく医療（evidence-based medicine：EBM）は各専門領域で急速に普及しつつあり，その質の高い実践に向けた取り組みも進められている．しかし，EBMの実践において患者の意思決定への関与が十分でないことが知られており，医療者と患者間のコミュニケーション

方法の問題が指摘されている[15,16].

これはリハビリテーション分野も例外ではない[17-19].目標や治療における意思決定方法を調査した先行研究では,療法士は患者の自主的な選択を促すより,最も効果的と思われる方法を暗黙的に決めることが多く,療法士中心で決定を下す傾向があるとしている[20-23].また,意思決定への患者関与を調査した研究では,療法士の多くは患者を関与させたと報告している一方で,患者は,療法士からの相談や同意確認がなく,決定するための十分な援助もなかったとしていた[24,25].このような背景もあり,近年ではリハビリテーション分野においてもSDMの研究が進められている[26,27].エビデンスに患者の希望を統合することはEBMを実践するうえで必要な要素であり[28],SDMを実践することで患者によりよい治療が提供できると考えられている[29,30].しかし,意思決定において患者を関与させるための具体的なコミュニケーション方法を記述している書籍は少ない.そこで,本項では,現在までに報告されているSDMに必要な要素や実践ステップを紹介したうえで,リハビリテーション医療のなかでSDMを実践する方法について解説していく.

1) SDMに必要な要素

SDMに必要な要素に関してはいくつか報告されており,TowleらはSDMに情報や責任を共有するためには医療者だけでなく患者の能力も必要であるとし,医療者のコミュニケーション能力とともにそれを補完する患者の能力にも焦点を当てている[31].また,Elwynらは,治療の決定が患者の希望に影響されるとし,意思決定において患者の希望を特定する医療者の責任に,より重点をおいていた[32].さらに,Makoulらは,SDMの一般的な定義はないとしたうえで,これらの定義を統合した概念的に妥当な臨床モデルを提示した.そのなかでSDMに必要な要素として,問題点の説明・定義,選択肢の提示,良い点・悪い点の議論,患者の価値・希望,患者の能力・自己効力感,医師の知識・推奨,理解の確認,決定もしくは延期,

フォローアップの設定の9つの要素を抽出している[9].

2) SDMの実践ステップ

このようにSDMに必要な要素は提示されたにもかかわらず,臨床現場でSDMのコミュニケーション方法を用いることは少なく,より具体的な方法の検討が試みられてきた.前述したように,Simonらは,すでに報告されているSDMの定義に基づいて9つの具体的なステップを提示している[8].また,Elwynらは,SDMを実践する方法について,既存の概念的な説明を実用的で覚えやすいChoice Talk,Option Talk,Decision Talkの3つのステップで提示している[33](図3).

3) リハビリテーション医療のなかでSDMを実践する方法

これまでSDMに必要な要素や実践ステップについて紹介してきたが,これらの研究の対象の多くが医師であり,療法士を対象とした情報は非常に限られている.そのため,今回はリハビリテーション医療のなかでSDMを実践する方法について,以前に報告されているステップを参考にしながら解説していくこととする.

(1) 意思決定に患者が関与する必要性を説明する

リハビリテーション医療を進めていくなかで「なぜ患者の意見が必要なのか?」について理解することは,患者を意思決定過程に関与させるために非常に有用である.その際,"個人の希望を尊重すること"と"治療の不確実性"について強調することが重要とされている[33,34].つまり,患者の生活に関連のある個別性の高い治療を計画するためには,療法士がもつ医学的な情報だけでなく,患者の生活歴や退院後どのような生活を希望するかなどの情報が必須であり,それを患者に理解してもらうことが必要である.また,リハビリテーション医療の対象者の多くが高齢で併存疾患をもっていることや障がいの重症度が多様なことなどから,いくつかの情報に基づいた臨床推論を行い,有効と思われる治療選択肢を提示すること

> STEP1：選択の必要性についての話し合い (Choice Talk)
> ・ステップバック：問題を明確にする
> ・選択肢の提案：複数の選択肢があり話し合いの必要性を伝える
> ・選択の正当化：患者の希望を尊重することの重要性を強調する
> ・反応の確認：選択における患者の動揺や不安を確認する
> ・決定の延期：患者が決定できない場合はより詳細な情報を提供する
>
> STEP2：選択肢についての話し合い (Option Talk)
> ・知識の確認：選択する内容について誤解がないかを確認する
> ・選択肢の一覧：明確な選択肢リストを作成する
> ・選択肢の説明：意見交換を行い患者の希望を特定する
> ・意思決定支援の提供：意思決定支援ツールを提供する
> ・要約：選択を振り返り理解を確認する（ティーチバック法）
>
> STEP3：決定についての話し合い (Decision Talk)
> ・希望の焦点化：患者自身で最も重要なものを考えてもらう
> ・希望を引き出す：希望があればより時間をかけて代替案も検討する
> ・決定への移行：決定する，もしくはもう少し考えるかを確認する
> ・提案の再確認：決定の振り返りをする

図3｜SDMの3ステップモデル[33]

が多い．そのため，治療効果を正確に予測することが難しく不確実性が高いため，どの治療を選択するかについて患者と一緒に決めていきたいことを伝えるのも有用である．

(2) 療法士と患者が対等な関係をつくる

最適な治療を実施するためには患者からの情報が必須であり，患者が自由に意見の言える環境をつくることはSDMを達成する要因の1つである．その際，患者の話を聞くために十分な時間をつくることや患者が主体的に取り組めるように支援することで患者の発言や同意の回数が増えることも知られており[35,36]，療法士が共感的態度をもって患者と接することも重要である．また，面接場所に関しても訓練の合間にベッド上で実施するのではなく，プライバシーが確保できる場所で時間に余裕をもって行うなどの配慮も必要である．

(3) 目標の設定と優先順位付け

患者と治療を検討していく前段階として，明確な目標を設定しておくことが重要である．これは同じ目標でも患者の生活歴や価値観などによって治療の選択肢が異なり，情報をより具体的に聴取しなければ患者が本当に必要な情報を提供することができないためである．また，患者にも主体的に目標設定へ参加してもらうため目標の優先順位付けや意思決定支援ツールなどできるかぎり患者の意見が表出される手段を用い，その結果をもとに目標を設定することが重要である[37]．この過程は個人的な目標を達成するために治療が実施されるということを患者自身に認識してもらうためにも重要である．また，明確な目標を設定することはこれ以降すべての過程に影響を与えるため十分に時間をかけて行う必要がある．

(4) 治療の選択肢の提示

治療の選択肢とは，患者の目標を達成するために療法士がもちうるすべての情報のことであり，その内容は各専門領域の診療ガイドラインやランダム化比較試験のシステマティック（系統的）レビュー，療法士の経験，利用できる社会資源まであらゆるものを含んでいる．ただし，情報の量が重要ではないため利用可能な最適なエビデンスを踏まえつつ，患者の全体像を把握し目標と関連のある情報を吟味して提供することが重要である．また，目の前の問題点だけでなく治療終了後の生活も考慮し，比較的早期から患者が自己管理できる治療方法を選択肢に含めていくことも重要である．

(5) 選択肢の益と害の説明

各選択肢の益と害が明確であることは，決定する際の判断材料となりSDMを行ううえで非常に重要な情報である．しかし，リハビリテーション医療の場合，害が少ない一方で患者の障がいの複雑性のため益に関する情報は不確実性が高く，治療効果に関する具体的な情報を提供できないことも少なくない．そのため，療法士は各選択肢の効果だけでなく，それらの適応範囲と限界点についても理解したうえで患者へわかりやすく説明することが重要である．

(6) 患者の理解と期待の確認

治療を決定する際，ヘルスリテラシーが低いと，患者がすべての決定を医師に任せる「お任せ医療」を希望する割合が高くなることが知られており[38]，意思決定を進めていくなかで患者の理解を確認していくことが重要である．また，患者の多くは治療の益を大きく見積もり，害を小さく見積もることが知られており[39]，患者の期待が治療効果よりも高い場合，結果として治療への不満や意欲低下につながる可能性がある[40]．そのため，患者の期待が妥当かどうかを確認し，達成が難しい場合は短期目標を設定するなど，患者ごとに個別の対応が必要となる．

(7) 患者の希望の特定

治療を決めていく意思決定過程のなかで患者は，議論そのものよりも議論をとおして自身の希望が最終的な決定に反映されているかどうかに関心があり[41]，患者の希望を決定に含めることで，治療満足度や自律性，アドヒアランスに影響を与えることも知られている[42,43]．しかし，決定するために必要な情報が十分提供されていないと自身の希望を表現することは難しいため，療法士は患者の希望を見誤らないよう注意する必要がある[44,45]．

(8) 療法士と患者間での意見交換

一部の患者は自身で治療を決定することが難しく，療法士に意見を求める可能性がある．このような場合，療法士はこれまでの過程から収集した情報をもとに，療法士として推奨される選択肢を提示することも有用である．また，治療の決定に急を要さない場合，決定を先延ばしにして患者に考えてもらう時間をつくることも推奨されている[33]．ただし，リハビリテーション医療の場合できるかぎり早期から治療を開始したほうがよい結果につながることは明白であり，療法士は治療に害が少ないことや治療の変更がいつでも可能なことなどを伝え，患者が発言しやすい状況をつくることも有用である．

(9) 再評価までの期間設定

リハビリテーションの治療に関しては不確実性が高いため，実施した治療が有効であったかどうかを患者と一緒に確認することは，治療の継続もしくは変更のための判断材料として重要である．ただし，再評価までの期間に関しては療法士のみで設定せず，患者の期待も考慮しながら設定することが重要である．

SDMの方法論について解説してきたが，EBMを実践する際にこれらの要素を患者と確認しながら進めていくことで意思決定への関与が促進され，より患者の意見が含まれた治療を設定することが可能となるかもしれない．SDMを行う時期に関しては治療開始前に実施することが望まれるが，受傷後から比較的早期の場合，患者の心理・精神状態によっては意思決定への関与が難しい場合がある．そのような場合，リハビリテーション医療を進めていくなかで患者の言動や行動を見落とさず，SDMが可能かどうかを常に模索していくことが重要と考える．

SDMの評価指標

SDMは医療における意思決定に患者を関与させる方法として提唱されており，現在までにSDMに関連する評価指標も数多く開発されている[7,46-48]．しかし，患者とのコミュニケーションによって実践されるSDMの複雑性を考えると，標準的な1つの評価指標でSDMのすべてを測定することは困難であることがわかる．そこで今回，

評価指標ごとに「SDM の前提条件」「SDM の実践程度」「SDM の帰結」の 3 つに分類し解説していく.

1) SDM の前提条件の評価指標

この前提条件のなかで頻繁に調査されているものに"意思決定に関与する患者の希望"がある. これは治療を決定する際に患者がどの程度の関与を希望するかを評価するものであり, 個人によって考え方はさまざまである. そのため, すべての意思決定場面で患者に自己決定を強要するのではなく, 患者の希望に合わせたコミュニケーション方法を医療者が選択することも必要となる[44,49,50]. ただし, 患者がすべての決定を医師に任せる「お任せ医療」を希望する場合, SDM を達成しにくいことも知られており[51-54], 決定に必要な情報が不足しているのか, 情報があっても医療者に決定を任せるのかといった患者の価値観についても確認しておくことが重要である[46,55].

この意思決定における患者の希望を測定するものとして, Control Preference Scale (CPS)[56] と Autonomy Preference Index (API)[57] という評価がある. CPS は, 意思決定における患者の希望について 2 つ質問するものである. 1 つは, 患者が意思決定にどの程度関与したいと思っているか, もう 1 つは, 実際に経験した意思決定への関与がどの程度であったかである. 回答方法はイラストと説明文の書かれた 5 枚のカードを用いて行う. このカードは意思決定の際に「自分で治療を選択したい (Active)」「医師の意見を考慮して自分で選択したい (Active Shared)」「医師と決定について共有したい (Collaborative)」「自分の意見を考慮して医師に決めてほしい (Passive Shared)」「すべての決定を医師に任せたい (Passive)」の 5 段階で関与の程度を示しており, 患者はカードを好ましい順番, もしくは近しい順番に並び替えを行う. CPS の分析方法は, 並び替えた際に 1 番目に選んだカードを患者の希望として採用し, Active もしくは Active Shared を選択する Active Role, Collaborative を選択する Collaborative Role, Passive Shared もしくは Passive を選択する Passive Role の 3 つに分類する方法が用いられている. また, 患者の関与の希望と実際の関与の程度が一致, もしくは不一致の場合の 2 つに分類する方法も用いられている[50].

API は医療行為の決定を医師に任せたい希望の程度 (意思決定度) と, 病気に関する情報を求めたい程度 (情報希求度) を自己記入式の質問票で患者が回答するものである. また, 意思決定に関与する患者の希望は, 罹患した疾患や決定する内容によって変化すると仮定し, 「風邪」「高血圧」「心筋梗塞」という重症度の異なる疾患を想定した内容も含まれている. 質問項目は, 意思決定度については一般質問の 6 項目と 3 つの疾患に関連した質問が各 3 項目ずつ含まれ, 情報希求度については一般質問の 8 項目で構成されている. 回答方法は, 意思決定度と情報希求度とも一般質問では 1 点 (まったく当てはまらない) 〜 5 点 (非常に当てはまる) の 5 段階で回答され, それぞれの合計得点を 100 点換算し分析される. 0 点は意思決定度や情報希求度の最も弱い希望, 100 点は最も強い希望である. 一方, 疾患に関連した意思決定度については, 各項目で意思決定への関与の程度を 5 段階で回答し, 各疾患の合計得点を 10 点換算し分析される. 0 点は医師のみの決定, 5 点は医師と患者で共有された決定, 10 点は患者のみの決定の希望である. この評価を用いた研究から意思決定度が情報希求度よりも低い傾向にあることや, 疾病の重症度が高くなるほど意思決定度が低くなることが知られている. その他の SDM の前提条件を測定するものとしては, 意思決定に関与する患者の信念や態度, 自信を測定するものなどがあり, これらの評価指標の詳細は引用を参照されたい (表 3).

2) SDM の実践程度の評価指標

医療における意思決定に患者を関与させることの重要性は広く知られており[58], 治療満足度や意思決定における葛藤や不安の減少, 患者の自律性の向上や抑うつの軽減につながることが報告され

表3 | SDMの前提条件の評価指標

評価指標（著者，年）	説　明	方　法	視点
Control Preference Scale (Degner, et al. 1992)	意思決定に関与する患者の希望と，実際の関与の程度を5枚のカードを用いて測定	カードの並び替え	患者
Autonomy Preference Index (Ende, et al. 1989)	患者の意思決定度と情報希求度を質問票にて測定	23項目 5段階	患者
Krantz Health Opinion Survey (Krantz, et al. 1980)	患者の情報希求度や関与に対する積極的，もしくは受動的な希望を質問票にて測定	16項目 2段階	患者
Patient Attitudes and Beliefs Scale (Arora, et al. 2005)	意思決定に関与する患者の賛成・反対の態度や信念を質問票にて測定	12項目 5段階	患者
Decision Self Efficacy Scale (O'Connor. 1995)	情報の収集や不安の表出など，意思決定における患者の自信を質問票にて測定	11項目 3・5段階	患者
KOPRA questionnaire (Farin, et al. 2011)	意思決定におけるコミュニケーション方法の患者の希望を質問票にて測定	32項目 5段階	患者
Preparation for Decision-Making Scale (Graham & O'Connor. 1996)	患者役割や選択肢の吟味など，意思決定に関与するための患者の準備を質問票にて測定	11項目 5段階	患者 医療者

ている[59]．これらのSDMの効果を検証するためにも，医療者がSDMに必要な行動をどの程度実践しているかを測定することが必要となる（表4）．

SDMの実践程度を測定する方法として，大きく分けて2つに分類される[7,46,47,60]．1つは，医療者と患者の面談を録画もしくは録音し，第三者が観察や聞き取りによって測定する方法である．この方法の評価としてOPTION（observing patient involvement）scaleというものがある[61,62]．この評価はSDMにおける必要な12の行動で構成されており，それぞれ実施状況に応じて0点（まったく行動が観察されない）～4点（非常に行動が観察される）の5段階で採点される．OPTION scaleの合計点は0～48点の範囲で採点され，最終的に100点換算し算出される．高いスコアはSDMのより高い能力を示す．

もう1つは，意思決定の経験に基づいて医療者や患者の認識を自己記入式の質問票にて測定する方法である．この方法の評価として9-item Shared Decision Making Questionnaire（SDM-Q-9）というものがある[63]．この評価は医療者と患者の暗黙的な意思決定過程ではなく，面接後の明示的に想起されたSDMに関連する行動の程度を測定するために開発されている．質問内容はSDMに必要な9つのステップで構成され，それ

ぞれの実施状況に応じて0点（完全に同意する）～5点（まったく同意しない）の6段階で採点される．SDM-Q-9の合計点は0～45点の範囲で採点され，最終的に100点換算し算出される．高いスコアはSDMのより高い能力を示す．

さらに，近年では，医療者と患者，もしくは医療者の行動と認識などの2つ以上の視点を組み合わせた評価指標が推奨されている[64,65]．これらの評価を用いることによって医療者と患者の乖離や医療者の行動と認識の違いについても確認することが可能となり，コミュニケーション研究のさらなる発展につながると考えられている[66,67]．

3) SDMの帰結の評価指標

医療における決定は，望ましい選択肢が明確でない場合も多く，意思決定過程に患者を関与させることが重要である．しかし，そのような方法で決定したとしてもすべての患者が満足のいく決定ができるとは限らず，患者にとってよい決定ができたかどうかを確認するためにSDMの帰結を評価する必要がある（表5）．

意思決定後の患者の後悔の感情を測定するものとしてDecision Regret Scale（DRS）がある[68]．DRSは，意思決定の結果，選択された治療が最適でなかったという知識に起因する後悔の感情を測定するために開発された．この評価は5項目あ

表 4 | SDM の実践程度の評価指標

評価指標(著者,年)	説 明	方 法	視点
OPTION scale (Elwyn, et al. 2003)	医療者が SDM に必要な要素をどの程度実践しているか観察評価にて測定	12 項目 5 段階	観察者
9-item Shared Decision Making Questionnaire ; SDM-Q-9 (Kriston, et al. 2010)	医療者が SDM に必要な要素をどの程度実践しているか質問票にて測定	9 項目 6 段階	患者
Decision Support Analysis Tool ; DSAT (Guimond, et al. 2003)	医療者が意思決定を支援する程度と,それに関連するコミュニケーションを観察評価にて測定	34 項目 実施頻度	観察者
Brief Decision Support Analysis Tool ; DSAT-10 (Stacey, et al. 2008)	DSAT の短縮版.医療者が意思決定を支援する程度を観察評価にて測定	10 項目 チェック式	観察者
Decision Analysis System for Oncology (Brown, et al. 2010)	医療者が腫瘍学に特異的な SDM の要素をどの程度実践しているか観察評価にて測定	70 項目 3 段階	観察者
Dyadic OPTION Scale (Melbourne, et al. 2010)	OPTION scale を改変し,質問票によって患者と医療者の 2 視点を測定	12 項目 4 段階	患者 医療者
Facilitation of Patient Involvement Scale (Martin, et al. 2001)	意思決定への関与を奨励する医療者の行動の程度を質問票にて測定	9 項目 6 段階	患者
Perceived Involvement in Care Scale (Lermann, et al. 1990)	意思決定へ関与する医療者の奨励,情報交換,患者の決定を質問票にて測定	13 項目 2 段階	患者
Rochester Participatory Decision Making Scale (Shields, et al. 2005)	意思決定への関与を奨励する医療者の行動を観察評価にて測定	9 項目 3 段階	観察者
Shared Decision-Making Scale (Singh, et al. 2010)	腫瘍学における SDM の実施状況として治療,エビデンス,患者のチャレンジを観察評価にて測定	20 項目 2 段階	観察者
Health Care Empowerment Questionnaire (Gagnon, et al. 2006)	患者の権限として決定の関与,管理の程度,話し合いの関与を質問票にて測定	10 項目 4 段階	患者
SDM-Q-Doc (Scholl, et al. 2012)	医療者自身が SDM に必要な要素をどの程度実践しているか質問票にて測定	9 項目 6 段階	医療者
Informed decision making Instrument (Leader, et al. 2012)	患者の権限,情報共有,希望の特定に関する医療者の行動の程度を観察評価にて測定	9 項目 2 段階	観察者
CollaboRATE (Barr, et al. 2014)	健康問題の説明,希望の特定,希望の統合をどの程度実践しているか質問票にて測定	3 項目 5・10 段階	患者
CICAA-Decision (Ruiz Moral, et al. 2010)	問題点の特定,同意の支援,選択肢の決定をどの程度実践しているか観察評価にて測定	17 項目 3 段階	観察者

る自己記入式の質問票で構成され,回答方法は 1 点(非常にそう思う)〜5 点(まったくそう思わない)の 5 段階で回答される.DRS の合計点は 5〜25 点の範囲で採点され,最終的に 100 点換算し算出される.より高いスコアは決定後の後悔の感情がより高いことを示す.

意思決定における患者の葛藤を測定するものとしては,Decision Conflict Scale(DCS)がある[69].DCS は葛藤を「意思決定の過程で生じる不確かな状態」と定義し,医療の意思決定に関する患者の葛藤の経験を測定するために開発された.この評価は 16 項目ある自己記入式の質問票であり,下位尺度として Uncertainty, Informed, Values Clarity, Support, Effective Decision の 5 つで構成されている.回答方法は 0 点(とてもそう思う)〜4 点(まったくそう思わない)の 5 段階で回答される.DCS の合計点は 0〜20 点の範囲で採点され,最終的に 100 点換算し算出される.0 点は決定に関する葛藤がまったくない状態,100 点は葛藤が多く決定することが難しい状態を示す.

また,意思決定の過程や結果に対する患者の満足度だけを測定するものとして Satisfaction with

表5 | SDMの帰結の評価指標

評価指標(著者,年)	説明	方法	視点
Decision Regret Scale (Brehaut, et al. 2003)	患者の選択した治療が最適でなかったという知識に起因する後悔の感情を質問票にて測定	5項目 5段階	患者
Decision Conflict Scale (O'Connor, et al. 1995)	意思決定場面における患者の葛藤の程度を質問票にて測定	16項目 5段階	患者
Satisfaction with Decision Scale (Holmes-Rovner, et al. 1996)	意思決定の過程や結果に対する患者の満足度を質問票にて測定	6項目 5段階	患者
Bereaved family regret scale (Shiozaki, et al. 2008)	意思決定後の患者家族の後悔の感情を質問票にて測定	7項目 5段階	家族
COMRADE scale (Edwards, et al. 2003)	医療者との相談におけるリスクコミュニケーションの満足度と決定の自信を質問票にて測定	20項目 5段階	患者
Decision Attitude Scale (Sainfort & Booske. 2000)	意思決定後の選択の満足度、情報の有用性、情報の適切性を質問票にて測定	9項目 5段階	患者
Decision Evaluation Scales (Stalmeier, et al. 2005)	治療を選択するときの不確実性・満足度、情報、決定の管理を質問票にて測定	15項目 5段階	患者
Provider Decision Process Assessment (Dolan. 1999)	医療者の意思決定における快適さや難しさの程度を質問票にて測定	12項目 5段階	医療者
SURE (Légaré, et al. 2010)	意思決定における患者の葛藤の程度を質問票にて測定	4項目 2段階	患者

Decision (SWD) Scaleが開発されている[70]．この評価は6項目ある自己記入式の質問票で構成され，回答方法は1点（まったく同意しない）〜5点（完全に同意する）の5段階で回答される．SWDの合計点は6〜30点の範囲で採点され，より高いスコアは決定におけるより高い満足度を示す．

これらの評価指標を活用することによって，EBMを実践する際の患者とのコミュニケーションに焦点を当てることが可能となり，患者中心のリハビリテーション医療を提供するための一助となると考える．ただし，今回紹介したSDMの評価指標のなかで日本語版への翻訳が完了しているものは限られており，現在も開発が進められている．また，評価指標の多くが医師と患者間で行われる意思決定場面を想定して開発されており，リハビリテーション分野の意思決定場面に適応するか否かについては注意が必要である．今後，療法士と患者間でのコミュニケーションを発展させていくためにも，リハビリテーション分野で使用できるSDMの評価指標の開発が急務である．

Decision Aidsとその役割をもつ診療ガイドラインについて

1) Decision Aidsとは

前述したように，患者と医療者がSDMを行うためには，患者の意思決定に必要な情報を提供し，患者の価値観を把握しながら話し合いを進めることが重要である．

患者に医療者が意図した情報を理解してもらうためには，どのような情報を提供するかのみならず，提供した情報をどの程度理解しているかについても考慮する必要がある．自らがもつ情報や医療者が与えた情報を自身に当てはめ，しかるべき決定を行う能力をヘルスリテラシーという．世界保健機関（WHO）は，ヘルスリテラシーを「良好な健康の増進または維持のために必要な情報にアクセスし，理解し，利用していくための個人の意欲や能力を規定する認知および社会生活向上のスキル」（1998年）と定義している．Mazorらは，ヘルスリテラシーの違いによって抱く疑問が異なることを示している[71]．また，Yinらの研究によって，ヘルスリテラシーの低い患者は，医療者と

対等な関係を築きにくいことも示されている[38]．これらの研究は，たとえ医療者が伝える情報が同じであっても，患者によって認識の仕方が異なるともいえる．そのため，医療者は患者が情報を理解できているか，また提供した情報を患者が適切に理解・判断したうえで意思表示をしているかといった面にも配慮する必要がある．

患者と医療者は，さまざまな場面において意思決定を求められるが，両者のあいだには多くの情報のギャップがあることが知られている．これを軽減させるためのツールとして知られているのがDecision Aidsである．オタワ病院研究所は，Decision Aidsを以下のように説明している[72]．「Patient Decision Aidsは，選択肢やアウトカムに関する情報を与え，行う必要のある決定を明確にすることによって，また，個人の価値観を明確にすることによって，人々が意思決定に関与する手助けをする．それらは，医療従事者とのカウンセリングにとって代わるものというよりはむしろ，カウンセリングを補完するようデザインされている」．

Decision Aidsは，諸外国において数多く開発が進められている．疾患別に作成されたものも多く，目的に応じた使用が可能である．Decision Aidsは，パンフレットやビデオ，Webを介するものや，自身の認識について可視化できるよう自記式のシートとなっているものなどさまざまである．多くのDecision Aidsには，①疾患情報や選択させる治療法についての情報，②治療の選択肢，③治療の効果やリスク，④疾患や治療の選択肢についての理解度と，それに対する患者自身の見解，⑤患者自身が選択する治療の確認・可視化などの項目が含まれる（図4）．前述のように，患者と医療者がSDMを求められる場面は，結果の不確実性が高く，治療の選択肢が複数存在する場合である．そのため，1つの疾患において複数のDecision Aidsが開発されている場合も少なくない．

1) 基本情報
疾患に関する医学的情報，よくある質問など

2) 治療の選択肢
どのような治療があるか，選択しうる治療内容など

3) 治療の効果やリスク
選択しうる治療の効果やリスク・副作用，経験者の体験談など

4) 疾患や選択肢の理解と思考
治療や疾患に対する理解度，選択に必要な追加情報など

5) 自己認識の確認・可視化
選択肢について自身の認識，治療の選択など

図4 | Decision Aidsの大まかな流れ

2) さまざまなDecision Aids

(1) 乳癌患者に対するDecision Aids

以下に，乳癌患者に対するDecision Aidsを紹介する．

乳癌は，疾患に対する治療法がいまだ確立されておらず，癌の重症度に応じて複数の治療選択があることから，さまざまなDecision Aidsが開発されている．以下に，早期乳癌に対する化学療法の必要性について，患者自身の認識を可視化するためのDecision Aidsを紹介する[72]．このDecision Aidsは，6つの項目からなる．

1つ目の項目には，これから何の意思決定を行うか，意思決定をする際に覚えておくべきポイント，よくある質問など，意思決定に必要な情報が提示されている．2つ目の項目では，化学療法を行う効果やどの程度の副作用がどのくらいの頻度で起こるかといった情報が提示されている．さらに，同じ疾患を経験した（している）患者の体験談も記載されている．3つ目の項目では，規定の質問に対し，自身の認識を評価する．たとえば，「私は化学療法の副作用を受け入れる覚悟ができている〜私は副作用についてとても心配である」といった選択肢に対し，自分がどの程度重要であると感じているかについて，自身の認識に最も近いものを7つの項目から選択する．4つ目の項目

では，自身が化学療法を行いたいと感じているか否かについて，その時点での自身の意思決定を7つの選択肢から選択する．5つ目の項目では，化学療法の効果や副作用に関する理解度，化学療法を行うか否かの決定をする準備ができているかについての質問がある．6つ目の項目では，各項目で自身が回答した結果のまとめが提示され，自身の認識を可視化できるよう作成されている．このDecision Aidsは，患者自身の認識を整理し可視化することに加えて，結果を医療者に提示することでコミュニケーションを促進するためのツールにもなりうる．

(2) 心不全のDecision Aids

次に示すのは，心不全によって突然死の可能性がある患者に対し，植え込み型除細動器（Implantable Cardioverter Defibrillator：ICD）を付けるか否かの選択を行うためのDecision Aidsである[78]．このDecision Aidsは5項目からなる．

1つ目の項目には，ICDがどのような機能をもつか，また死亡率に対しどのような影響を与えうるかについての情報が提示されている．2つ目の項目には，ICDを用いた際の効果と副作用，生活上に与えうる影響などが記載されている．3つ目の項目は，患者の価値観に関する情報を含む．たとえば，死に対する価値観やICDを行った場合，どのような利点と欠点があるかについて記述する項目がある．4つ目の項目には，自らが意思決定をするために十分な情報が得られているか，得られた情報を理解しているかといった質問が記載されており，自己の認識を見直すことが可能となっている．5つ目の項目では，患者会の情報やICDの手術をしたあとの生活についての体験談がある．このDecision Aidsは，冊子に加えてWebでも作成されており，Web版では，経験者が手術や術後の経験について語ったビデオの閲覧が可能である．冊子のDecision Aidsには，医療者への質問記載欄があり，医療者と治療を決定する際に，対等に話をすることを支援するためのツールとなっている．

(3) その他のDecision Aids

Decision Aidsのなかで広く扱われているものの1つにOption Gridsがある．Option Gridsは，患者のよくある質問と選択可能な治療法や検査などのエビデンスに基づく情報を1枚のシートにまとめたものである．乳癌やダウン症候群など疾患別に多くの分野で開発されている[74]．前述したDecision Aidsは，数多く存在するものの一部であり，他のDecision Aidsの使用目的や開発者，記載内容はオタワ病院研究所のホームページを参照されたい[72]．わが国では，がんや認知症などの意思決定支援ガイドが翻訳され始めているが，諸外国に比べ，その使用は限定的である．

3) リハビリテーション分野におけるDecision Aids

リハビリテーション分野におけるDecision Aidsの多くは，治療そのものの選択というよりはむしろ，治療の目標や治療の結果，遂行可能となる行動に焦点が当てられる．以下に，リハビリテーション分野で用いられているDecision Aidsを紹介する．

(1) ADOC (Aid for Decision-making in Occupation Choice：エードック)[75, 76]

作業療法において，目標とする作業を決める面接の際，患者と作業療法士のコミュニケーションを支援することを目的に作成されたDecision Aidsが，ADOCである．作業療法は，"その人らしい生活の再構築"を目的に治療を進める[77]が，患者自身どのような選択肢があるかをイメージすることが難しい場合も少なくない．ADOCは，そのような患者に対し，自身がどのような作業を望むかについて話し合うためのツールとして用いられる．生活場面や趣味などイラストを用いた選択肢が示されているため，失語症などで文字を理解することが困難な患者でも使用可能である（図5）．ADOCは，冊子版とiPad版があり，用途に応じた選択が可能である．示される選択肢は8カテゴリ（セルフケア，移動・運動，IADL，仕事・学習，対人交流，社会活動，スポーツ，趣味），

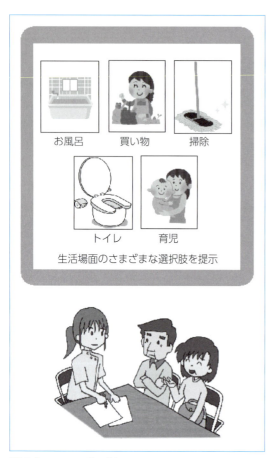

図5 | ADOCの使用例

95項目からなり，生活上のさまざまな場面を想定し作成されている[78]．

(2) COPM (Canadian Occupational Performance Measure：カナダ作業遂行測定)[79]

作業療法分野において開発されたもう1つのDecision AidsがCOPMである．COPMは，患者にとって重要な作業とその遂行度と満足度を測定するためのツールである．前述したとおり，作業療法は，その人にとっての重要な作業を獲得することを目的とする．患者によって，着目すべき作業や測定方法は異なる．COPMを用いることで，治療の成果を測定するための着目点についての情報を患者から得ることや，成果の程度を知ることが可能となる．COPMは，以下の手順で進められる．

①着目すべき治療の明確化：患者が何をしたいのか，また何をする必要があるのかについて複数の選択肢から選択させる．

②選択した項目の重要度：選択した項目がどの程度重要であるかを選択させる．重要度は，「非常に重要である～まったく重要でない」の10段階からなる．

③項目の絞り込み：選択した項目のなかから，治療として取り上げたい内容を5つ以内で選択させる．

④遂行度と満足度の評価：選択した作業のなかから，遂行度と満足度を評価させる．遂行度は，「とてもうまくできると思う～まったくできないと思う」の10段階，満足度は「とても満足している～まったく満足していない」の10段階からなる．さらに，遂行度と満足度の平均を計算する．

⑤再評価：適切な介入期間のあと，作業の問題ごとに，遂行度と満足度を再度選択させ，それぞれの平均点を計算する[80]．

4) Decision Aidsの効果

Decision Aidsを用い，患者に治療決定の参加を促すことはどのような意味をもつのだろうか．Decision Aidsの効果について検討したシステマティック（系統的）レビュー[81]では以下の点をあげている．

①患者の知識が向上する

②（Decision Aidsに記載がある場合）患者がリスクを正確に把握しやすい

③価値観が明確化され，患者の価値観と一致した選択をする確率が高くなる

④情報が足りないならびに価値観がはっきりしないなど，患者の葛藤が少ない

⑤意思決定において，受け身になる患者が少なくなる

⑥決められない患者が少ない

また，リハビリテーション分野におけるDecision Aidsの効果について，Nagayamaらは，ADOCを用いた患者は用いなかった患者と比較してADL能力が高値を示したことを報告してい

る[82].

5) Decision Aids の役割をもつ診療ガイドライン

　Decision Aids は意思決定を支援するために大きく3つの役割を果たす．1つ目は，患者の疾患理解を深めること，2つ目は，患者自身が選択しうる治療を知ること，3つ目は，患者が主体的に治療を選ぶことである[81]．医療者から患者に提供される情報は，常に最新のものでなくてはならないことはいうまでもないが，日々新たな知見が発表される医療分野において，臨床現場で働く療法士が多忙な業務をこなしながら，最新の知見をアップデートし続けることは容易ではない．最新の治療の選択肢やその効果についての情報が集約され，医療者の意思決定支援ツールとして広く知られているツールの1つに，診療ガイドラインがある．

　診療ガイドラインには，エビデンスに加えて，推奨度が明示されている．推奨度は，示された治療法が既存の環境で可能かどうかという「資源」や，どのくらいの費用がかかるかという「コスト」，実際に使用できるかなどの「利用可能性」，かかる費用や人的負担と得られる益を比較した「益と害のバランス」，患者がどの程度その治療法に対する受け入れがあるかという「患者の価値観」など，さまざまな要素を加味して決定される．診療ガイドラインは，各学会によって作成されているため，すべての診療ガイドラインが同質のものとは限らない．診療ガイドラインの質に関する評価については第3章第2節にて詳しく述べている．診療ガイドラインの多くは，オンライン上で入手可能であるため参照されたい[83]．

　日本医療機能評価機構は，診療ガイドラインを「診療上の重要度の高い医療行為について，エビデンスのシステマティックレビューとその総体評価，益と害のバランスなどを考慮し，最善の患者アウトカムを目指した推奨を提示することで，患者と医療者の意思決定を支援する文書」[83]と説明している．つまり，診療ガイドラインは，医療者の意思決定支援のみならず，医療者と患者の意思決定を支援する Decision Aids の役割ももつことを示している[84]．Decision Aids の開発が遅れているわが国において，診療ガイドラインが患者と医療者のコミュニケーションツールとして活用されることを期待する（図6）．

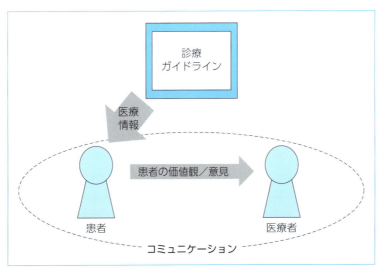

図6 ｜ 患者と医療者のコミュニケーションツールとしての診療ガイドライン

診療ガイドラインをもとにSDMで何を共有するか

1) 診療ガイドラインをもとにSDMで何を共有するか

SDMを促進するための手段の1つとしてDecision Aidsが知られている．Decision Aidsの普及が諸外国と比べて乏しいわが国において，診療ガイドラインがその役割を果たしうることは前節で述べた．

われわれは，SDMを行うにあたり，診療ガイドラインを用いて患者と何を共有するのだろうか．情報を共有する際に知っておくべきことと併せて紹介したい．SDMは，患者と医療者が意思決定を共有するためのプロセスである．SDMを実践するためのプロセス（9つのステップ）[8]が示されている（p90参照）．

SDMのコミュニケーションプロセスをとおして，われわれは患者と何を共有すべきだろうか．その候補として，情報，目標，責任の3点をあげたい[85]．

1点目は情報の共有である．SDMのプロセスに示されているように，「すべての選択肢を同等のものとして記述すること」「選択肢の良い点・悪い点の情報交換」が必要である．診療ガイドラインには，臨床上の疑問を解決するために行われたシステマティックレビューと，得られた結果の推奨度が記載されている．システマティックレビューは，リサーチクエスチョン（PICO/PECO）に基づいて行われる．そのため，「どんな対象に何をするとどの程度何が改善した/しなかったか」についての情報が含まれる．推奨度は，エビデンスの強さ，益と害のバランス，患者の価値観や意向・希望，費用対効果を統合的に判断して決定される[86]．SDMをとおして共有する情報には，診療ガイドラインを読み解き，目の前の患者に必要な情報を抽出し患者に提示することが求められる．さらに，治療を行わない場合や，他の治療法を行う場合の益，不利益に関する情報も共有することが望ましい．

2点目は目標の共有である．治療のおもな目的は，疾患を治癒することであることはいうまでもないが，医療の現場では，治癒させることが難しく，選択しうる治療法が確立されていない疾患もある．そのような状況下で，意思決定の糸口となるのが，「何に自分の価値をおき治療を行うか」「治療の結果どのような状態になりたいか」といった目標である．質の高い診療ガイドラインには，「患者の価値観や好み」や推奨度を決定するにあたり「健康上の益や副作用，リスク」が考慮されている．そのため，診療ガイドラインを用いたSDMでは，患者とコミュニケーションをとることで，患者の価値観に即した目標の設定をするための一助となりうる．

リハビリテーション分野において患者と医療者が目標を共有することは，患者満足度の改善[4]や，モチベーションの改善[87-89]などに有用であることが示されている．コミュニケーションをとおし，目標を共有することはSDMにおいて重要な要素の1つであるといえよう．

3点目は責任の共有である．SDMのように，患者が治療の決定に参加することは好ましく思われるかもしれないが，決定に参加する患者の抱える葛藤や，自らが決定したという責任に対する精神的負担が大きくなることも忘れてはいけない．たとえ治療の最終的な決定を患者が行っても，医療者もその責任を分かち合うよう寄り添うことがSDMを行ううえで重要な点である．

2) 患者に情報を伝える際に知っておくべきこと

医療者ができるかぎり患者に寄り添い，情報の伝達を行うよう心がけても，その医療者の説明した意図が伝わっていないことは，往々にして起こりうる．以下に，患者に情報を伝える際に知っておくべきこととその改善策の一部に触れて本節を終えたい．

医療の現場において，医療者が患者と同じ立場で話を進めることは至難の技であるが，患者側の

認識を知ることで，どのような認識をもたれうるかについて示唆することは可能である．患者と医療者間のコミュニケーションにおいて，医療者が患者に情報を伝える際に知っておくべきことを4点紹介したい（表6）．

1点目は，医療は白黒がはっきりしていると考えている患者もいることである．医療の現場では，「疾患の予後について，数年後どの程度身体の機能が改善するかが明示できないこと」「服薬によって疾患が寛解するか否かがわからないこと」など，結果が不明瞭のまま治療を進めていくことが多い．なかには，作用のメカニズムは不明確であるが，ある症状に効果があるために用いられている薬もある．しかしながら，なかには，「治療をすれば病気が治る」と考えている患者もいるため，この点の説明は怠ってはならない．

2点目に，情報の提示の仕方によって認識のされ方が異なることである．たとえば，ある疾患に対し効果の高い薬Aがあるとする．この副作用によって1,000人に1人の割合で副作用がみられることが知られている．この情報を患者に，「1,000人中1人副作用がみられる」と伝えるのと，「99.9％の人に効果がある」と伝えるのでは，印象が異なるのではないだろうか．このように，同じ情報であっても，伝え方によって認識のされ方が異なることをフレーミング効果[90]という．そのため，複数の伝え方で情報を提供するなどの工夫が必要である．

3点目は，「提供した情報」がすべて「伝えられた情報」になるとは限らないことである．患者のなかには，自身のおかれた状況に困惑し，医療者から得た情報を理解する余裕がないものや，ヘルスリテラシー（健康に関連する情報を読み解き，解釈し，自身に置き換えるための能力）が低いために，情報を理解することができないものなど，さまざまな理由によって，「提供した情報」＝「伝わった情報」にならないことがある．そのため，医療者は，説明した内容を患者に説明し直してもらう方法（ティーチバック法）[91,92]を用いたり，話を聞きながらメモを取ることを促したりすることで，自身が伝えた情報が患者にどのように伝わっているかを確認しつつ説明をすることが望まれる．

4点目は，聞きたいことを十分に聞くことができていない患者もいることである．患者のなかには，「医療者に従うことが当たり前」であり，医療者に質問をすると，良好な関係が崩れてしまうのではないかと懸念し，抱えている疑問を表出することができないものもいる．そのため，質問の受け入れができていることを説明する，医療者は質問の機会を設ける，患者が気になりそうな質問をあらかじめ用意する，などの対策を行うことで，そうした患者の認識を聴取する一助となる．

表6 | 医療者が患者に情報を伝える際に知っておくべきこと

患者に情報を伝える際に知っておくべきこと	改善策
・医療は白黒がはっきりしていると考えている患者が多い	・医療によって，すべての疾患が寛解するわけではないことをエビデンスとともに伝える，など
・情報の提供の仕方によって認識のされ方が異なる（フレーミング効果）	・複数の方法を用いて情報を提示する ・複数回，説明の機会をとる
・情報を理解する余裕がない患者もいるため，「提供した情報」がすべて「伝えられた情報」となるとは限らない	・説明した内容について，患者から医療者へ説明してもらう（ティーチバック法），など ・説明中，メモを取りながら話を聞いてもらう ・説明の補助となる資料を配布する，など
・聞きたいことを十分に聞くことができていない患者もいる （医療者に遠慮がちで医療者と良好な関係を築きたいと考える患者は不用意な質問を避けようとする）	・医療者に質問をすることは（たとえ医療者にとって耳の痛い質問であっても）聞き入れることを伝える ・質問の機会を設ける ・患者が気になりそうな質問をあらかじめ用意する，など

本節では，患者と医療者が治療の決定を協働して行うプロセスとして知られているSDMとSDMを促進するDecision Aids，そしてDecision Aidsとしての役割ももつ診療ガイドラインについて解説した．リハビリテーション分野において，エビデンスをつくることが注目されている昨今であるが，その活用方法（つかう），伝達方法（つたえる）を理解するうえでもSDMは欠かせないものである．

（藤本　修平，今　　法子，尾川　達也）

●引用文献

1) 福井次矢，山口直人監修：Minds診療ガイドライン作成の手引き2014．医学書院，2014，p3．
2) Ottenbacher KJ, Jannell S：The results of clinical trials in stroke rehabilitation research. Arch Neurol 50 (1)：37-44, 1993.
3) Drake RE, Deegan PE, et al.：The promise of shared decision making in mental health. Psychiatr Rehabil J 34(1)：7-13, 2010.
4) Charles C, Gafni, A, et al.：Shared decision-making in the medical encounter：what does it mean? (or it takes at least two to tango). Soc Sci Med 44(5)：681-692, 1997.
5) Arnold SV, Decker C, et al.：Converting the informed consent from a perfunctory process to an evidence-based foundation for patient decision making. Circ Cardiovasc Qual Outcomes 1：21-28, 2008.
6) Epstein RM, Alper BS, et al.：Communicating evidence for participatory decision making. JAMA 291 (19)：2359-2366, 2004.
7) Elwyn G, Edwards A, et al.：Measuring the involvement of patients in shared decision-making：a systematic review of instruments. Patient Educ Couns 43(1)：5-22, 2001.
8) Simon D, Schorr G, et al.：Development and first validation of the shared decision-making questionnaire (SDM-Q). Patient Educ Counsel 63(3)：319-327, 2006.
9) Makoul G, Clayman ML：An integrative model of shared decision making in medical encounters. Patient Educ Couns 60(3)：301-312, 2006.
10) Albert R. Jonsen, Mark Siegler, et al.：臨床倫理学（赤林　朗・蔵田伸雄・児玉　聡監訳），新興医学出版，2006，pp60-66．
11) Weinstein JN：Partnership：doctor and patient：advocacy for informed choice vs. informed consent. Spine 30(3)：269-272, 2005.
12) Charles C, Gafni A, et al.：Decision-making in the physician-patient encounter：Revisiting the shared treatrnent decision-making model. Soc Sci Med 49 (5)：651-661, 1999.
13) Charles CA, Whelan T, et al.：Shared treatment decision making：What does it mean to physicians? J CIin Oncol 21(5)：932-936, 2003.
14) Whitney SN, McGuire AL, et al.：A typology of shared decision making, informed consent, and simple consent. Ann Intern Med 140(1)：54-59, 2004.
15) Barratt A：Evidence based medicine and shared decision making：the challenge of getting both evidence and preferences into health care. Patient Educ Couns 73(3)：407-412, 2008.
16) Straus SE, Jones G：What has evidence based medicine done for us? BMJ 329(7473)：987-988, 2004.
17) Scurlock-Evans L, et al.：Evidence-based practice in physiotherapy：a systematic review of barriers, enablers and interventions. Physiotherapy 100(3)：208-219, 2014.
18) Holdar U, et al.：Why Do We Do As We Do? Factors Influencing Clinical Reasoning and Decision-Making among Physiotherapists in an Acute Setting. Physiother Res Int 18(4)：220-229, 2013.
19) Clawson AL：The relationship between clinical decision making and ethical decision making. Physiotherapy 80(1)：10-14, 1994.
20) Delany CM：Respecting patient autonomy and obtaining their informed consent：ethical theory-missing in action. Physiotherapy 91(4)：197-203, 2005.
21) Delany CM：In private practice, informed consent is interpreted as providing explanations rather than offering choices：a qualitative study. Aust J Physiother 53(3)：171-177, 2007.
22) Fenety A, et al.：Informed consent practices of physiotherapists in the treatment of low back pain. Man Ther 14(6)：654-660, 2009.
23) Dierckx K, et al.：Implementation of shared decision making in physical therapy：observed level of involvement and patient preference. Phys Ther 93 (10)：1321-1330, 2013.
24) Nelson CE, Payton OD：The planning process in occupational therapy：perceptions of adult rehabilitation patients. Am J Occup Ther 51(7)：576-583, 1997.
25) Maitra KK, Erway F：Perception of client-centered practice in occupational therapists and their clients. Am J Occup Ther 60(3)：298-310, 2006.
26) Stenner R, et al.：Exercise prescription for patients with non-specific chronic low back pain：a qualitative exploration of decision making in physiotherapy practice. Physiotherapy, 2015. doi：10.1016/j.physio.2015.05.004.
27) Stenner R, et al.：Exercise prescription for non-specific chronic low back pain (NSCLBP)：a qualitative study of patients' experiences of involvement in decision making. Physiotherapy, 2015. doi：10.1016/j.

28) Haynes RB, et al.：Physicians' and patients' choices in evidence based practice. BMJ 324：1350, 2002.
29) Hoffmann TC, et al.：The connection between evidence-based medicine and shared decision making. JAMA 312(13)：1295-1296, 2014.
30) Adams JR, Drake RE：Shared decision-making and evidence-based practice. Community Ment Health J 42(1)：87-105, 2006.
31) Towle A, Godolphin W：Framework for teaching and learning informed shared decision making. BMJ 319(7212)：766-771, 1999.
32) Elwyn G, et al.：Shared decision making and the concept of equipoise：the competences of involving patients in healthcare choices. Br J Gen Pract 50(460)：892-899, 2000.
33) Elwyn G, et al.：Shared decision making：a model for clinical practice. J Gen Intern Med 27(10)：1361-1367, 2012.
34) Mulley AG, et al.：Stop the silent misdiagnosis：patients' preferences matter. BMJ 345：e6572, 2012.
35) Parkin T, et al.：Greater professional empathy leads to higher agreement about decisions made in the consultation. Patient Educ Couns 96(2)：144-150, 2014.
36) Lelorain S, et al.：How does a physician's accurate understanding of a cancer patient's unmet needs contribute to patient perception of physician empathy?. Patient Educ Couns 98(6)：734-741, 2015.
37) Levack WM, et al.：Goal setting and strategies to enhance goal pursuit for adults with acquired disability participating in rehabilitation. Cochrane Database Syst Rev (7)：CD009727, 2015.
38) Yin HS, et al.：Perceived barriers to care and attitudes towards shared decision-making among low socioeconomic status parents：role of health literacy. Acad Pediatr 12(2)：117-124, 2012.
39) Hoffmann TC, Del Mar C：Patients' expectations of the benefits and harms of treatments, screening, and tests：a systematic review. JAMA Intern Med 175(2)：274-286, 2015.
40) Siegert RJ, et al.：Toward a cognitive-affective model of goal-setting in rehabilitation：is self-regulation theory a key step?. Disabil Rehabil 26(20)：1175-1183, 2004.
41) Matthias MS, et al.：Decision making in recovery-oriented mental health care. Psychiatr Rehabil J 35(4)：305-314, 2012.
42) Lindhiem O, et al.：Client preferences affect treatment satisfaction, completion, and clinical outcome：a meta-analysis. Clin Psychol Rev 34(6)：506-517, 2014.
43) Street RL, et al.：Patient preferences and healthcare outcomes：an ecological perspective. Expert Rev Pharmacoecon Outcomes Res 12(2)：167-180, 2012.
44) Politi, MC, et al.：Importance of clarifying patients' desired role in shared decision making to match their level of engagement with their preferences. BMJ 347：f7066, 2013. doi：10.1136/bmj.f7066.
45) Coulter A, et al.：Sharing decisions with patients：is the information good enough?. BMJ 318(7179)：318-322, 1999.
46) Scholl I, et al.：Measurement of shared decision making-a review of instruments. Z Evid Fortbild Qual Gesundhwes 105(4)：313-324, 2011.
47) Simon D, et al.：Measuring (shared) decision-making -a review of psychometric instruments. Z Arztl Fortbild Qualitatssich 101(4)：259-267, 2007.
48) Bouniols N, et al.：Evaluating the quality of shared decision making during the patient-carer encounter：a systematic review of tools. BMC Res Notes 9：382, 2016. doi：10.1186/s13104-016-2164-6.
49) Brom L, et al.：Congruence between patients' preferred and perceived participation in medical decision-making：a review of the literature. BMC Med Inform Decis Mak 14：25, 2014. doi：10.1186/1472-6947-14-25.
50) Atherton PJ, et al.：The relation between cancer patient treatment decision-making roles and quality of life. Cancer 119(12)：2342-2349, 2013.
51) Légaré F, et al.：Barriers and facilitators to implementing shared decision-making in clinical practice：update of a systematic review of health professionals' perceptions. Patient Educ Couns 73(3)：526-535, 2008.
52) Hofstede SN, et al.：Barriers and facilitators to implement shared decision making in multidisciplinary sciatica care：a qualitative study. Implement Sci 8：95, 2013. doi：10.1186/1748-5908-8-95.
53) Hofstede SN, et al.：Most important factors for the implementation of shared decision making in sciatica care：ranking among professionals and patients. PLoS One 9(4)：e94176, 2014. doi：10.1371/journal.pone.0094176.
54) Pollard S, et al.：Physician attitudes toward shared decision making：a systematic review. Patient Educ Couns 98(9)：1046-1057, 2015.
55) Flynn KE, et al.：A typology of preferences for participation in healthcare decision making. Soc Sci Med 63(5)：1158-1169, 2006.
56) Degner LF, Sloan JA：Decision making during serious illness：what role do patients really want to play?. J Clin Epidemiol 45(9)：941-950, 1992.
57) Ende J, et al.：Measuring patients' desire for autonomy. J Gen Intern Med 4(1)：23-30, 1989.
58) Thompson AG：The meaning of patient involvement and participation in health care consultations：a taxonomy. Soc Sci Med 64(6)：1297-1310, 2007.

59) Shay LA, Lafata JE：Where is the evidence？ A systematic review of shared decision making and patient outcomes. Med Decis Making 35(1)：114-131, 2014. doi：10.1177/0272989X14551638.
60) Dy SM：Instruments for evaluating shared medical decision making：a structured literature review. Med Care Res Rev 64(6)：623-649, 2007.
61) Elwyn G, et al.：Shared decision making：developing the OPTION scale for measuring patient involvement. Qual Saf Health Care 12(2)：93-99, 2003.
62) Elwyn G, et al.：The OPTION scale：measuring the extent that clinicians involve patients in decision-making tasks. Health Expect 8(1)：34-42, 2005.
63) Kriston L, et al.：The 9-item Shared Decision Making Questionnaire (SDM-Q-9). Development and psychometric properties in a primary care sample. Patient Educ Couns 80(1)：94-99, 2010.
64) Kasper J, et al.：MAPPIN'SDM—the multifocal approach to sharing in shared decision making. PLoS One 7(4)：e34849, 2012.
65) Geiger F, Kasper J：Of blind men and elephants：suggesting SDM-MASS as a compound measure for shared decision making integrating patient, physician and observer views. Z Evid Fortbild Qual Gesundhwes 106(4)：284-289, 2012.
66) Mead N, Bower P：Patient-centredness：a conceptual framework and review of the empirical literature. Soc Sci Med 51(7)：1087-1110, 2000.
67) Kenny DA, et al.：Interpersonal perception in the context of doctor-patient relationships：a dyadic analysis of doctor-patient communication. Soc Sci Med 70(5)：763-768, 2010.
68) Brehaut JC, et al.：Validation of a decision regret scale. Med Decis Making 23(4)：281-292, 2003.
69) O'Connor AM：Validation of a decisional conflict scale. Med Decis Making 15(1)：25-30, 1995.
70) Holmes-Rovner M, et al.：Patient satisfaction with health care decisions the satisfaction with decision scale. Med Decis Making 16(1)：58-64, 1996.
71) Mazor KM, Rubin DL, et al.：Health literacy-listening skill and patient questions following cancer prevention and screening discussions. Health Expect 19(8)：920-934, 2015.
72) The Ottawa Hospital. Patient Decision Aids. 〈https://www.healthwise.net/cochranedecisionaid/Content/StdDocument.aspx?DOCHWID=tv8464〉（アクセス：2016年11月1日）
73) Patient Decision Aids. Implantable Cardioverter-Defibrillator (ICD).〈https://patientdecisionaid.org/icd/〉（アクセス：2016年11月1日）
74) Option Grids decision aids. 〈http://optiongrid.org/〉（アクセス：2016年11月1日）
75) Tomori K, Uezu S, et al.：Utilization of the iPad application：Aid for Decision-making in Occupation Choice. Occup Ther Int 19(2)：88-97, 2012.
76) Tomori K, Saito Y, et al.：Reliability and validity of individualized satisfaction score in aid for decision-making in occupation choice. Disabil Rehabil 35(2)：113-117, 2013.
77) 岩﨑テル子：作業療法学概論. 医学書院, 2004, pp12-20.
78) ADOC.〈http://adoc.lexues.co.jp/〉（アクセス：2016年11月1日）
79) Law M, Baptiste S, et al.：Canadian Occupational performance measure. 4th ed. Ottawa (ON), CAOT Publications, 2005.
80) The Canadian Occupational Performance Measure.〈http://www.thecopm.ca/〉（アクセス：2016年11月1日）
81) Stacey D, Légaré F et al.：Decision aids for people facing health treatment or screening decisions. Cochrane Database Syst Rev(1). 2014.
82) Nagayama H, Tomori K et al.：Effectiveness and Cost-Effectiveness of Occupation-Based Occupational Therapy Using the Aid for Decision Making in Occupation Choice (ADOC) for Older Residents：Pilot Cluster Randomized Controlled Trial. PLoS One 11(3), 2016.
83) Minds(マインズ)ガイドラインセンター.〈https://minds.jcqhc.or.jp/n/top.php〉（アクセス：2016年11月1日）
84) 中山健夫：診療ガイドライン：現状と今後の展望. Gout and Nucleic Acid Metabolism 33(2)：137-147, 2009.
85) 中山健夫：EBMの普及と医療リテラシー：情報と医師患者コミュニケーション. 日本内科学会雑誌 101(12), 2012. より一部改変
86) Haynes RB, Sackett DL, et al.：Transferring evidence from research into practice：1. The role of clinical care research evidence in clinical decisions. ACP J Club 125(3)：14-16, 1996.
87) Rose A, Rosewilliam S, et al.：Shared decision making within goal setting in rehabilitation settings：A systematic review. Patient Educ Couns. 2016.
88) Brown M, Levack W, et al.：Survival, momentum, and things that make me "me"：patients' perceptions of goal setting after stroke. Disabil Rehabil 36(12)：1020-1026, 2014.
89) Ashford S, et al.：Goal setting, using goal attainment scaling, as a method to identify patient selected items for measuring arm function. Physiotherapy 101(1)：88-94, 2015.
90) 竹村和久：フレーミング効果の理論的説明. 心理学評論 37(3)：270-291, 1994.
91) Tamariz L, Palacio A, et al.：Improving the informed consent process for research subjects with low literacy：a systematic review. J Gen Intern Med 28(1)：121-126, 2013.
92) 杉森裕樹・中山健夫監訳. FDA リスク&ベネフィット・コミュニケーション. 丸善出版, 2015.

2 教育における診療ガイドラインの活用法

はじめに

　臨床現場において診療ガイドラインを活用できる医療従事者を育成していくためには，診療ガイドラインの内容を理解させ，その適用の仕方について学修させればよいかのように考えられることがある．無論，それらは必要な学修項目であるが，それだけでは，ややもすれば「診療ガイドラインは絶対」「診療ガイドラインに示されていることを実践すれば大丈夫」というような理解につながりかねない．そうならないためには，診療ガイドラインを教育する場合，図1に示すような視点をもちながら教育することが必要である．

　すなわち，診療ガイドラインの教育において，まず①診療ガイドラインとはどのようなものかの基本を理解するために「診療ガイドラインの概念」を教授することが必要である．次に②「診療ガイドラインの内容」と③「その適用法」について教授する．この3つのポイントを理解することで，基本的には診療ガイドラインを活用する医療従事者としての最低ラインには到達できる．そして，さらに優れた医療従事者を育てるためには，もう一歩踏み込んで，④「診療ガイドラインの作成」についても学修させることが必要であろう．

　診療ガイドラインは，その時点で最新のエビデンスに基づいて作成されたとしても，あくまでも"作成時点での"ということを忘れてはならない．日進月歩する医療において，ガイドラインに収載された研究論文以降に公開された研究論文も存在する可能性は高い．さらに，日々の臨床活動をとおして，適切な効果判定を行っていくことが，その後の診療ガイドラインの進歩につながることになることへの理解も大切な学修課題である．

　本書においても，前半部分において，次の3点について解説している．
　①診療ガイドラインの作成方法
　②EBMの観点から種々の研究に対する評価ならびに診療ガイドラインにおける推奨度への反映
　③診療ガイドラインを臨床適用する場合の注意点

　これらを学修することによって，診療ガイドラインについての理解を深めることが可能である．

　本節では，診療ガイドラインの概要理解を促通するための教育，学内教育における診療ガイドラインの教育的活用法，臨床教育における診療ガイドラインの教育的活用法の3点について解説する．

診療ガイドラインの概要理解を促進するための教育

　種々の学会から診療ガイドラインが公表されるようになり，診療ガイドラインに基づいた医療の提供が当たり前のようになってきている．診療ガイドラインに基づいた医療を提供するためには，診療ガイドラインの内容を理解するとともに，診療ガイドラインがどのように作成され，どのように適用されるのかという基本的な流れについて理解することが必要である．

　診療ガイドラインに沿った治療が提供できるようになればよいという考え方からすれば，診療ガイドラインの作成過程を理解する必要性は必ずしも必須ではないように思うかもしれない．しかし，診療ガイドラインの作成過程を含め，「診療ガイドラインとは何か」という根本的理解をはからなければ，「診療ガイドラインがある治療について

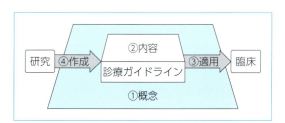

図1｜診療ガイドラインを教育する視点

は，診療ガイドラインに従うことが絶対である」というような誤った認識に陥る可能性がある．したがって，教育現場において診療ガイドラインの活用法を教育するのに先駆けて，「診療ガイドラインとは？」について，概要理解を促す教育が不可欠である．

多くの診療ガイドラインが，『Minds 診療ガイドライン作成の手引き 2014』[1]に準じて作成されるようになっており，SCOPE，システマティック（系統的）レビュー，推奨度決定，AGREE Ⅱ 評価の段階を経て作成されている．診療ガイドラインの理解に際しては，それぞれの段階でどのようなことが行われているのかを理解することが大切である．また，診療ガイドラインは，一次的な研究結果を集約した二次資料であることを十分に理解し，ときには一次資料にまで遡って確認する必要性を理解する必要がある．そのため，診療ガイドラインの作成プロセスをなぞり，いくつかの研究論文についてエビデンステーブルにまとめる学修課題も有益となる．さらに，診療ガイドラインの質評価を行うことで，より理解は深まるであろう．

リハビリテーション領域において，診療ガイドラインにおける推奨度は，「十分な根拠があり，行うよう強く勧められる」とするものが少なく，「根拠は限られているが行ってもよい」レベルで留まっているものが多い．この背景には，治療者ならびに被治療者に対して治療内容をブラインドすることができず，また，状態や反応の個別性が強いことからもランダム化比較試験が実施できないことが理由としてあげられる．推奨レベルが高い事項であっても「電気刺激療法を行うことが勧められる」というように治療手段の推奨に留まっていることがある．このような場合，実際の臨床適用においてどのような刺激条件で行う必要があるのかという定量的な部分については治療者が判断しなければならないことを理解する必要がある．これらの理解をとおして，診療ガイドラインを臨床適用する際には，対象者の状態を的確にとらえ，そのうえで治療条件等について専門的な判断を加えていくことが大切であることの理解につながるようにしたい．

学内教育における診療ガイドラインの教育的活用法

学内教育においては，種々の疾患や障がいに対する評価および治療法について，知識を学び，活用できるように演習に取り組んでいる．各種疾患や障がいについては，成書も多く，基本的なものとして教授される．どのような疾患であっても，まずその病理を理解し，専門的な評価をとおして，治療課題の明確化，さらには，治療プログラムの立案といった臨床推論の全般的な流れに必要な専門的知識を修得する．そして，臨床推論だけではなく，実際にその治療が提供できる技術を修得するわけである．この過程において，当該疾患・障がいに対する診療ガイドラインがあれば，診療ガイドラインを参考にして治療プログラムを立案できるようにすることが大切である．そのためにも，最新の診療ガイドラインの内容が，教授内容として盛り込まれることが求められる．診療ガイドラインは，主として治療プログラムの立案につながる臨床推論の基本的知識として学ぶことになる．さらに，効果判定のためにどのような評価を行うのかという点についても，診療ガイドラインを参考にすることが必要である．多職種連携によるチーム医療を展開する場合，それぞれの職種がともに診療ガイドラインを学修し，さらに専門的な知識を修得する．その結果，各職種が行う評価結果をもち寄り治療仮説（治療課題の明確化ならびに治療プログラムの立案）を立て，リハビリテーション実施計画書が作成できる臨床的スキルの修得につながる．

しかしながら，講義型の知識伝達式の教育方法だけでは，診療ガイドラインについても，単なる文書でしかなくなり，「診療ガイドラインがあれば，記載されているとおりに行う」というような短絡的な理解につながりかねない

そこで大切になってくるのが演習部分である．アクティブラーニングの１つの形態として問題解

決型学習法（problem based learning：PBL）を導入している養成校も多い．PBLの課題事例については，種々の学修要素を盛り込んで設定する．どのように事例を設定するのかによって，種々の学びを誘導することが可能である（表1）．まず，一般的な考え方として「診療ガイドラインに記載されていることを踏まえればよい」という症例から学ぶことが有益である．最初から，「診療ガイドラインを使えないかもしれない」ということを前提とした演習は難易度が高いものとなる．しかし，たとえ「診療ガイドラインに記載されていることを踏まえればよい」という事例であったとしても，1項目ずつ，なぜその推奨度になっているのかについて学修していくとすれば，非常に多岐にわたるものとなり，全項目を網羅することは到底できるものでもない．また，診療ガイドラインで示されていることから一歩踏み込んだ具体的な治療内容になると，診療ガイドライン以外の文献等を活用して取り組むことが必要となる．PBLをとおした学びが，どのような展開になるかは，チューターの手腕によることになるだろう．

次に，治療環境や対象者の背景等によって，診療ガイドラインが適用できない対象者がいることを理解させることも大切であり，診療ガイドラインを適用してよいかどうかの判断をするところまでを学修課題として組み込んだPBL事例を設定したい（図2）．

PBLでの学修展開の流れを，脳卒中の事例を取り上げて解説する．まず，脳卒中の程度を規定し，回復状況ならびに一定の機能検査の結果について情報提示する．学生はそれらの情報を整理し臨床課題を特定していく活動を展開する．しかし，最初からすべての情報を提示しておく必要は必ずしもなく，臨床課題を特定する際に必要となる情報が網羅できているかどうかを確認することにも取り組ませることが有益となる．脳卒中治療ガイドラインの「リハビリテーションの評価」の項目で推奨されている評価項目で，状態像と照らし合わせて欠けている評価項目はないか？　というような検討を行うわけである．場合によっては，追加情報の収集を行い，臨床課題を特定する．臨床課題が特定できれば，次に，治療プログラムの検討に移る．治療プログラムの最初の視点として，脳卒中治療ガイドラインを活用し，どのような理学療法が適切なのか，あるいは，どのような作業療法が適切なのかを考える．この際，単に「"脳卒中治療ガイドライン"に記載されているのでこのようにします」というのではなく，脳卒中治療

表1｜PBL症例の構成要素

1. 疾患に関する理解を深める要素
   ・基礎医学との学修連関
   ・臨床医学との学修連関
2. 障がい像に関する理解を深める要素
   ・心身機能・機能形態障害についての理解
   ・活動・参加の制約に関する理解
   ・個人因子・環境因子に対する理解
3. 標準的な治療に関して理解を深める要素
   ・診療ガイドライン
   ・成書
   ・その他の研究論文を含めた治療への探求

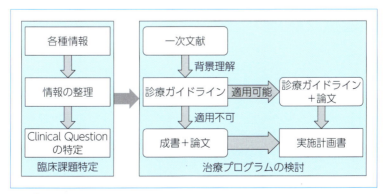

図2｜PBL事例をとおした学修展開

ガイドラインに記載されていることを，課題事例に適用してもよいのはなぜかという点まで踏み込んで考えていくことが必要である．必要に応じて，ガイドラインの作成背景である一次資料を確認するなどの取り組みも行うとよい．

診療ガイドラインにおいて，「歩行獲得のために下肢訓練量を多くすることが勧められる」「短下肢装具を用いることが勧められる」というような記述があったとしても，個別性を考えた具体的な判断基準は示されていない．したがって，どの程度の練習量にするのがいいのかについては，全身の体力指標等を参考に決めることが必要となる．また，短下肢装具の種類についても下肢の回復段階等によって決めることが求められる．すなわち，診療ガイドラインを実際に適用する場合には，さらに，踏み込んだ治療条件の設定の判断が必要であることを学修する必要がある．

学内教育においては，教員の診療ガイドラインに対する理解も影響する．とくに，教員が診療ガイドラインのみを正解としてとらえたり，PBLにおいても，極端に診療ガイドラインに誘導しすぎたりすると，学修者は，診療ガイドラインをバイブルのように理解してしまう危険がある．さらに，診療ガイドラインでの推奨度と教員自身の臨床経験や研究結果との差異がある場合にも，診療ガイドラインに基づく教育展開をするのか，教員自身の研究成果や臨床経験に基づいた教育展開をするのかということも重要なことである．診療ガイドラインを否定することなく，診療ガイドラインも1つの考え方であり，それぞれの考え方の違いがどこにあるのかをていねいに解説することも必要である．

さらに，診療ガイドラインの内容ならびに活用法については，講義形式で伝達することができる．しかし，診療ガイドラインの学修目標としては，内容を暗記するだけではなく，的確に活用できるようになることである．そのためには，学修者の暗記力を問うのではなく，診療ガイドラインをどのような場面で活用するのか，そして，どのように活用するのかという応用力の確認が必要である．

臨床教育における診療ガイドラインの教育的活用法

養成校におけるPBLでの学びを経て臨床現場で臨床実習を受け，そして，有資格者として臨床現場での経験をとおして学修を深めていくことが臨床教育となる．臨床教育の最大のポイントは，養成校でのPBLにおける模擬事例ではなく，実際の対象者に対して展開されるということである．

1）臨床実習生の場合

臨床実習生の臨床教育における最大の学修課題は，臨床現場で臨床経験を積み重ねるとともに臨床家としての臨床推論を学ぶことである（図3）．そのため，診療ガイドラインの活用における学修としては，臨床チームがどのような場面でどのように診療ガイドラインを用いて対象者に説明し，

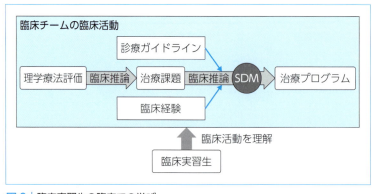

図3 | 臨床実習生の臨床での学び

対象者と臨床決断の共有を図ろうとしているのかを目の当たりにすることである．目の前で展開される臨床活動のなかで，診療ガイドラインが適用される場面もあれば，診療ガイドラインが適用されない場面にも遭遇することであろう．その場合，「なぜ，診療ガイドラインが適用できないのか」ということを確認することが大切である．学内教育においては，標準的な模擬事例で教育展開されることが多く，診療ガイドラインが適用できない要件を抱えた事例を取り上げることは少ない．それに対して，臨床現場では，診療ガイドラインとともにクリニカルパスも用いられているが，多くの要因によってバリアンス（予想と異なる経過や結果）となっていることも多い．そのような場合に，臨床家が他のどのような要因を考慮して治療プログラムをアレンジするのかを，1例1例ていねいに説明し，実習生はその内容を理解していくことが大切である．限られた実習期間とはいえ，数多くの対象者に接するわけであり，すべての対象者から学ぶことを意識しておくことが必要である．

臨床実習指導者は，診療ガイドラインの適用の有無を含めて，臨床チームの判断の根拠を説明することが，実習生に対する臨床教育における最大のポイントとなる．

2) 臨床家の場合

臨床家の場合には，常に，実践をとおしての学修（Learning Through Practice）であると同時に臨床をとおした研修（On the Job Training；OJT）の展開であり，そのなかで行われる内省（Reflection）が大切になってくる．臨床実践のなかで，診療ガイドラインを活用していく場面は，評価ならびに治療のそれぞれの場面であり，それぞれの場面において診療ガイドラインを意識することが必要である．医療は常にPDCAサイクルで展開されている．対象者の評価を行い，治療課題の特定を行う．その後，目標を設定し治療プログラムを立案・実施し，最後に効果判定を行ったうえで新たな治療課題を設定するという流れである．

治療課題が特定されれば，その課題に対して，どのような治療が適用となるのかという視点で診療ガイドラインを参照する．診療ガイドラインのなかに適当なものが見つかれば，その適用を第一候補として検討するが，他の治療法が適用になる可能性もなくはない．したがって，他の原著論文についても必要に応じて参照する習慣をもつことは大切である．これらの診療ガイドラインや諸氏の研究を用いて，治療プログラムが立案され，その内容を対象者と共有し，治療を展開する．次の段階としては，効果判定である．効果判定も治療者の主観的な項目によって「効果がみられた」と主張しても十分とはいえない．その疾患に対する効果判定指標として推奨されている評価手法があれば，その評価手法を用いるべきである．このように日ごろから自らの「評価」「治療」の両面において，診療ガイドラインを常に参照していく習慣をもち，経験を蓄積していくようにしなければ，

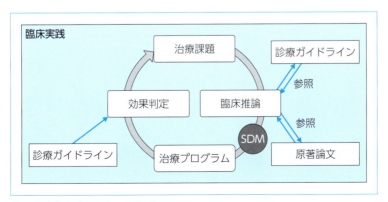

図4 | 臨床実践をとおした学び

診療ガイドラインを活用できる能力の向上は図れない（図4）．

　臨床家の役割は，診療ガイドラインの活用にとどまらない．医療が日進月歩の今日，定期的に最新の知見を得て，診療ガイドラインは更新されていく．そのため常に，最新の診療ガイドラインを参考にしていくことが必要である．そして，診療ガイドラインの改訂によって推奨の変更があった場合には，推奨度の変更がなぜ行われたのかということを理解するように努めることが大切である．さらに，診療ガイドラインの進歩に自ら参画するという意識をもつことも重要であろう．漫然とした臨床活動を継続するだけではなく，常に，自らの臨床効果を検証し，その結果を社会に提示していくことが大切である．確かに，リハビリテーション領域の治療においては，ランダム化比較試験の手法に基づいた研究デザインを組むことは困難である．しかし，エビデンスの基本は1例1例の変化であるシングルケースの積み重ねであり，症例報告を積み重ねることで新たな発見につながることもあるだろう．

　臨床現場における診療ガイドラインの活用としては，診療ガイドラインを臨床に適用するユーザーとしてだけではなく，診療ガイドラインの発展に寄与するサポーターとしての立ち位置も重要である．自らの臨床が診療ガイドラインの発展に寄与するだろうという意識を常にもつことが，臨床の質の向上につながることを肝に銘じておきたいものである．

〈日髙　正巳〉

● 参考文献
1) 福井次夫，山口直人監修，森實敏夫ほか編集：Minds診療ガイドライン作成の手引き2014. 医学書院, 2014.

3 エビデンスと診療ガイドラインの活用の実際

脳卒中（ADL 向上）

はじめに

脳卒中（cerebrovascular accident：CVA）後の日常生活活動（activities of daily living：ADL）というかなり広範囲にわたるテーマのガイドライン活用においては，診療ガイドラインの活用時期，アプローチ方法，アウトカムの選定に注意することが重要である．本項では，脳血管障がいの実際の症例に対して診療ガイドラインや研究論文を参考に理学療法を実施した．その経験をもとに，ADL に関するエビデンスと診療ガイドラインの活用のポイントやその際に注意するべき事柄について解説する．

症例提示

基本情報 40 代，男性，身長：180 cm，体重：81 kg，BMI：25 kg/m²

診断名 右被殻出血（左片麻痺）

現病歴 頭痛が現れて救急要請し，急性期病院に搬送され右被殻出血の診断で入院した．保存的加療を受け，8 病日後に急性期病院へ転院．意識清明で CT 上血腫の液状成分が強く，内包も上肢領域は保たれていた印象であったため，翌日 CT ガイド下血腫吸引術を受けた．23 病日後に当院回復期リハビリテーション病棟へ転院した．

CT 所見 発症時（図 1）と第 23 病日目（図 2）

急性期病院（第 8〜23 病日）での経過 初期評価時，Brunnstrom recovery stage（BRS）は，上肢Ⅱ，手指Ⅱ，下肢Ⅱ．意識清明だが，基本動作は，立ち上がり動作・立位保持一部介助，立位時は体幹の麻痺側への崩れを認め，ステップ動作時は麻痺側下肢の膝折れがあった．会話時，注意がそれてしまうこともあったが，会話は成立していた．

社会的背景 職業は営業職で，入院前 ADL は自立．2 階建ての一軒家で妻と 2 人暮らし．

理学療法評価 当院転院時（第 23〜25 病日）

BRS：上肢Ⅲ，手指Ⅴ，下肢Ⅱ　足クローヌス：左（＋）

上肢 Motor Activity Log（MAL）[1]：Amount of Use（AOU）：0 点，Quality of Movement（QOM）：0 点

下肢 MAL（LE-MAL）[2]：0 点

Trail making test（TMT）-A：78 秒，TMT-B：141 秒

Functional independence measure（FIM）：合計 53 点，更衣 2 点，清拭 1 点

手術までの経緯や画像所見での医師の判断により，麻痺側の運動麻痺回復の可能性があるため電気刺激療法を開始した．

希望 左の手足を使って着替えや歩行ができるようになりたい．

臨床推論

1）クリニカルクエスチョン（CQ）

CQ
麻痺側運動機能が運動麻痺の回復に沿って改善したとき，セルフケア（更衣・清拭）時に麻痺側上下肢を使用していくためには，目標設定と課題反復練習は有効か？

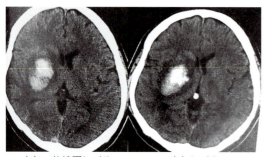

内包～放線冠レベル　　　内包レベル

図1 | 発症時

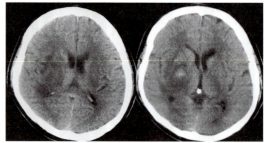

内包～放線冠レベル　　　内包レベル

図2 | 第23病日目

2）PICO

- **P**：40代の右被殻出血（左片麻痺）患者
- **I**：目標設定と課題反復練習
- **C**：その他の方法
- **O**：更衣・清拭動作時の麻痺側上下肢の使用頻度とFIMの向上

3）エビデンスとガイドライン

　本症例では、『脳卒中治療ガイドライン2015[3]（以下、本ガイドライン）』を参照した．

　本ガイドラインでは、脳卒中患者のADL改善を目的とした効果的な方法として、課題の反復練習が推奨されている（グレードB）．脳画像から評価すると、上肢のみならず、下肢の運動機能も比較的回復することが見込まれた．そのため、麻痺側上下肢の使用頻度が増加していくことが予想され、更衣・清拭動作の習得へ向けて治療プログラムを立案した．

　まず本症例の希望である「できるだけ麻痺が回復してきてからセルフケア動作練習を開始したい（回復初期段階から非麻痺側上下肢に頼った動作を獲得したくない）」という訴えから、初期の治療プログラムは運動療法と電気刺激療法を併用し機能回復への直接的な介入を優先した．電気刺激療法の併用は、運動麻痺回復のステージ理論[4]の1st stage recoveryを目的とし、運動麻痺を改善するために実施した．

　次に目標設定について、本ガイドラインでは、予後予測による目標設定や適切な治療プログラムの立案、必要な入院期間の設定が推奨されている（グレードB）設定が重要であることが指摘されている．EBMとは「よりよい患者ケアのための意思決定を行うもの[5]」であり、どのADL動作改善においても目標設定は重要事項である．Ogawaら[6]は、患者が重要視している生活目標を目標設定に追加することで、不安や治療への参加意欲に効果があると報告している．目標設定の方法としては、SMART（S：Specific；具体的、M：Measurable；測定可能性、A：Attainable；達成可能性、R：Relevant；関係性が深い、T：Timely；適時性、Time bound：達成までの期間）に沿って決定していく必要性も報告されている[7,8]．

4）仮説と治療計画

　以上のことから、「目標設定と課題反復練習（動作に沿った反復練習）を麻痺の回復に合わせて行っていくことは、麻痺側上下肢を使用した動作獲得を促すのではないか」という仮説を立て治療目標と治療プログラムを設定した（表1、2）．本症例と診療ガイドライン・論文における共通点として、①年齢や認知機能面などが目標設定の理解や反復練習に耐えうる（採択基準を満たしている）、②本症例の希望に即し、かつセルフケア動作獲得のために必要な機能的動作練習を、実際のADL動作に近い評価や課題設定にすることができる、③CVA後の運動学習機能を考慮している結果のため本症例にも当てはまることがあげられた．一方、④そもそも麻痺側上下肢の参加を考慮してADL動作を評価していない、⑤本症例の価値観

表1 | 理学療法治療目標（更衣・清拭動作に対して治療開始した90病日時点）

短期目標（3週間）：
　靴下を両上肢使用して履けるようになる，上着の袖通しが両側できるようになる
長期目標（2カ月）：
　左上肢で右上肢や体幹右側を清拭できる（FIM6点以上），MAL3点以上獲得

表2 | 理学療法治療プログラム（（　）内はプログラム開始時期）

① 電気刺激療法（25病日以降）
② 課題反復練習（更衣上下：90病日以降）
③ 長下肢（→短下肢）装具を使用した立位・歩行練習（入院時以降）
④ セルフエクササイズ指導，病棟ADL指導（90病日以降）
⑤ ①＋②，②＋③の組み合わせ練習を実施

は「時間がかかってもいいので達成したい」ため，「できるだけ早期に」という期間の比較はできないことが診療ガイドライン・論文と異なる点として考えられた．このため④に関しては，麻痺側上下肢ともにMALを用いて評価し，使用頻度も評価に加えた．

　Frenchら[9]は，課題反復練習における「機能的な練習」と定義したプログラムの設定，練習量などをレビューしており，ADL動作の獲得には，その動作に関係性の深い課題設定がとくに重要であると報告している．本症例の治療プログラム②は更衣動作の「袖通し」「裾通し」を中心に反復練習を行った．

し，本症例の更衣・清拭動作獲得につながったと考えた．また，診療ガイドラインには，FIMなどのADL能力の指標はあっても，麻痺側上下肢の使用頻度は記載されておらず，本症例の希望を反映するため，上肢・下肢ともにMALを効果指標として測定したことが，介入効果を反映し，目標に対する本症例の動機づけや治療プログラムに対する理解を促すことにつながったと考えた．

結果（退院時評価）

　BRS：上肢Ⅵ，手指Ⅵ，下肢Ⅵ　足クローヌス：左（＋）
　MAL：AOU：3.3，QOM：4.3，LE-MAL：8.5，
　TMT-A：78秒，TMT-B：126秒
　FIM：合計123点，更衣7点，清拭7点
　簡易上肢機能検査（麻痺側／非麻痺側）：第30病日目：0/95，第119病日目：90/97，第179病日目：95/100

まとめ

- 麻痺側上下肢の運動回復が見込める症例に対し，希望に沿った目標設定とADL場面を想定した課題の反復練習を実施した．
- 介入の結果，麻痺側上下肢の運動参加に加えFIMや上肢機能が向上した．
- 診療ガイドラインを参考に，本症例の希望に沿った目標設定とADL場面を想定した課題の反復練習を取り入れることは効果的な介入方法となると思われる．

（中村　　学）

考察

　介入の結果，麻痺側上下肢がいわゆるLearned no useとならずに使用頻度が増加し，更衣・清拭動作は麻痺側上肢による動作遂行でFIM各7点となった．本症例の希望に即し，かつ動作獲得のため実際のADL動作に近い課題を設定できたことが，目的設定や課題反復による効果を引き出

●文献

1) 高橋香代子，道免和久ほか：新しい上肢運動機能評価法・日本語版 Motor Activity Log の信頼性と妥当性の検討．作業療法，28(6)：628-636，2009．
2) Uswatte G, Taub E：Implications of the learned non-use formulation for measuring rehabilitation outcomes：Lessons from constraint-induced movement therapy. Rehabilitation Psychology 50(1)：34-42, 2005.
3) 日本脳卒中学会脳卒中ガイドライン委員会編：脳卒中治療ガイドライン2015．協和企画，2015，pp281-287．
4) Swayne OB, Rothwell JC, et al：Stages of Motor Output Reorganization after Hemispheric Stroke Sug-

gested by Longitudinal Studies of Cortical Physiology. Cerebral Cortex 18：1909-1922, 2008.
5) 中山健夫：Outcome-based Education 教育ガイドラインの課題—診療ガイドライン作成の経験から—. 理学療法学, 42(8)：779-780, 2015.
6) Ogawa T, Omon K, et al：Short-term effects of goal-setting focusing on the life goal concept on subjective well-being and treatment engagement in subacute inpatients：A quasi-randomized controlled trial. Clin Rehabil 30(9)：909-920, 2016.
7) Wade DT：Goal setting in rehabilitation：an overview of what, why and how. Clin Rehabil 23：291-296, 2009.
8) 竹林 崇：ADL改善のための，ゴール設定と対象者との共働. 極める！ 脳卒中リハビリテーション必須スキル（総監：吉尾雅春），株式会社 gene, 160-190, 2016.
9) French B, Thomas L, et al：Does Repetitive Task Training Improve Functional Activity after Stroke? A Cochrane Systematic Review and Meta-analysis. J Rehabil Med 42：9-15, 2010.

脳卒中（歩行の回復）

はじめに

　本項では，脳出血にて左片麻痺を呈した症例に対して，『脳卒中治療ガイドライン2015』[2]，『理学療法診療ガイドライン（脳卒中）』[3] やリサーチエビデンスを参考に理学療法を実施した．その経験から，診療ガイドラインの活用のポイントやその際に注意するべき事柄について解説する．

症例提示

基本情報　40代，女性
診断名　脳動脈奇形による脳出血
障がい名　左片麻痺，注意障がい
現病歴　嘔吐・めまいにて救急搬送．右頭頂部実質出血を認め，翌日に脳動静脈奇形摘出術を施行．発症後1カ月後に当院の回復期リハビリテーション病棟へ入院．
CT所見（図）
　皮質レベル：右頭頂部実質に出血
　放線冠より下のレベル：出血なし
　半卵円中心レベル：体幹と下肢の皮質脊髄路の損傷の疑い

入院時理学療法評価
　Brunnstrom recovery stage（BRS）：上肢Ⅵ　手指Ⅴ　下肢Ⅱ
　表在感覚：軽度鈍麻，深部感覚：中等度鈍麻
　Modified Ashworth Scale：1：下腿三頭筋
　非麻痺側上下肢筋力：MMT 4レベル
　麻痺側下肢最大荷重率：11％
　基本動作：非麻痺側優位で軽介助
　歩行：四点杖，短下肢装具（AFO），三動作揃え型，中等度介助
　10 m歩行テスト：35.14秒
　FIM：合計71点

社会的背景　夫と娘の3人暮らし．夫の仕事は多忙で出張が多い．家事や育児はすべて本症例が実施．
希望　速くきれいに歩きたい．
ニーズ　屋内外歩行の自立．
経過　入院時の身体機能は分離運動が困難で麻痺側下肢最大荷重率は11％と低い状態であった．歩行は三動作揃え型で，麻痺側立脚期に膝折れがある．膝折れと振り出しは中等度介助で，介助下での10 m歩行速度は35秒程度であった．急性期サマリーや画像所見，身体機能の各因子を考慮し，随意性の向上，歩行能力向上が見込めると予後予測した．本症例の希望とニーズを考慮すると，Perryらが示した，屋内外を歩行できる速度である10 m 12.5秒以内[1] まで向上することが求められた．

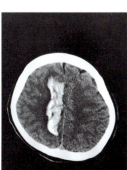
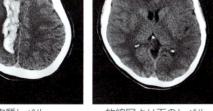

皮質レベル　　　放線冠より下のレベル
図｜回復期リハビリテーション病棟入院時のCT所見

3　エビデンスと診療ガイドラインの活用の実際

臨床推論

1) クリニカルクエスチョン (CQ)

CQ 歩行速度を改善するためにはどのような理学療法を行えばよいか？

2) PICO

- Ⓟ：40代の脳卒中左片麻痺患者
- Ⓘ：60分/日，週7日のステッピング練習や荷重練習を中心とした課題指向型練習と平地歩行練習を5週間実施
- Ⓒ：他の治療法としてトレッドミル，筋電図バイオフィードバック療法，機能的電気刺激療法
- Ⓞ：歩行速度の改善

3) エビデンスとガイドライン

本症例では，『脳卒中治療ガイドライン2015』[2]と『理学療法診療ガイドライン』[3]を参照した．『脳卒中治療ガイドライン2015』において歩行速度の改善を目的に推奨されている治療法は，①下肢の訓練量を多くすること，②装具療法，③筋電バイオフィードバック，④機能的電気刺激療法，⑤トレッドミル歩行[2]である．『理学療法診療ガイドライン』では上記に加え，運動イメージなどを推奨している[3]．

本症例の目標の1つである歩行速度の改善を考えると，『脳卒中治療ガイドライン2015』で示されている「下肢の訓練量を多くし歩行速度の向上に必要な身体機能の改善を図る方法」と「トレッドミルなどの歩行速度を意図的に速くして歩行速度を向上させる方法」の2つの側面に対する治療が考えられる．

その他の論文では，歩行速度が向上するという研究は無数に存在するため，どのような問題点を有する症例にどのような方法を適応しているか吟味することが重要である．リサーチエビデンスによると，歩行速度に関連する因子として，患側下肢荷重率とBRSが報告されている[4]．運動麻痺に対してはさまざまな治療の効果が検証されており，下肢荷重率の低下に対しては，非麻痺側を段差の上に上げ，麻痺側への荷重を促すなどの荷重練習を行うことで歩行速度が向上することが明らかにされている[5]．

4) エビデンスの吟味と本症例への適応

本症例の身体機能を考慮すると，『脳卒中治療ガイドライン2015（以下，本ガイドライン）』[2]に示されている下肢訓練量を多くし，歩行に必要な身体機能の向上を図る方法が適していると考えた．本症例は，入院時のBRSは下肢Ⅱ，麻痺側下肢最大荷重率は11％であり，歩行速度低下に関連する因子と問題点が一致している．本ガイドラインで示される論文では，発症早期の患者を対象にし，病巣や年齢，発症期間，運動麻痺の程度の記載がなく[6]，本症例において下肢訓練量を多くすることが適切とは限らない．しかし，症例の問題点に対する適切な治療を，本ガイドラインで示す治療方法とリサーチエビデンスの吟味に加え，本症例の希望を考慮すると，課題反復や歩行練習などの下肢を中心とした課題指向型練習が適していると考えた．

5) 治療計画

装具療法とステッピングや立ち上がりなどの課題指向型練習と平地歩行練習を60分/日，週7日，合計5週間実施した．

6) 他の治療法との比較

歩行速度を改善すると報告されている他の治療法として，機能的電気刺激療法やトレッドミル歩行があげられる．機能的電気刺激療法はAFOと同様の効果が示されている[7]．トレッドミル歩行の治療効果としては，平地歩行練習と比較した場合に一定の見解を得られておらず，適応を見定める必要がある[8]．本症例の希望と問題点である

BRSと麻痺側下肢最大荷重率に対する治療には，今回は適応ではないと考えた．

7) 診療ガイドライン活用のポイント

本ガイドラインに掲載されている論文では，症例のBRSや麻痺側下肢最大荷重率などの詳細な身体機能を記載したものが少なく，歩行能力もさまざまである．また，急性期から慢性期まで多岐にわたっている．したがって，本ガイドラインに掲載されている症例や歩行速度といった身体機能，時期を吟味することが必要である．

結果

本症例は，介入開始から37日で10m歩行が12.03秒となり，目標を達成した．

その他の身体機能は，BRS：下肢Ⅲ，深部感覚軽度鈍麻，麻痺側下肢最大荷重率84％，FIM 110点まで向上した．

考察

本症例に対し，下肢の訓練量を多くするという課題指向型練習を実施した結果，仮説どおりの結果が得られた．本ガイドラインにおいては[6]，BRSや麻痺側下肢最大荷重率などの記載が少ないことや発症期間が異なることを考慮しながら適応する必要があった．そこで歩行速度に影響を与える因子をリサーチしたところ，BRSと麻痺側下肢最大荷重率が浮かび上がり[4]，本症例の問題点と一致した．本ガイドラインにおける下肢訓練量を多くするという荷重練習や歩行練習にて歩行速度が向上している[6]ことや，本症例の歩行速度低下の原因がリサーチエビデンスと一致していたため本ガイドラインが適用された．歩行速度の改善を図る理学療法として，本ガイドラインに掲載されている論文の症例や方法，適応時期を吟味し，症例への評価と治療が必要であると考えられる．

まとめ

- 歩行速度の改善を図るため，症例の問題点を明らかにし，どの方法が適しているか比較する．
- 『脳卒中治療ガイドライン2015』に掲載されている論文の症例と適応を判断し，治療を行う．
- 本症例においては荷重を意識した課題指向型練習が適していた．

（酒井　克也）

●文献

1) Perry J, et al：Classification of walking handicap in the stroke population. Stroke. 26(6)：982-989, 1995.
2) 日本脳卒中学会脳卒中ガイドライン委員会ほか編：脳卒中治療ガイドライン2015. 協和企画，2015
3) 吉尾雅春ほか：理学療法診療ガイドライン（脳卒中）．http://www.japanpt.or.jp/upload/jspt/obj/files/guideline/12_apoplexy.pdf（アクセス：2016年9月22日）
4) 菅原憲一ほか：片麻痺患者の歩行能力と麻痺側機能との関係．理学療法学 20：289～293，1993.
5) Sheikh M, et al：Randomized comparison trial of gait training with and without compelled weight-shift therapy in individuals with choric stroke. Clin Rehabil. 2015.
6) Kwakkel G, et al：Intensity of leg and arm training after primary middle-cerebral-artery stroke：a randomized trial. Lancet. 354：191-196, 1999.
7) Sarah Prenton, et al：Functional electrical stimulation versus ankle foot orthoses for foot-drop：a meta-analysis of orthotic effects. J Rehabil Med 48：646-656, 2016.
8) Mehrholz J, et al：Treadmill training and body weight support for walking after stroke（review）. Cochrane Library. 2014.

神経難病（筋萎縮性側索硬化症）

はじめに

本項では，球麻痺発症型の筋萎縮性側索硬化症（amyotrophic lateral sclerosis：ALS）の実際の症例に対して，『筋萎縮性側索硬化症診療ガイドライン』やその他ガイドライン，研究論文，各種書籍を参考に理学療法を実施した．その経験をもとに，診療ガイドラインの活用のポイントやその際に注意するべき事柄について解説する．

症例提示

基本情報 40代，女性，体重：48 kg

診断名 筋萎縮性側索硬化症（ALS）上肢発症型

現病歴 X年：上肢筋力低下で発症，X+1年：スキーで転倒，X+1.5年：ALS確定診断，同月：エダラボン治療開始，X+3年：当院にて理学療法/作業療法開始，病状精査目的で入院予定．

理学療法評価（X+3年時点）

来院時の様子：意識清明，笑顔浮かべる．夫，兄弟，母親と普通型車いすに乗車し来室．

医療に対する希望：呼吸不全に対しては気管切開と侵襲的陽圧換気療法（TPPV）の導入を，また，点滴治療のためには皮下埋没型中心静脈ポート（CVポート）の作成を希望している．胃瘻作成の希望は未確認．

社会的背景 夫，娘（6歳）と一戸建てで生活．最近1階に寝室を移している．

家事全般はおもに夫が行っており，夫は介護に積極的である．

社会資源の利用は，往診（2週に1回），訪問看護（週に1回），訪問リハビリテーション（週に2回）を利用している．

主要評価

日常生活活動（ADL）：基本動作：背臥位から端座位まで動作自立．立ち上がりは，高さ50 cm以上からであれば可能．歩行は，両腋窩介助下で膝関節伸展ロックしながら10 m可能．階段昇降は要介助，自宅で練習している．

栄養：X年は62 kgであり，3年で14 kg減少した．インターネットで，炭水化物がALSによくないことを調べ，糖質制限をしているとのこと．

呼吸機能：肺活量；1,100 ml，最大呼気流量（Cough Peak Flow：CPF）；170 l/min．咽頭を使った息溜めが困難．安静時の呼吸困難感はないが，体動時に出現する．日中，急に眠くなる，怠さがある．起床時や日中に頭痛がある．

深部腱反射：左右上下肢で亢進

運動機能：ROMにて手内筋に拘縮あり．MMTにて頸部3，上肢近位2-3，上肢遠位3-4，下肢2-3レベル．

ALSFRS-R（ALS functional rating scale）(図1)[1]：言語4，唾液4，嚥下4，書字1，食事1，身支度1，ベッド2，歩行2，階段1，呼吸困難2，起座呼吸4，呼吸器4．合計30点

臨床推論

1) クリニカルクエスチョン（CQ）とPICO

CQ 1

MMT3レベルのALS患者に対し，病状の進行を抑えるにはどのような運動療法が有効か？

- **P**：下肢の粗大筋力MMT3であるALS患者
- **I**：各種運動療法（ストレッチなどの他動運動，自重による抵抗運動，エルゴメーターなどの有酸素運動，ADL練習などの動作練習）を選択的に行う
- **C**：従来どおりの運動療法全般を行う
- **O**：6カ月後のALSFRS-Rの改善

肺活量が低下している ALS 患者に対してどのような呼吸理学療法を選択すればよいか？

- **P**：拘束性換気障がいを呈する ALS 患者
- **I**：深吸気を促す呼吸理学療法
- **C**：呼吸筋トレーニング
- **O**：努力性肺活量の増大

2）エビデンスとガイドライン

本症例では，『筋萎縮性側索硬化症診療ガイドライン 2013（以下，本ガイドライン）』[1]を参照した．

まず CQ1 について，本ガイドラインでは，「ストレッチ，ROM 維持訓練を行うことは全病期において有効である」と推奨されている（グレード

ALSFRS-R (ALS functional rating scale) 各項目で該当する数字ひとつに〇をつけてください		
1. 言語	4	会話は正常
	3	会話障害が認められる
	2	繰り返し聞くと意味がわかる
	1	声以外の伝達手段と会話を併用
	0	実用的会話の喪失
2. 唾液分泌	4	正常
	3	口内の唾液はわずかだが，明らかに過剰（夜間はよだれが垂れることがある）
	2	中程度に過剰な唾液（わずかによだれが垂れることがある）
	1	顕著に過剰な唾液（よだれが垂れる）
	0	著しいよだれ（絶えずティッシュペーパーやハンカチを必要とする）
3. 嚥下	4	正常な食事習慣
	3	初期の摂食障害（ときに食物を喉に詰まらせる）
	2	食物の内容が変化（継続して食べられない）
	1	補助的なチューブ栄養を必要とする
	0	全面的に非経口性または腸管性栄養
4. 書字	4	正常
	3	遅い，または書きなぐる（すべての単語が判読可能）
	2	一部の単語が判読不可能
	1	ペンは握れるが，字を書けない
	0	ペンが握れない
5. 摂食動作：胃瘻の設置の有無により，(1)(2) のいずれか一方で評価する		
(1)（胃瘻なし）食事用具の使い方		
	4	正常
	3	いくぶん遅く，ぎこちないが，他人の助けを必要としない
	2	フォーク・スプーンは使えるが，箸は使えない
	1	食物は誰かに切ってもらわなければならないが，何とかフォークまたはスプーンで食べることができる
	0	誰かに食べさせてもらわなければならない
(2)（胃瘻あり）指先の動作		
	4	正常
	3	ぎこちないがすべての指先の作業ができる
	2	ボタンやファスナーをとめるのにある程度手助けが必要
	1	介護者にわずかに面倒をかける（身の回りの動作に手助けが必要）
	0	まったく指先の動作ができない
6. 着衣，身の回りの動作	4	障害なく正常に着る
	3	努力を要するが（あるいは効率が悪いが）独りで完全にできる
	2	ときおり，手助けまたは代わりの方法が必要
	1	身の回りの動作に手助けが必要
	0	全面的に他人に依存
7. 寝床での動作	4	正常
	3	いくぶん遅く，ぎこちないが，他人の助けを必要としない
	2	独りで寝返ったり，寝具を整えられるが非常に苦労する
	1	寝返りを始めることはできるが，独りで寝返ったり，寝具を整えることができない
	0	自分ではどうすることもできない
8. 歩行	4	正常
	3	やや歩行が困難
	2	補助歩行
	1	歩行は不可能
	0	脚を動かすことができない
9. 階段をのぼる	4	正常
	3	遅い
	2	軽度に不安定，疲れやすい
	1	介助を要する
	0	のぼれない
呼吸（呼吸困難，起座呼吸，呼吸不全の 3 項目を評価）		
10. 呼吸困難	4	なし
	3	歩行中に起こる
	2	日常動作（食事，入浴，着替え）のいずれかで起こる
	1	座位あるいは臥床安静時のいずれかで起こる
	0	きわめて困難で補助呼吸装置を考慮する
11. 起座呼吸	4	なし
	3	息切れのため夜間の睡眠がやや困難
	2	眠るのに支えとする枕が必要
	1	座位でないと眠れない
	0	まったく眠ることができない
12. 呼吸不全	4	なし
	3	間欠的に補助呼吸装置（BiPAP など）が必要
	2	夜間に継続的に補助呼吸装置（BiPAP など）が必要
	1	1 日中（夜間，昼間とも）補助呼吸装置（BiPAP など）が必要
	0	挿管または気管切開による人工呼吸が必要

図 1｜ALSFRS-R[1]

C1).しかし,「軽度～中等度の筋力低下の筋に対しては,適度の筋力増強訓練も一時的には有効である可能性がある(グレードC1)」に表現をとどめ,過剰な運動負荷は筋力低下を悪化させる可能性があるとしている.「有酸素運動の有効性については,免荷トレッドミルで1日30分,週3回,8週間の歩行トレーニングにおいて歩行に関するパラメーターやALSFRS-Rに改善が認めた」[2]と報告がある.ADL練習についてはKamideらにより,後方視の多施設共同研究でADL練習と有酸素運動がALSFRS-Rに影響を与えていたとの報告がある[3].

呼吸筋も上下肢筋同様に障がいを受けるため,肺活量の減少による拘束性換気障がいと咳嗽力低下が出現する.本ガイドラインでは,「呼吸不全症状出現前より呼吸理学療法を開始する」ことを推奨しており(グレードC1),運動療法同様,「過剰な運動負荷は筋力低下を悪化させる可能性がある」としている(グレードC1).

CQ2の呼吸理学療法については『神経筋疾患・脊髄損傷の呼吸リハビリテーションガイドライン』[4]で詳細に解説されている.具体的には,非侵襲的陽圧換気療法(NPPV)の併用や,Bag valve maskや機械的排痰補助装置を用いた深吸気(Maximum Insufflation Capacity:MICもしくはLung Insufflation Capacity:LIC)や咳嗽介助(Mechanical Insufflation-Exsufflation:MI-EもしくはMechanically Assisted Coughing:MAC)があげられている.神経筋疾患に対しては,呼吸機能維持療法としての呼吸理学療法より,気道クリアランスを維持する排痰リハビリテーションが推奨されている.

3) 仮説と治療計画

以上を踏まえて,本症例における仮説と治療計画を立案する.先立って,ALSは人工呼吸器や栄養など生命にかかわる選択をいくつかしなければならないが,本症例は生き抜くことを選択し,家族もその意志を尊重した.よって,緩和的なリハビリテーションだけでなく,主介護者や社会資源を利用した機能・能力障がいに対する理学療法も必要であると考えた.

・**運動療法について**

本ガイドラインでも推奨されていることに加え,経験的に,深部腱反射が初期から亢進している患者に対しては,積極的に持続的ストレッチを推奨してきた.本症例は発症から3年経過しており,上位・下位運動ニューロン両者の症状が出現している.病状進行による痙縮と関節拘縮予防のため,各関節周囲筋に対し持続的なストレッチを行う必要がある.しかし,自主練習としては行えないため,家族への指導が必須となる.

筋力低下が進行し下肢筋力MMT3以下のため,積極的な筋力増強の適応ではなく,ADLで十分に筋力維持のための負荷がかかっていると考えられた.しかし,本症例の希望と筋力維持目的,有酸素運動目的で,免荷装置のついた歩行器を用いた歩行練習や動作能力維持のための起居動作練習を計画した.

・**呼吸理学療法について**

呼吸機能評価より,拘束性換気障がいを呈しており,慢性肺胞低換気症状特有の自覚症状(表)[4]を訴えているため,高炭酸ガス血症の可能性が考えられる.また,咳嗽力も低下しているため,排痰補助装置を導入しなければ,ちょっとした呼吸器感染症で排痰困難となり,緊急入院の可能性が高くなることが経験的にもわかる.よって,呼吸ケアサポートチームと共同し,換気障がいに対してはNPPVの導入,咳嗽力低下には深吸気練習

表|慢性肺胞低換気症状および徴候[4]

- 疲労,息苦しさ,朝または持続性頭痛,朝の倦怠感・食欲不振,昼間の眠気,睡眠時に頻回の覚醒や体位交換要求,呼吸困難などの悪夢
- 集中力低下,イライラ感,不安,学習障害,学業成績低下,記憶障害
- 筋肉痛,性欲低下
- 呼吸障害による心不全徴候や症状としての発汗や頻脈,下腿浮腫
- 嚥下困難,上気道分泌物の増加,言葉が途切れがち,移動時や食事中のチアノーゼ
- 胸腹部の呼吸パターンの異常,頸部前屈筋力の弱化
- 体重減少(増加不良),肥満

および排痰補助装置の導入を計画した．本症例においては息溜めが困難なためMIC練習は適応にならず，LIC練習の導入を行った．

結果

仮説を検証するうえで，本ガイドラインから引用した評価を用いた．

NPPVとカフアシストを入院中に導入し，訪問看護と訪問リハビリテーションに指導後退院となり，現在も外来フォローしている．

粗大筋力や介助歩行距離は減少したが，基本動作能力に極端な低下はみられず経過した．

人工呼吸器導入により，ALSFRS-Rでは呼吸器3に減点し，合計29点となる．

肺活量は徐々に低下しているが，LICは維持もしくは改善がみられたため，LICトレーナーを導入しLIC練習を開始した（図2）．呼吸機能の経過を示す（図3）．

考察

本症例に対する理学療法を実施するうえで，本ガイドラインと照らし合わせ，問題点を，運動負荷，呼吸理学療法に分けて具体的な仮説に落とし込み，アウトカムまで展開することが可能であった．いずれもALSに特有な問題点であり，死因や病状進行予測を見据えて介入が行えたと考える．とくに呼吸理学療法では，LIC練習を導入し，深吸気練習を積極的に行うことでLICが1,000 ml増加し，肺・胸郭の柔軟性を維持・改善でき，仮説以上の効果が得られた．

本項では割愛したが，栄養管理は，ALSの生命予後に強く関連のある因子で，診療を行ううえできわめて重要である[5,6]．本ガイドラインでも，病初期から管理を行うことを推奨している（グレードB）．具体的には，体重管理，摂食・嚥下や呼吸筋の過活動，身体活動量に対し評価や対応を行う．

ただし，本ガイドラインでは，個々の問題に対する方針はあっても，それが複雑に重なり合った場合の解決策は示せていない．また，本症例では，本人・家族の生きる目的がはっきりしており，TPPVまで行う意思を示しているが，約70％のALS患者はTPPVを希望しない．また，TPPV後はコミュニケーション障がいが生じるといわ

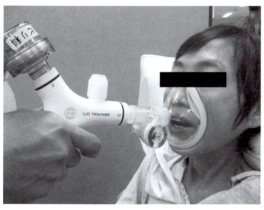

図2｜LICトレーナー

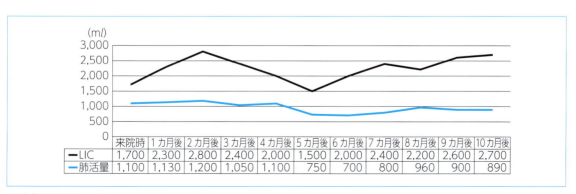

図3｜呼吸機能の経過

れ，閉じ込め症候群に移行する割合は全国調査で約13％であった．これらのいずれに対しても，診療に対する意思決定支援がきわめて重要であるが，それは，理学療法士単独ではなく，多職種連携診療チームでかかわることにより患者のQOLが改善する．

まとめ

- 『筋萎縮性側索硬化症診療ガイドライン2013』を用いて現状評価と予後予測を行い，その症例にまず何をすべきか検討する．
- 希少疾患であるが，温故知新を取り入れることで，個々の症例に適した理学療法を展開できる．
- ALS診療は，理学療法士だけでは解決できない問題がきわめて多いため，多職種連携診療チームでかかわる必要がある．

（有明　陽佑）

● 文献

1) 日本神経学会監修：筋萎縮性側索硬化症診療ガイドライン2013．南江堂，2013．
2) sanjyak M, et al：Supported treadmill ambulation for amyotrophic lateral sclerosis a polot study. Arch Phys Med Rehabili（91）：1920-1929, 2010．
3) naoto K, et al：Identification of the type of exercise therapy that affects functioning in patients with early-stage amyotrophic lateral sclerosis：A multicenter, collaborative study. Neurology and Clinical Neuroscience：Volume 2, Issue 5 September：135-139, 2014．
4) 日本リハビリテーション医学会監修：神経筋疾患・脊髄損傷の呼吸リハビリテーションガイドライン．金原出版，2014．
5) Dupuis L, et al：Energy metabolism in amyotrophic lateral sclerosis. Lancet Neurol（10）：75-82, 2011．
6) Bouteloup C, et al：Hypermetabolism in ALS patients an early and persistent phenomenon, J Neurol,（256）：1236-1242, 2009．
7) 辻 省次ほか編：すべてがわかるALS（筋萎縮性側索硬化症）・運動ニューロン疾患（アクチュアル脳・神経疾患の臨床）．中山書店，2013．
8) Kang SW, Bach JR：Maximum insufflation capacity：vital capacity and cough flows in neuromuscular disease. Am J Phys Med Rehabil（79）：222-227, 2000．
9) 寄本恵輔，有明陽佑：ALSの呼吸障害に対するLIC TRAINERの開発－球麻痺症状や気管切開後であっても肺の柔軟性を維持・拡大する呼吸リハビリテーション機器－．難病と在宅ケア21（7）：9-13, 2015．

下肢重度外傷

はじめに

本項で提示する症例では適用可能な診療ガイドラインが存在しないため，外傷により長母趾伸筋が欠損し母趾伸展機能再建のために腱移行術を実施した症例についての研究論文を参考に理学療法を実施した．その経験をもとに，各種エビデンスの活用のポイントやその際に注意すべき事柄について解説する．

症例提示

基本情報 20代，男性

診断名 左下腿挫滅（長母趾伸筋欠損，前脛骨筋腱成分以外欠損，下腿後方筋区画筋挫傷）

現病歴 バイク走行中に乗用車と衝突し，車とバイクのあいだに左下肢を挟み受傷した．

経過 受傷同日にデブリードマン施行（図1），受傷後5日から理学療法を開始した．下腿後方筋区画の筋挫傷により足関節他動背屈制限を生じており，足関節背屈の関節可動域（ROM）拡大，歩行機能改善のために理学療法を実施した．受傷後2カ月で短下肢装具（Gait Solution）を装着し独歩可能となった．受傷後5カ月で足関節ROM（他動/自動）は背屈（30/10）であり，装具なしでの歩行を獲得できていた．しかし，母趾自動伸展が不可能であり（図2），裸足歩行でのつまずきが頻繁に生じるため，腱移行術による母趾伸展機能再建を行うことになった．腱移行術では長母趾伸筋腱を長趾伸筋腱に編み込み縫合で強固に縫合した（図3）．

主訴 裸足歩行での母趾のつまずき

理学療法評価

術前：足関節ROM（他動/自動）；背屈（30/10），底屈（45/45），足趾伸展および屈曲にROM制限はない．

徒手筋力検査（MMT）：足関節背屈2，母趾伸展0，第2～5趾伸展5．

術後：足関節中間位でシーネ固定された．

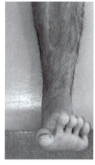
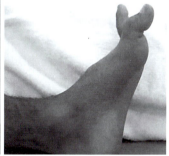

図2 | 腱移行術前の母趾伸展不全

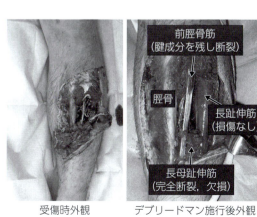

受傷時外観　　デブリードマン施行後外観

図1 | デブリードマン施行

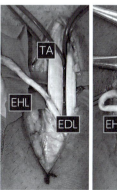
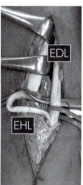
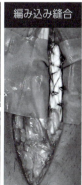

図3 | 腱移行術中所見
TA：前脛骨筋，EHL：長母趾伸筋，EDL：長趾伸筋

臨床推論

1) クリニカルクエスチョン（CQ）

> **CQ**
> 腱移行術で強固な腱縫合が行われたため早期運動療法が許可された．実際に本症例の母趾自動伸展機能改善のためにはどのような運動療法を行えばよいか．

2) PICO

- **P**：長母趾伸筋腱断裂後に腱縫合術あるいは腱移行術を行った20代の症例
- **I**：早期運動療法
- **C**：その他の方法
- **O**：母趾自動伸展ROMなど足趾機能の改善

3) エビデンスとガイドライン

　下肢重度外傷に関する診療ガイドラインは存在しないため，研究論文を渉猟したが，研究論文についても症例報告またはケースシリーズがほとんどであり，エビデンスレベルが高いものは存在しなかった．渉猟した研究論文の多くは，術後に足関節および足趾をギプス等で固定する固定法を適用しており，本症例に適用可能な早期運動療法の報告は，長母趾伸筋腱断裂後に腱縫合術を行った1つの症例報告[1]のみであった．この報告では，長母趾伸筋腱断裂縫合術後から，母趾MP関節他動伸展と足関節軽度背屈位での母趾MP関節自他動屈曲を行い，術後4週から母趾自動伸展，8週から足関節底屈位での母趾他動屈曲運動を実施していた[1]．また渉猟しえたすべての報告で，術後，縫合腱へのストレスを減らすために，足関節背屈位，母趾MP関節伸展位に保持するギプスやシーネによる外固定が3週間実施されていた[2-5]．

4) 本症例の価値観

　本症例のコンプライアンスは良好であり，頻回の外来通院が可能だったため，早期運動療法における管理，患者指導に関して問題はなかった．また本症例自身は母趾自動伸展機能に加え，母趾屈曲ROM獲得を希望しており，症例報告のスケジュールよりも，母趾屈曲他動運動開始を早めることを検討した．

5) 仮説と治療計画

　本症例は，長母趾伸筋の筋体が欠損したため腱移行術（長母趾伸筋腱→長趾伸筋腱）を実施しており，症例報告の腱断裂後の腱縫合術とは患者背景が異なる．しかし，強固な腱縫合術が行われている点は同じであり，症例報告では，腱縫合後の早期運動療法を適用し，母趾機能に左右差なく良好な成績を得ていたことから，本症例にも，同様の早期運動療法を実施することで，最大限の機能回復が得られるのではないかと考えられた．

　症例報告および本症例の患者背景を踏まえ，医師と協議のもと，次のように治療計画を立案した．術後3週まで足関節背屈，足趾伸展他動運動，足関節背屈位での足趾屈曲運動，装具療法（スプリントにより第1～5指MP関節を伸展位，Gait Solutionを用いて足関節を軽度背屈位に保持）を実施（図4）した．術後3週から荷重開始．術後6週でスプリントを除去し，第1～5指MP関節自動伸展運動，足関節自動背屈運動および第1～5指他動屈曲運動を開始した．術後8週で抵抗運動を開始し，術後11週でGait Solutionを除去した．

　下肢重度外傷は，損傷形態のばらつきが大きいため，本症例のような筋腱の断裂に限らず，下肢重度外傷の理学療法に関する研究論文は少なく，多くは症例報告である．目の前の症例と損傷形態や手術方法が類似している報告を探し出し，医師と協議のもと，症例報告で実践されている理学療法を参考にして症例に適用しても問題はない．一方でまったく報告がない症例に出会うことも多い．この場合，重度外傷は，骨折や筋損傷，神経

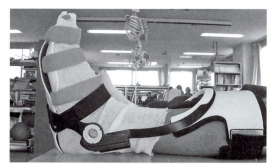

図4｜スプリントと短下肢装具（Gait Solution）による足趾伸展位，足関節背屈位保持

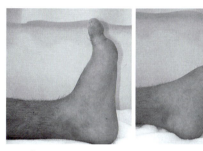

図5｜最終の足趾自動伸展および屈曲

損傷などの複合損傷なので，それぞれの報告を統合して適用することや，他の部位（たとえば手の外科領域）で実践されている方法を参考にすることが必要である．

結果

仮説のとおり，腱の癒着や緩みを生じることなく良好な母趾伸展機能を獲得することができた（図5）．腱移行術後3.5カ月で母趾MP・IP関節は，健側と同様の他動ROMを獲得した．MMTは母趾伸展4，第2～5趾伸展5だった．母指MP関節伸展はextension lagを10°認めるものの，主訴であった裸足歩行での母趾のつまずきは消失した．日本足の外科学会の母趾判定基準[6]では100/100点だった．

考察

治療計画に則って理学療法を行い，良好な母趾機能を獲得することができた．腱断裂に対する腱縫合術や腱移行術後に外固定を行うと，腱滑走が制限されて腱と周囲組織の癒着を生じ，ROM制限や自動運動不全の原因となる[7]．早期運動療法は，手術後から縫合腱への離開ストレスを減弱させた状態で腱滑走を行うため，癒着のリスクを低減する．固定法を用いた長母趾伸筋腱移行術の報告では拘縮が残存した症例が散見される[2]が，本症例および活用した症例報告では強固な腱縫合が行われ，早期運動療法を実施することで良好な母趾MP・IP関節の他動ROMを得ることができた．一方で，症例報告では左右差のないROMを獲得しているが，本症例では母趾MP関節のextension lagが残存した．これは，症例報告が，腱断裂後の腱縫合術であり力源が残存しているのに対して，本症例では，足関節背屈，母趾伸展，足趾伸展の力源が長趾伸筋しか残存しておらず，筋張力が各筋に分散するため，母趾MP関節のextension lagが生じたと考えられた．

本症例と症例報告の症例は，受傷形態や手術内容（腱縫合術と腱移行術）など患者背景の相違点はあるが，同じ日本人で年齢や性別も同様であり，強固な腱縫合が行われ早期運動療法を適用している点が類似していた．症例報告の方法と本症例の要望，使用できる装具等を考慮し理学療法を実施した結果，良好な母趾機能を得ることができた．

まとめ

- 下肢重度外傷は症例による損傷形態のばらつきが大きく，診療ガイドラインやエビデンスレベルが高い研究論文が少ない．
- 長母趾伸筋が欠損し腱移行術を実施した症例に対して，長母趾伸筋腱断裂後に早期運動療法を適用した症例報告を参考に理学療法を行った．
- 症例報告を活用する場合には患者背景や病態の違いを把握し，医師との協議をもとに理学療法内容を決定するべきである．

（荒木浩二郎）

●文献

1) Ogawa T, et al.：Early Range of Motion After Subcutaneous Rupture of Extensor Hallux Longus Tendon Repair：A Case Report. Foot Ankle Int 31(10)：923-926, 2010.
2) Wong JC, et al.：Repair of acute extensor hallucis longus tendon injuries：a retrospective review. Foot Ankle Spec 7(1)：45-51, 2014.
3) Lohrer H, Nauck T：Subcutaneous extensor hallucis longus tendon rupture：case report and literature review. Foot ankle Int 33(10)：905-911, 2012.
4) Fadel GE, Alipour F：Rupture of the extensor hallucis longus tendon caused by talar neck osteophyte. Foot Ankle Surg 14(2)：100-102, 2008.
5) Kurashige T, et al.：Checkrein deformity due to extensor hallucis longus hypotrophy treated with extensor digitorum longus tendon transfer. Foot Ankle Surg 20(2)：30-34, 2014.
6) Niki H, et al.：Development and reliability of a standard rating system for outcome measurement of foot and ankle disorders I. J Orthop Sci 10(5)：457-465, 2005.
7) 赤羽根良和ほか：長母趾伸筋腱断裂における理学療法の試み〜伸筋腱の修復時期で分類した治療プログラムについて〜．愛知県理学療法士会誌 16(1)：43-46, 2004.

整形疾患

はじめに

本項では，人工股関節全置換術（THA）施行後に変形性膝関節症（膝OA）を呈し，人工膝関節全置換術（TKA）を施行した実際の症例に対して，『理学療法診療ガイドライン2011（変形性膝関節症）』[1]や『変形性股関節症診療ガイドライン2016』[2]，その他研究論文を参考に理学療法を実施した．その経験をもとに，診療ガイドラインの活用のポイントやその際に注意するべき事柄について解説する．

症例提示

基本情報 50代，女性，身長：151 cm，体重：53 kg，BMI：23.2 kg/m²

診断名 両膝OA．

既往歴 左THA（10年前），手根管症候群術後，逆流性胃腸炎

現病歴 10年前に施行した左THA術後より右下肢に体重をかけて動くようになった．徐々に右膝関節痛が出現したため，外来にて関節穿刺や内服コントロールにより経過観察していた．半年ほど前より右膝関節痛が増強したため，右TKA目的で入院となった（図1）．

社会的背景 夫と2人暮らし．現在は無職であるが，以前，勤務していた保育士への復職を希望している．

主訴 右膝関節痛，左下肢筋力低下，歩容の崩れ

理学療法評価
視診および触診：左股関節周囲筋および膝関節周囲筋の萎縮

ROM（右/左）：股関節外旋；30°/10°，膝関節屈曲；140°/140°，伸展；-5°/5°

大腿周径（右/左）：Patella直上；38.0 cm/35.0 cm，+5 cm；39.0 cm/37.5 cm，+10 cm；44.5 cm/42.0 cm，+15 cm；49.5 cm/47.0 cm

MMT（右/左）：大殿筋；5/4，中殿筋；5/4，股関節外旋筋群；5/3，大腿四頭筋；5/4

Visual Analogue Scale（VAS）：21点（右内側大腿脛骨関節の動作時痛および圧痛）

10 m歩行テスト：6.09秒

Timed Up & Go Test（TUG）：6.90秒

立位アライメントは右股関節外旋位，左股関節内旋位で骨盤は左回旋位．右膝関節軽度屈曲位，左膝関節は過伸展位．独歩可能であるがTrendelenburg歩行を認め，右側への体幹動揺が強い．

Lissajous Index（LI）*：19.3%

Stride to stride Time Variability（STV）*：3.03%

*LIおよびSTVは第3腰椎棘突起上に装着した加速度センサのデータより算出している．LIは前額面における歩行の対称性，STVは歩行周期時間の変動性を示す．どちらも0%に近づくほど良好とする．

経過 術翌日より全荷重での歩行器歩行となり理学療法を開始した．深部静脈血栓症や感染の徴候はなく，クリニカルパスどおりに術後3週で自宅退院となった．

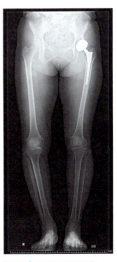

図1 術前X線画像

臨床推論

1) クリニカルクエスチョン（CQ）

CQ
THA術後に進行した二次性膝OAに対してTKAを施行した本症例の歩行機能改善のために股関節へのアプローチは有効か？

2) PICO

- **P**：THA術後に対側の二次性膝OAが進行しTKAを施行した50代の症例
- **I**：THA施行後の機能改善が不十分であった股関節に対する外旋筋力増強運動
- **C**：TKA術後膝関節への筋力増強運動のみ
- **O**：歩行機能の改善

3) エビデンスとガイドライン

本症例では『理学療法診療ガイドライン2011』[1]『変形性股関節症診療ガイドライン2016』[2]を参照した．

『理学療法診療ガイドライン』で推奨されるTKA術後の筋力増強運動は，大腿四頭筋筋力増強運動のみであり，股関節周囲筋に対する筋力増強運動の有効性については示されていない[1]．しかし，膝OAの病態や歩行における股関節機能との関連は多く示されており，理学療法評価や保存療法では重要なポイントの1つとされている．だが，患側の股関節機能のみを評価した報告が多く，また，二次性膝OAに対する有効性も示されていない．一方，『変形性股関節症診療ガイドライン2016』によると，股OA患者では，対側膝関節のOAにつながる可能性が示されている[2]．THA術後患者においても，歩行時の対側膝関節外部内転モーメントや膝関節内側コンパートメントへの荷重量の増加が残存し，術後10年間の追跡調査では，33％の症例が対側の膝OA進行が認められたと報告している[3-5]．当院でもTHA術後患者の対側膝OAが進行し，TKAに至る症例は少なくない．

4) 仮説と治療計画

本症例は，THA側の股関節伸展・外転・外旋筋力低下と，股関節および膝関節周囲筋の著明な筋萎縮を認め，さらに立位アライメントはTHA側股関節内旋位であった．10年前に施行した左THA術後に対側膝OAが進行していることを踏まえると，股OAだけでなく，術中アプローチの影響による筋力低下も疑われる．本症例は，後外側アプローチを施行されており，短外旋筋群の切離と修復が行われる．先行研究では，個人差はあるが，術後1年を経過しても外旋筋力の低下が残存する可能性があると報告されており，本症例に関しても同様の可能性が考えられた[6]．『理学療法診療ガイドライン2011』では，膝OA患者の股関節外旋筋力の低下を認めると示している[7]．本症例の場合，通常のTKA術後プログラムのみでは十分な歩容の改善が得られず，TKAに対する負担が残存する恐れがあるため，THA側の股関節機能の改善，とくに股関節外旋筋力の改善が重要であると考えた．しかし，『変形性股関節症診療ガイドライン2016』に，THA術後の股関節外旋筋力増強運動の有効性は示されていない．そこで今回は，ガイドライン以外の研究論文を参考に仮説を立て，治療計画を立案した．

THA術後患者に対する股関節外旋筋力増強運動については，Nankakuら[8]が膝関節伸展筋力の維持と股関節外転筋力およびTUGの改善につながると報告しており，その有効性が示されている．本症例の主訴や歩容を改善したいという要望も踏まえ，TKA術後早期よりTHA側の股関節外旋筋力増強運動を取り入れることで，歩容の改善が得られると同時に，TKA側の膝関節に対する負担軽減につながると考えた．

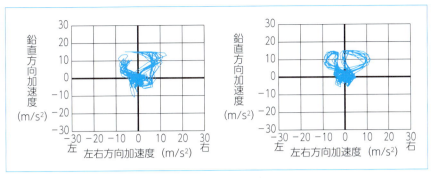

図 2 | 前額面リサージュ図形（左：術前，右：術後 3 週）

結果

術後 3 週の時点で TKA 術後の膝関節機能は良好であり，疼痛の改善を認めた．さらに THA 側の股関節機能も改善し，歩容の改善を認めている（図 2）．介入後の結果を以下に示す．

ROM（右/左）：股関節外旋；30°/20°，膝関節屈曲；130°/140°，伸展：0°/5°

大腿周径（右/左）：Patella 直上；39.0 cm/35.0 cm，+5 cm；39.0 cm/38.0 cm，+10 cm；44.5 cm/42.5 cm，+15 cm；49.5 cm/47.5 cm

MMT（右/左）：大殿筋；5/5，中殿筋；5/5，股関節外旋筋群；5/4，大腿四頭筋；5/5

VAS：8 点（右膝関節動作時痛）

10 m 歩行テスト：6.08 秒

TUG：6.72 秒

LI：8.31％

STV：1.32％

立位アライメントは左股関節内外旋正中位で，骨盤は軽度左回旋位．独歩可能で Trendelenburg 歩行も改善しているが，右側への体幹動揺はやや残存している．

考察

TKA 術後の通常アプローチに股関外旋筋力増強運動を加えることで，股関節周囲筋力のみでなく，歩容の改善につながったことから，仮説どおりの結果が得られたと思われる．論文の対象は，前方アプローチによる THA を施行した術後早期の患者であり，さらに他の関節疾患を有していないことから，本症例とは大きく異なる．後方側方アプローチの場合，短外旋筋群の修復を行うため，術後早期から積極的な股関節外旋筋力増強運動は原則実施されない．そのため，前方アプローチと比較し，股関節外旋筋力の低下が著しいとされている．本症例は THA 術後 10 年経過しており，外旋筋群へのアプローチが可能であった．また，TKA 術側膝関節の術前機能が良好であったため，術後も良好な改善が得られると判断した．股関節外旋筋力低下が著明であり，経過も長いことから，短期間での十分な改善が得られるかは疑問であったが，一定の効果を得ることができた．股関節外転筋や大腿四頭筋の筋力左右差は，歩行非対称性や歩行周期時間の変動性増大につながるとされている[9,10]．股関節外旋筋力の改善に合わせて，中殿筋や大腿四頭筋の筋力も改善したことにより，歩容の改善につながったと考える．

まとめ

- 『理学療法診療ガイドライン 2011』および『変形性股関節症診療ガイドライン 2016』では，THA 術後患者における股関節機能と膝 OA の関連性および股関節周囲筋に対する筋力増強運動の有効性は示されていない．
- THA が対側膝関節に影響を与えるといった報告は多いことから，股関節機能の改善は重要であり，とくに術後筋力低下をきたしやすい股関

節外旋筋力へのアプローチが必要であると考えた．

- THA術後に二次性膝OAが進行しTKAを施行した症例に股関節外旋筋力増強運動を取り入れることで，仮説と同様に歩行機能の改善につながったことから，その有効性が示唆された．

（坪内　優太）

●引用文献
1) 日本理学療法士協会：理学療法診療ガイドライン2011．変形性膝関節症，2011，p331．
2) 日本整形外科学会，日本股関節学会：変形性股関節症診療ガイドライン2016．第2版，南江堂，2016，p44．
3) Shakoor N, Hurwiz DE, et al.：Asymmetric knee loading in advanced unilateral hip osteoarthritis. Arthritis Rheum：1556-1561, 2003.
4) Umeda N, Miki H, et al.：Progression of osteoarthritis of the knee after unilateral total hip arthroplasty：minimum 10-year follow-up study. Arch Orthop Trauma Surg：149-154, 2009.
5) Foucher KC, Wimmer MA：Contralateral hip and knee gait biomechanics are unchanged by total hip replacement for unilateral hip osteoarthritis. Gait Posture：61-65, 2012.
6) 北島　将，河野俊介ほか：後方アプローチを用いた人工股関節全置換術前後の外旋筋力の回復率．整形外科と災害外科：10-12，2016．
7) Hinman RS, Hunt MA, et al.：Hip muscle weakness in individuals with medial knee osteoarthritis. Arthritis Care Res：1190-1193, 2010.
8) Nankaku M, Ikeguchi R, et al.：Hip external rotator exercise contributes to improving physical functions in the early stage after total hip arthroplasty using an anterolateral approach：a randomized controlled trial. Disabil Rehabil：2178-2183, 2016.
9) Arvina M, Hoozemans MJ, et al.：Effects of hip abductor muscle fatigue on gait control and hip position sense in healthy older adults. Gait Posture：545-549, 2015.
10) LaRoche DP, Cook SB, et al.：Strength Asymmetry Increases Gait Asymmetry and Variability in Older Women. Med Sci Sports Exerc：2172-2181, 2012.

腰痛予防・産業理学療法

はじめに

本項では，坐骨神経痛という特徴があった腰椎すべり症の患者に対して，『腰痛診療ガイドライン 2012』[1]や研究論文を参考に理学療法を実施した．その経験をもとに，診療ガイドラインの活用のポイントやその際に注意するべき事柄について解説する．なお，本症例は，職業性腰痛を理由に職場を退職したが，新たな職場での復職を目指しているため，産業理学療法の視点が必要な症例である．

症例提示

基本情報 50代，女性，体重：64.4 kg
診断名 第4腰椎すべり症，坐骨神経痛
併存症 糖尿病（2012年〜）
現病歴 2010年から週に5回清掃員としてパートタイムで働いていた．2016年から，仕事中に腰部および両下肢に違和感を感じていたが，とくに受診はしなかった．第1病日，両下肢痛を中心とした症状により歩行困難な状態となりT病院を受診．第4腰椎すべり症（および坐骨神経痛）と診断され，保存療法としてコルセットを処方．リハビリテーション目的で当院を紹介され，第30病日より理学療法を開始．なお，症状が強いため仕事は継続困難となり退職．当院のリハビリテーションは外来で週に3回受診している．発症当初は両下肢に症状があったものの，理学療法開始時には，症状は左下肢中心となっていた．理学療法室に入室する際の第一声は痛みに関することであり，心理社会的要因の関与も考えられた．
所見 腰痛および左下肢に坐骨神経痛があり，坐骨神経痛の症状が主症状．軽度の神経根性間欠性跛行を認める．
社会的背景 夫と2人暮らしであり，夫はすでに定年退職している．本症例は現在無職で，今年中にはパートタイムでの復職を希望している．
主訴 左の足が痛くて歩くのがつらい．
ニーズ 下肢痛の改善と復職を希望．
理学療法評価
（初期評価日：第30病日）

痛みの程度（Numerical Rating Scale；NRS）：腰痛は3点レベル，左下肢痛は8点レベル

ROM：右股関節内旋25°，右足関節背屈10°，その他のROMは著名な制限なし

MMT：左大殿筋・中殿筋・前脛骨筋 4，その他は5

感覚：両側の足趾全体に表在感覚軽度鈍磨，左L5（下腿外側）領域に表在感覚軽度鈍磨

腱反射：膝蓋腱反射，アキレス腱反射ともに両側消失

整形外科的テスト

Straight Leg Raising Test：右下肢（−）/左下肢（＋）

Heel-Hip Distance：右9 cm/左12 cm

Minor's Sign：陽性

質問紙 ※認知機能は問題なし

Fear-Avoidance Beliefs Questionnaire（FABQ）：87点

Scoring the Physical Activity subscale（FABQ-PA）：29点

Scoring the Work subscale（FABQW）：58点

Roland-Morris Disability Questionnaire（RDQ）：7点

Pain Catastrophizing Scale（PCS）：41点

経過 現病歴に記載

臨床推論

1) クリニカルクエスチョン (CQ)

CQ
職業性腰痛により退職した本症例が，復職するためには，認知行動療法が有効か？

2) PICO

- P：職業性腰痛により退職した50代の症例
- I：認知行動療法を行う
- C：認知行動療法を行わない
- O：復職，下肢痛の改善

3) エビデンスとガイドライン

本症例では『腰痛診療ガイドライン2012（以下，本ガイドライン）』[1]を参照した．

本ガイドラインでは以下の3項目を推奨している．

- 認知行動療法は，亜急性または慢性腰痛の治療に有用である．
- 認知行動療法は，腰痛が慢性化し，身体障がいの発生や病欠が長期間に及ぶのを予防するために有効である．
- 職業性腰痛では，心的要因が大きいハイリスク群に対する腰痛発症後早期の対処が，腰痛の慢性化や身体障がいの発生を防ぐ．

本ガイドラインのほかにシステマティック（系統的）レビュー論文を採用した．採用された研究

表1 | エビデンスとなる研究論文[2]

論文タイトル	Effectiveness of a return-to-work intervention for subacute low-back pain
著者	Hlobil H, Staal JB, Spoelstra M, et al.
掲載誌	Scandinavian Journal of Work, Environment & Health 31(4)：249-257, 2005.
目的	亜急性腰痛の職場復帰を目的とした介入効果の検証
研究デザイン	システマティック（系統的）レビュー
方法	**検索方法** 英語で執筆されたRCTをMedline, PsycINFO, Embase, Cochrane Controlled Trials Registerより検索． **検索キーワード** randomized controlled trial, controlled clinical trial, random allocation, double blind method, single blind method, occupational therapy, rehabilitation, rehabilitation centers, experimental treatment outcome, experimental behavior therapy, recovery, back pain, low-back pain, backache, sciatica, back injury, sick leave, sick days, disability leave, employment status, disability evaluation, workers' compensation. **包含/除外基準**： ・研究デザイン：RCT（ランダム化比較試験） ・介入：職場復帰を目的とした腰痛に対する外来介入（リファレンスは通常の慣習的な治療） ・対象：亜急性（発症から4週以上3カ月未満）の非特異的腰痛（外科手術の既往や妊婦は除外）により欠勤している成人労働者 ・アウトカム評価 　プライマリーアウトカム：職場復帰の有無 　セカンダリーアウトカム：疼痛，機能障がい **質の評価方法** 2名の査読者が独立した環境で評価した． 　研究の質は，Cochrane Collaboration Back Review Groupが提供しているガイドラインに沿って評価した．査読者間の判断が異なる場合は，両者で議論して解決した．
結果	医師，理学療法士，心理療法士，看護師による認知行動療法として，腰痛は良好な自然経過をたどるという説明を行い，運動療法指導，作業療法，腰痛学級，腰痛体操などの介入を行った結果，6カ月後で復職率に効果があり，12カ月以降では休職日数の減少に効果が認められた．

論文の内的妥当性はすでに吟味されているため，筆者が設定したPICOとの整合性を確認したうえで，次項の外的妥当性の検討を行う．

4) 仮説

本ガイドラインおよびエビデンスとなる研究論文（表1）[2]から「本症例に対して，認知行動療法を行うことで，痛みや機能障がいの改善および復職に向けたアプローチが可能ではないか」という仮説を設定した．

本エビデンスの臨床像は，亜急性の非特異的腰痛であることから，本症例の臨床像とは異なる（本症例は特異的慢性腰痛）．しかし，介入の目的である"復職を目的とした外来介入"に関しては共通項である．なお，本症例において，本エビデンスの適用が困難と思われる禁忌条件はなく，併存している糖尿病もコントロール良好であるため，介入に伴い有害事象が発生するリスクは低い．介入内容である認知行動療法に，特記すべき倫理的な問題はない．本エビデンスの臨床適用には，大規模な機器等の設備は必要がないことや，筆者自身の知識および臨床技術も不足はないことから，実現可能性が高いと判断した．これらの理学療法士としての臨床判断に対して，医師を含むチームおよび本症例の同意が得られたうえで臨床適応を行った．しかし，本エビデンスと異なる点として，当院で本症例に介入するのは，実質的に理学療法士である筆者のみであり，集学的リハビリテーションが提供できる体制は整っていないことがあげられる．

5) 治療計画

本症例は，復職やリハビリテーションにおいて「無理のない範囲で焦らずにやっていきたい」という価値観をもっていたため，比較的，長期的な視点で治療計画を立案した．

週3日（1回20分）の外来にてフォローをしていくことを本症例と合意した．痛みを心配せず，安心して復職したいという症例のニーズをもとに，長期的な視点で，次のように目標設定した．

長期目標（6カ月）：復職

短期目標（3カ月）：痛みのセルフコントロール，身体活動量の向上，夫との定期的な外出（月に1回以上），自主トレーニングの習慣の確立，左下肢痛の軽減

プログラム

① 患者教育（介入開始～1カ月）
 ・腰痛にかかわる正しい知識の指導
② 腰椎牽引療法（介入開始～）
 ・開始当初は体重の1/3から開始
 ・2カ月後から体重の1/2の牽引力で牽引（間欠牽引）
③ 運動療法（介入開始～）
 ・下肢のストレッチ
 ・体幹機能の持久性向上を目的とした運動療法（運動療法は自主トレーニングとしても指導）
④ 認知行動療法（介入開始～）
 ・痛み解消日記

「痛みがあるから何もできない」という考えを「痛みはあるけど，やれることはたくさんある」というプラスの認識に変えていくことを目的に実施した．

行動と痛みの関係を明らかにして，行動の種類や量が必ずしも痛みを悪化させているわけではないことを理解し，痛みの軽減や活動量の増加を目標とした．

6) ガイドラインの活用のポイント

- 本ガイドラインは，欧米のエビデンスの高い論文を引用していることが多く，わが国の医療事情とのギャップがあることを前提として認識する．
- さらに，欧米の復職の社会システムと日本の社会システムは異なるため，一概には，本エビデンスを日本人に一般化できない．
- 本ガイドラインは，神経症状を有さない非特異的腰痛をベースに作成されているため，神経症状を有する特異的腰痛の場合は，より慎重なエビデンスの吟味が必要である．

表2 | 主要評価の変化

	初期評価時（第30病日）	中間評価時（第128病日）
NRS	腰痛：3，左下肢痛：8	腰痛：1，左下肢痛：1
FABQ（点）	87	61（▼26）
FABQPA（点）	29	13（▼16）
FABQW（点）	58	48（▼10）
RDQ（点）	7	4（▼3）
PCS（点）	41	26（▼15）
職業状況	無職（退職後すぐ）	復職先を探している

▼変化量

結果

治療介入の結果，認知行動療法を行うことで，痛みや身体機能の改善および，復職に向けたアプローチが可能となった．この仮説の検証には，痛みの程度・身体機能（日常生活の障がい度）・痛みに対する考え方（恐怖回避思考や破局的思考）の評価が必要であったため，初期評価時と中間評価時の結果を表2にまとめた．

初期評価時には，疼痛の程度が強いこともあって，訓練室に入室した際の第一声は痛みに関することであった．しかし，認知行動療法を含めた理学療法介入を進めるにつれて，入室時の第一声の質が変わり，「まだ痛いけど，主人と動物園に行ってきました」「次の仕事を探し始めました」などの復職を意識したポジティブな言動が増え，腰痛や下肢痛に対する考え方の変化も認められた．また，自主トレーニングは定着し，痛みのセルフコントロールを習得できている．左下肢痛の程度も改善し，神経根性間欠性跛行は認めなくなった．

考察

本症例への介入の結果，仮説どおりの結果を得ることができた．最終目標である6カ月後の復職に向けて，新聞のチラシで求職するなど，復職に向けた行動変容も認められている．前述のエビデンス[2]と比較し，本症例に対する介入では，理学療法士単独での介入であること，介入期間が短いこと，慢性期であったこと，特異的腰痛であることに留意した臨床適用が必要であった．

慢性腰痛を対象としたメタアナリシス（meta-analysis）[3]によると，認知行動療法は，痛みの程度や期間，うつ状態，日常生活活動，精神状態に改善をもたらすことが報告されている．本症例においても，恐怖回避思考や痛みに対する破局的思考が改善しただけでなく，痛みの程度や機能障がいも改善した．しかし，本エビデンス[3]の対象者の年齢が若いことや，痛みを感じている期間が長期であることが本症例の特徴と異なる．

今回適用した認知行動療法の介入効果は，運動療法など他の介入と合わせて行うことで，より効果が得られる可能性が高い[4,5]．そのため，職業性腰痛を対象とした復職への産業理学療法的アプローチには，本ガイドラインを吟味したうえで，認知行動療法を含む複合的な治療プログラムの立案・介入が必要であると考えられる．

まとめ

- 職業性腰痛に対する認知行動療法の効果を検証した結果，痛みの減少，機能障がいの改善が認められ，復職に対する積極的な行動が認められた．
- 認知行動療法は，運動療法など他の介入と組み合わせることで，より効果が得られる可能性がある．
- 本症例に対する介入では，理学療法士単独での介入であること，介入期間が短いこと，慢性期

であったことなど，特異的腰痛であることに留意した診療ガイドライン活用の吟味が必要であった．

（福谷　直人）

● 文献

1) 日本整形外科学会/日本腰痛学会：腰痛診療ガイドライン 2012．日本整形外科学会診療ガイドライン委員会/腰痛診療ガイドライン策定委員会，南江堂，pp55-70，2012.
2) Hlobil H, Staal JB, Spoelstra M, et al：Effectiveness of a return-to-work intervention for subacute low-back pain. Scand J Work Environ Health 31(4)：249-257, 2005.
3) Hoffman BM, Papas RK, Chatkoff DK, et al：Meta-analysis of psychology interventions for chronic low back pain. Health Psychol 26(1)：1-9, 2007.
4) Johnson RE, Jones GT, Wiles NJ, et al：Active exercise, education, and cognitive behavioral therapy for persistent disabling low back pain：a redomized controlled trial. Spine (Phila Pa 1976) 32(15)：1578-1585, 2007.
5) Schonstein E, Kenny D, Keating J, et al：Physical conditioning programs for workers with back and neck pain：A Cochrane systematic review. Spine (Phila Pa 1976) 28(19)：E391-E395, 2003.

心不全

はじめに

本項では，重度左室収縮機能障がいを呈する慢性心不全患者に対し，『心血管疾患におけるリハビリテーションに関するガイドライン』[3]や研究論文を参考に回復期心臓リハビリテーション（心リハ）を実施した．その経験をもとに，診療ガイドラインの活用のポイントやその際に注意するべき事柄について解説する．

症例提示

基本情報 70代，女性，身長：151 cm，体重：45.2 kg，BMI：19.8 kg/m²

診断名 拡張型心筋症（dilated cardiomyopathy：DCM），僧帽弁置換術後（post-Mitral Valve Replacement：p-MVR）

現病歴 1年前より労作時の呼吸困難感を自覚．うっ血性心不全により入院加療．精査の結果，重度僧帽弁閉鎖不全症（手術適応あり）の診断にて心臓外科手術方針となり他院へ搬送．僧帽弁置換術施行．術後経過は順調だったが，左室拡大および左室駆出率は改善せず．CRT-D（両室ペーシング機能付植え込み型除細動器）植込み術を施行するも，安静時の症状は解消されたものの易疲労感により活動性の改善はみられず．CRT-D装着2カ月後に当院での心リハ開始．

既往歴 高血圧，脂質異常症

社会的背景 夫，長男と3人暮らし．運動歴：気功・テニス（3年前まで），趣味活動：書道，華道，フラワーアレンジメント

希望 テニスの再開

理学療法評価
心エコー：左室駆出率（LVEF）15%
左室拡張末期径/左室収縮末期径（LVDd/LVDs）：63/58 mm，左房径（LAD）：43 mm
壁運動：重度収縮能低下
血液検査：HGB 10.9 g/dl，CRE 0.98 mg/dl，e-GFR 43.1 ml/min，BNP 320 pg/ml
心肺運動負荷試験（CPX）：最高酸素摂取量（peak $\dot{V}O_2$）12.9 ml/min/kg（3.7 METs；基準値の64%），嫌気性代謝閾値（anaerobic threshold：AT）9.5 ml/min/kg（2.7 METs；基準値の68%），VE vs. VCO_2 slope 34.7
6分間歩行テスト（6MWT）：490 m
四肢骨格筋力：等尺性膝伸展筋力 48.8/40.7（%BW），握力 22.3/20.5（kgf）
Short Physical Performance Battery（SPPB）：12点

臨床推論

1）クリニカルクエスチョン（CQ）

CQ

拡張型心筋症（DCM）により重度左室収縮能低下を伴った，CRT-Dを装着後の高齢慢性心不全の本症例に対し，有酸素運動とレジスタンストレーニングを併用することは，左室リモデリングや心不全症状の増悪を生じることなく四肢骨格筋力や運動耐容能の改善に対して有効か？

2）PICO

- **P**：重度に左室収縮能が低下したCRT-D装着後の70代の高齢心不全患者
- **I**：監視型の運動療法を中心とした心リハの継続
- **C**：運動指導のみ実施した非監視型での在宅運動療法の継続
- **O**：左室リモデリングの助長が心不全症状の増悪を生じさせずに運動耐容能や四肢骨格筋力を

改善できる

3) エビデンスとガイドライン

本症例では，『心血管疾患におけるリハビリテーションのガイドライン（以下，本ガイドライン）』ならびに，本症例の PICO と類似したランダム化比較試験（randomized controlled trial：RCT）による研究論文とを参照した．

心不全に対する心リハによる効果は，運動耐容能（peak $\dot{V}O_2$, AT, 6MWT）増加や不安・抑うつ軽減，QOL の改善に加え，心不全の再燃による再入院も減少し，長期予後を改善することが示されている[1]．

北米にて実施された，2,000 名を超える患者を対象とした，運動療法の多施設ランダム化比較試験である HF-ACTION[2] では，すでに β 遮断薬を含む薬物治療を実施されている慢性心不全患者〔心臓再同期療法（CRT）装着患者を約 40％含む〕に運動療法を追加することにより，心不全増悪を含めた有害事象を生じることなく，運動耐容能増加，QOL 改善，心事故の減少が得られることが明らかになっている．

本ガイドライン（表）[3] においては，推奨度を含めた推奨文の記載はないものの，臨床上重要なリサーチについてのエビデンスレベルが記載されている．そのエビデンスについての記載に基づいて治療内容の検討を展開した．

運動耐容能の低下を示す慢性心不全患者への自覚症状の改善および運動耐容能の改善に対して運動療法が有効であるというエビデンスが記載されている．また，左室収縮機能低下を有するすべての慢性心不全患者における心事故の減少に対しても，運動療法は効果的であるというエビデンスが記載されている．これらのリサーチエビデンスを踏まえると，運動耐容能が低下し低心機能を呈する本症例においては，運動療法を継続することによる運動耐容能の改善が期待できるものと解釈できる．

また，本症例の PICO と類似した RCT による研究論文[4] も併せて参照した．

4) 経験的な側面からの推論

回復期の心リハでは，心機能低下症例であっても運動療法を継続することによって，同年代の健常成人と同等レベルまで運動耐容能が改善する症例を経験する．重度左室収縮機能障がいをもつ

表 | 心不全の運動療法における運動処方[3]

運動の種類	・歩行（初期は屋内監視下），自転車エルゴメーター，軽いエアロビクス体操，低強度レジスタンストレーニング ・ジョギング，水泳，激しいエアロビクスダンスは推奨されない
運動強度	【開始初期】 ・屋内歩行 50〜80 m/ 分×5〜10 分間，または自転車エルゴメーター 10〜20 W×5〜10 分間 ・自覚症状や身体所見を目安に，1 カ月程度をかけて時間と運動強度を漸増する 【安定期到達目標】 ・最高酸素摂取量（peak $\dot{V}O_2$）の 40〜60％，または嫌気性代謝閾値（AT）の心拍数 ・心拍予備能（最大心拍数−安静時心拍数）の 30〜50％，または最大心拍数の 50〜70％ ・自覚的運動強度（RPE，Borg スコア）：11（楽である）〜13（ややつらい）のレベル
時間	・1 回 5〜10 分×1 日 2 回程度から，1 日 30〜60 分まで徐々に増加
頻度	・週 3〜5 回（重症例では週 3 回，安定していれば週 5 回まで増加可） ・週 2〜3 回程度の低強度レジスタンストレーニングの併用可
特別な配慮	・開始初期 1 1 カ月間はとくに低強度とし，心不全の増悪に注意する ・原則として初期は監視型，安定期では監視型と非監視型（在宅運動療法）の併用 ・経過中は，常に自覚症状，身体所見，体重，血中 BNP または NT-proBNP の変化に注意

CRT-D装着心不全患者においても，運動療法を中心とした心リハを継続することによって，四肢骨格筋力や運動耐容能の改善は可能ではないかと推察される．

5) 資源・益と害のバランス・患者の価値観

本症例は，元来，多趣味でさまざまな方面で活躍していたが，今回の心不全を発症して以来，ほとんどの趣味活動を自主的に抑制していた．さらに，どの程度の運動や活動を行ってよいのかも不明で不安な状態が続いていた．

介入開始時にはCPXの結果をもとに運動指導および運動療法を開始し，日ごろの活動としては運動強度の低い，フラワーアレンジメントや書道（1.8 METs）など，座位で行うことのできる趣味活動より順次再開する方針とした．

本人の希望は「生きがいとしていたテニスを再開したい」とのことであったため，長期目標として「テニス（試合以外の娯楽のレベル：5.0 METs）の再開」とし，運動耐容能の向上を図った．

6) 仮説

CRT-D植込み術後の低左心機能の本症例は，運動療法を中心とした心リハを継続することによって，左室リモデリングや心不全症状が増悪することなく，四肢骨格筋力や運動耐容能の改善効果が得られる．

7) ガイドラインやエビデンスとなる論文に当てはまること，当てはまらないこと

Patwalaら[4]は，虚血性心筋症などの心疾患をもつCRT装着後の症例を対象に，監視型運動療法を行い，装着前と3カ月後と6カ月後にCPXで運動耐容能の評価を行っている．結果，監視型運動療法を継続的に行ったことで，NHYA心機能分類は改善し，運動耐容能およびQOLが向上したと報告している．

ガイドラインでは，CRT装着後の運動療法により，CRT装着によりある程度改善した運動耐容能，LVEF，QOLをさらに改善させる[3]として，重症心不全に対する運動療法の効果が示されている．

一方，個別性により当てはまらないことは以下のとおりである．

本症例に対する監視型運動療法は週2回の介入を予定している．一方，参照した研究では週3回を3カ月間継続していることから，運動療法の介入頻度や期間設定が異なる．

また，本症例は，CRT-D装着2カ月後からの介入開始となったため，CRT-D装着以前の運動耐容能の評価がなされていないことから，単純に同等の治療効果を期待することは難しい．

8) 治療計画

当院にて，週2回，5カ月間の監視型運動療法を継続する計画とした．CPXの結果に基づいて表1を参照しながら，自転車エルゴメーターを使用した30分間のATレベルでの有酸素運動，バランスボールなどの器具を使用した体幹トレーニングに加え，レジスタンストレーニングマシンを使用した四肢の筋力強化運動を軽負荷から開始する．筋力においては1カ月ごとに再評価を行い，運動耐容能は介入開始150日後にふたたびCPXを施行し，さらなる継続の必要性を検討する．

結果

当院での監視型運動療法は，開始直後から週2回，5カ月間継続した．以降は，週1回の監視型運動療法に加えて，在宅での運動を週2〜3回程度の頻度で継続し，最終的に約1年間の監視型運動療法を継続した．心リハに通院している期間における心不全増悪など，運動療法実施に伴う有害事象は発生しなかった．

心リハ介入による四肢骨格筋力の指標では，等尺性膝伸展筋力で30％程度，握力で10％程度の改善を認めた．また運動耐容能の各指標とされる6MWTでは490mから545mまで歩行距離は延長し，CPXでのpeak $\dot{V}O_2$，ATは30〜35％の改善が認められた．運動耐容能の改善に伴い，趣味

活動も順次再開し，最終的にはテニスコートで軽めのラリーを続けられる程度まで回復した．

左室リモデリングの指標は，それぞれ LVEF：33％，LVDd/LVDs：54/45 mm，BNP：120 pg/m*l* に改善した．これらの結果を総合的にみると，本症例の臨床結果に対して立てた仮説は正しかったと判断できる．

また，その仮説を検証するうえでは，運動耐容能の指標や四肢骨格筋力の評価，左室リモデリングの指標や有害事象の有無が必要とされた．

考察

本症例では，"CRT-D 装着患者"に対する監視型運動療法によって"運動耐容能や四肢・骨格筋力の改善が安全に得られる"という仮説を検証するものであった．運動耐容能の改善に約1年を要したものの，介入期間中における心不全症状の増悪や心機能の低下をきたさずに，四肢の骨格筋力および運動耐容能の改善を認めた．よって治療効果と仮説（期待された結果）との整合性は保たれていると解釈できる．

エビデンスとなる論文では，被験者の群間のベースラインは同様であるが，CRT 装着前は本症例よりも重度心機能低下症例を対象とし，CRT 装着前と装着後3カ月とで運動耐容能が改善し，心不全の重症度が NYHA Ⅲ度からⅡ度に改善している．さらに監視型運動療法を CRT 装着6カ月後まで継続した結果，運動耐容能はさらに NYHA Ⅰ度まで改善したと報告している．本症例においては心リハを CRT 装着2カ月後より開始したため，CRT 装着前の peak $\dot{V}O_2$ は不明であるが，介入初期での運動耐容能低下は著明に認められた．約1年の運動療法を継続し，徐々に運動耐容能が改善したことで長期目標を達成でき，QOL の向上につながった．

心不全患者における運動療法では，peak $\dot{V}O_2$ の40～60％ないしは AT レベルでの有酸素運動が推奨される．また，レジスタンストレーニングは，低強度から継続することで，心機能や血行動態に悪影響を及ぼすことなく，運動耐容能や骨格筋力，QOL の改善に有効であるとされている．実臨床においては，通常の監視型運動療法での有酸素運動に加えて，週2～3回のレジスタンストレーニングが継続可能な高齢心不全患者は少ないため，自重やゴムチューブ等を用いて各家庭で実施するよう指導されることが多い．患者の身体機能や運動習慣に適した運動を選択するためにも，定期的な筋力・歩行速度・運動耐容能の評価を行いプログラムの内容を見直すことが重要である．

まとめ

- 重度左室収縮機能障がいを呈した CRT-D 植込み術後の慢性心不全症例に対する運動療法について，先行研究や診療ガイドラインを参考に仮説を検証した．
- 慢性心不全患者に対し，有酸素運動とレジスタンストレーニングを継続したことで，有害事象を招くことなく，運動耐容能や四肢骨格筋力の改善が得られた．
- ガイドラインやエビデンスとなる論文をもとに立てた仮説と臨床での治療効果との整合性が認められた．

（小久保　徹）

●文献

1) 後藤葉一：心臓リハビリテーション エビデンスと展望．日本心臓病学会誌 3(3)：195-215，2009．
2) O'Connor CM, Whellan DJ, et al：Efficacy and safety of exercise training in patients with chronic heart failure：HF-ACTION randomized controlled trial. JAMA 301：1439-1450, 2009.
3) 循環器病の診断と治療に関するガイドライン（2011年度合同研究班報告）（班長：野原隆二）：心血管疾患におけるリハビリテーションに関するガイドライン（2012年改訂版），(http://www.j-circ.or.jp/guideline/pdf/JCS2012_nohara_h.pdf)．（アクセス：2016年10月17日）
4) Patwala, A. Y., Wright, D. J. et al：Maximizing patient benefit from cardiac resynchronization therapy with the addition of structured exercise training：a randomized controlled study. Journal of the American College of Cardiology 53(25)：2332-2339, 2009.

慢性腎不全

はじめに

本項では，心臓の外科的手術後に日常生活活動（ADL）低下をきたした血液透析患者に対し，多職種でリハビリテーションを勧められたケースを紹介し，診療ガイドラインや研究論文等の活用のポイントやその際に注意するべき事柄について解説する．

症例提示

基本情報 60代，男性，身長：172 cm，体重：54.7 kg，BMI：18.5 kg/m^2

診断名 慢性腎不全（血液透析），冠動脈バイパス術（CABG）後，大動脈弁置換術（AVR）後

現病歴 透析中に胸痛発作あり，心臓カテーテル検査施行．手術適応とされ他院へ搬送し，CABGおよびAVRを施行．術後合併症なく経過するも，ADL低下著明にてリハビリテーション目的に当院へ転院．

既往歴 2型糖尿病（40歳），高血圧（55歳ごろ），末期腎不全（61歳～血液透析）

社会的背景 妻と2人暮らし，無職，運動習慣なし

身体所見
血圧：129/63 mmHg
心拍数：78 bpm（洞調律）
SpO$_2$：97%
KT：37.1℃
術後創痛：なし
創部発赤浸出：なし

検査所見
心電図（ECG）：HR 68 bpm，正常洞調律，1度房室ブロック
心エコー：左室駆出率55%，左房拡大（＋）
心嚢水：少量あり
胸部X線写真：肺うっ血（＋），両側胸水貯留（＋），心拡大（＋）；心胸郭比59%
血液検査：WBC 8,700/μl，HGB 9.6 g/dl，TP 6.6 g/dl，ALB 1.9 g/dl，HbA1c（NGSP）6.1%，CRP 2.4 mg/dl，BNP 1,550 pg/ml

理学療法評価
ADL：Barthel Index 60点（病前ADL：すべて自立）
握力（kgf）：7.2/8.1
等尺性膝伸展筋力（%BW）：23.1/27.3
Timed up & go test：22.4秒
5 m歩行（速度）：5.2秒（0.96 m/s）
6分間歩行テスト（6MWT）：60 m（下肢筋疲労により途中終了）
Geriatric Nutritional Risk Index（GNRI）：65.5
骨格筋量指標（SMI）：6.87 kg/m^2

臨床推論

1）クリニカルクエスチョン（CQ）

CQ
冠動脈バイパス術後の高齢血液透析患者に対し，レジスタンストレーニングを継続することはADLの向上に対して有効か？

2）PICO

- **P**：60代の冠動脈バイパス術後の高齢血液透析患者
- **I**：レジスタンストレーニングを行う
- **C**：有酸素運動を行う
- **O**：ADLの向上

3）エビデンスとガイドライン

本症例では，American College of Sports Med-

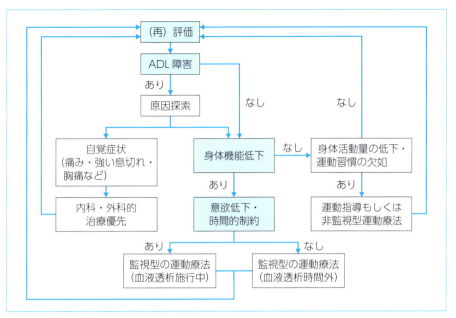

図 | 血液透析患者に対する評価と治療のフローチャート

icine（ACSM）が2014年に示したガイドラインを参照した．

本症例は8年の透析歴があり，CABG＋AVR施行後で廃用症候群を伴った症例である．日本循環器学会のガイドラインでは，開心術後の運動療法はclass-Iとされており，わが国における心臓外科手術後の心臓リハビリテーションでは，術後4～5日で歩行自立を目指すことが目安[1]とされている．一方，腎機能障がいが重度な症例では，術後の体液管理が遷延し，術後リハビリテーションが難渋するリスクが高い[2]．

また，血液透析患者の運動耐容能は，健常成人に比べて基準値の50～60％程度と報告[3]されているが，血液透析患者に対する運動療法のシステマティック（系統的）レビューにより運動療法は血液透析患者の運動耐容能，筋力および歩行能力を改善することが明らかとなり[4]，術後リハビリテーションの介入によって血液透析患者のADLを改善できる可能性はあると推定された．

初期評価では，下肢筋力の著明な低下が認められ，椅子からの立ち上がりや院内独歩に必要とされる下肢筋力水準0.35 kgf/kg[5]を大幅に下回っていた．下肢筋力は血液透析患者の歩行能力やバランス機能とも相関関係が認められている．6MWTでは，歩行補助具を使用しながらも途中終了となっており，運動耐容能は著しく低下していた．

また栄養状態の指標とされるGNRIは，65歳以上の高齢者では，GNRIが低値群であるほど死亡リスクが高く，ALB（アルブミン）やBMI単独よりGNRIのほうがよい栄養関連因子とされ，とくに91以下は低栄養で栄養障がいリスク[6]が認められる．さらに，SMI低下に加え握力低下を認め，二次性サルコペニアを呈していることが明らかとなり，リハビリテーションを進めるうえでは，低栄養状態の改善と活動性の向上に対しては長期的な介入を必要とすることが想定された．

時間的制約のある身体活動量の低下した血液透析患者にとって，身体活動量を自主的に増やすことは困難である．病棟スタッフの協力により活動性を徐々に上げるための支援が必要とされる．また理学療法では身体機能面の改善に向けたアプローチ方法の選択や運動強度の設定が重要となる（図）．

American College of Sports Medicine（ACSM）が2014年に示したガイドラインより「慢性腎臓

表 | 慢性腎臓病患者に推奨される運動処方[7]

頻度	有酸素運動：3〜5日/週 レジスタンストレーニング：2〜3回/週
強度	中等度の有酸素運動〔酸素摂取予備能の40〜60％，RPE（自覚的運動強度）はBorg指数で11〜13〕 レジスタンストレーニングは1 RMの70〜75％
時間	有酸素運動：持続的な有酸素運動で20〜60分/日 この時間に耐えられないのであれば，3〜5分の間欠的運動で合計20〜60分/日 レジスタンストレーニング：10〜15 RMで1セット 患者の耐容能と時間に応じて何セット行ってもよい．大筋群を動かすための8〜10種類の異なる運動を選ぶ 柔軟体操：健常成人と同様の内容が勧められる
種類	ウォーキング，サイクリング，水泳のような有酸素運動 レジスタンストレーニングのためにはマシーンやフリーウェイトを使用する
特別な配慮	血液透析を受けている患者 ・トレーニングを非透析日に行ってよいが，透析直後に行ってはならない ・トレーニングを透析中に行うのであれば，低血圧反応を避けるために（血行動態の安定した）透析時間の前半に行う ・心拍数は運動強度の指標としての信頼性は低いので，RPEを重視する ・患者の動静脈シャントに直接体重をかけないかぎりは動静脈接合部のある腕で運動を行ってもよい ・血圧測定は動静脈シャントのない側で行う 腹膜透析を受けている患者 ・持続的携帯型腹膜透析中の患者は，腹腔内に透析液があるうちに運動を試みるかもしれないが，この結果が思わしくない場合には患者は透析液を除去することが勧められる 移植を受けている患者 ・拒絶の期間中は，運動の強度と時間は減少されるべきであるが，運動は継続して実施してよい

病（CKD）患者に対する運動処方の指針」（表）[7]を参照しながら，心臓術後のリハビリテーション進行表および運動負荷試験の判定基準[1]を照らし合わせ，心電図モニタリングと自覚症状（呼吸困難，疲労感）をもとに運動療法を進めた．

4) 経験的な側面からの推論

血液透析患者においては，週3回の透析（4時間/回）による時間的制約により，日中の身体活動の減少をきたし，運動機能の改善や活動性の向上に難渋しやすい．そのため，病棟スタッフとのカンファレンスを通じて，栄養摂取状況の把握と症状に応じた日中の離床時間を確保する方針とした．

5) 資源・益と害のバランス，患者の価値観

家族背景では，妻が唯一の同居家族であるが，日中は勤務をしているために，本症例の自宅内ADLの自立は必須である．過去10年の病前の生活環境では階段を使用する必要はなく，退院後の生活では透析外来に通院するための歩行能力が必要となる．

6) 仮説

冠動脈バイパス術後の高齢の血液透析患者における有酸素運動とレジスタンストレーニングの併用は自立歩行の獲得の一要因となる．

7) ガイドラインやエビデンスとなる論文に当てはまること，当てはまらないこと

高橋ら[8]は，CABG＋弁置換術後においては，術前のADL自立度が低い，不整脈，中枢神経障がいや腎機能障がいなどのリスクをもつ症例の30％以上で，術後病棟内歩行自立が遅延もしくは

非自立であったと報告しており，本症例が歩行の自立に至っていない原因の1つとして腎機能障がいが影響していると考えられる．

血液透析患者における運動療法や運動指導のステートメントとして，明らかなエビデンスは示されていないが，近年では，筋力が著しく低下した症例では有酸素運動のみでは効果が上がりにくく，低強度のレジスタンストレーニングを併用することが勧められている[9]．

Exercise & Sports Science Australia は，末期腎不全患者に対する有酸素運動とレジスタンストレーニングを併せたプログラムの有効性について明記している[10]ことから，理学療法のプログラムでは，歩行練習に加えて，軽負荷での有酸素運動とレジスタンストレーニングを中心に行うこととした．

一方，個別性により当てはまらないこととしては次のことがあげられた．糖尿病透析患者においては，非糖尿病透析患者とは違った観点からの観察を必要とする．腎性貧血を呈し，運動習慣もなかったなどの背景から，もともとの運動耐容能も低下していた可能性がある．さらには前医では，術後の強い倦怠感や発熱により，超急性期から急性期のリハビリテーションが十分に行えなかったという報告も受けており，身体的 deconditioning が強く残存していることが示唆された．

8) 治療計画

本症例においては，ADL の自立は自宅退院において必要であるが，血液透析後の倦怠感などによる活動性の低下や低栄養状態が大きな問題と考えた．そこで，病棟スタッフによる日中の活動性に対する支援，管理栄養士による栄養摂取状態の見直し，ならびに理学療法士による身体機能面に対する介入など，多職種協働による包括的リハビリテーションの介入を通じて，基本的な ADL の自立を目標に進めた．

9) ガイドラインまたはエビデンスの活用のポイント

ACSM のガイドラインにおける CKD 患者向けの運動処方の考え方[7]を参考に，初期の運動強度を軽度より開始し，自覚症状を指標に進めた．レジスタンストレーニングは 10〜15 RM の強度で行い，体調に応じて 1〜3 セットでその都度調整を行った．身体機能面においては，各指標におけるカットオフ値を参考に，各種ガイドラインや重要論文を参考に具体的数値を目標にすることがポイントである．

結果

術後のリハビリテーション遅延を認めた症例であったが，病棟内での ADL は，歩行補助具の使用を条件としてすべて自立レベルに到達．入院期間は 20 日（術後 34 病日）で自宅退院可能となった．よって，今回の仮説 "冠動脈バイパス術後の血液透析患者における活動性の向上は歩行の自立の一要因となる" ことが示せたのではないかと考える．

また，仮説を検証するうえで，筋力（握力，等尺性膝伸展筋力），ADL および運動耐容能（6MWT）の評価は非常に重要であった．また患者の病態および特性を知るうえで，胸部 X 線写真や心エコーの検査所見，SMI や血清 ALB 値などの栄養状態の把握は臨床上有益な情報である．

考察

仮説では "有酸素運動とレジスタンストレーニングの併用" が "自立歩行を獲得するための一要因となる" ことを検証するものであった．理学療法におけるレジスタンストレーニングだけの効果について，治療による結果と仮説とで直接的な整合性が保たれているかどうかは不明である．

今回は心臓手術を多重に行われている血液透析症例に対し，病棟スタッフとの連携により ADL の改善につながった．

血液透析患者に対する運動療法のエビデンスとしては，高齢の血液透析患者を対象に検討した文献は少ない．とくにフレイルの状態にある症例に対する運動療法の介入の検討は皆無であり，運動療法の介入を通常臨床に応用するためには，今後さらなる検討が必要である．

まとめ

- 慢性腎不全（血液透析）患者のリハビリテーションの進め方についてガイドラインや研究論文を参考に事例を紹介した．
- 高齢の血液透析患者を対象にした運動療法のエビデンスはいまだ少なく，わが国のガイドラインでの運動療法に関する報告も存在しない．
- 血液透析患者に対する運動療法や運動指導の介入は臨床的意義があり，効果的な介入方法について今後さらなる検討が必要である．

〔小久保　徹〕

● 文献

1) 循環器病の診断と治療に関するガイドライン（2011年度合同研究班報告）：心血管疾患におけるリハビリテーションに関するガイドライン（2012年改訂版），2012, pp42-52.
2) Saitoh M, Takahashi T, et al.：Factors determining achievement of early postoperative cardiac rehabilitation goal in patients with or without preoperative kidney dysfunction undergoing isolated cardiac surgery. Journal of cardiology 61(4)：299-303, 2013.
3) Padilla J, Krasnoff J, et al.：Physical functioning in patients with chronic kidney disease. J Nephrol 21：550-559, 2008.
4) Heiwe S, Jacobson SH：Exercise training in adults with CKD：a systematic review and meta-analysis. Am J Kidney Dis 64：383-394, 2014.
5) Kamiya K, Mezzani A, et al.：Quadriceps isometric strength as a predictor of exercise capacity in coronary artery disease patients. European Journal of Preventive Cardiology 21(10)：1285-1291, 2013.
6) Yamada K, Furuya R, et al：Simplified nutritional screening tools for patients on maintenance hemodialysis. Am J Clin Nutr 87：106-113, 2008.
7) Pescatello LS, et al：ACSM's Guidelines for Exercise Testing and Prescription（ninth Edition），Wolters Kluwer/Lippncott Williams & Wilkins, 2014.
8) 高橋哲也，櫻田弘治ほか：心臓血管外科手術後リハビリテーション進行目安の検討．心臓リハビリテーション 17：103-109, 2012.
9) Piepoli ME, Conraads V, et al：Exercise training in heart failure：from theory to practice. A consensus document of the Heart Failure Association and the European Association for Cardiovascular Prevention and Rehabilitation. Eur J Heart Fail 13：347-357, 2011.
10) Smart NA, Williams AD, et al：Exercise & Sports Science Australia（ESSA）position statement on exercise and chronic kidney disease. J Sci Med Sport 16：406-411, 2013.

地域リハビリテーション

はじめに

　本項では，回復期リハビリテーション病棟退院後，自宅での活動量が乏しく，下肢筋力や歩行能力の低下を呈した大腿骨頸部骨折術後患者を訪問リハビリテーション（以下，訪問リハ）にて担当し，『理学療法診療ガイドライン（地域理学療法，変形性膝関節症，身体的虚弱）』[1]やいくつかの研究論文を参考に理学療法を実施した．その経験をもとに，診療ガイドラインの活用のポイントやその際に注意するべき事柄について解説する．

症例提示

基本情報　90代，男性
診断名　右大腿骨頸部骨折術後
現病歴　自宅玄関で転倒するが歩行が可能であったため安静をとる．5日後，股関節痛が増悪したため病院を受診し，右大腿骨頸部骨折の診断を受ける．翌日，右大腿骨の人工骨頭置換術を施行．その後，回復期リハビリテーション病棟へ転院し，約3カ月間のリハを受け自宅退院となる．しかし，退院後約6カ月が経過し，本症例から「足の力が弱くなって立ち上がりにくい」「杖で外歩きができなくなった」と訴えがあり，担当ケアマネジャーより週1回40分の訪問リハの依頼がある．
所見　右股関節に関しては疼痛もなく経過良好であったが，約20年前から両側変形性膝関節症の既往があり，膝関節伸展・屈曲の関節可動域制限が著明であった．また，入院中から歩行時に右膝関節の疼痛があり退院後も残存していた．
社会的背景　妻と2人暮らし．入院前の生活として，自宅前にある畑で農作業をすることが日課であり，それ以外の時間はテレビを見たり本を読んだりすることが多かった．また，家のことはすべて妻に任せており，自宅内での本症例の役割は少なかった．受傷後，畑に関しては近隣の友人に管理してもらっている．

主要評価（訪問リハ開始時）
　膝関節伸展筋力：Hand-Held Dynamometer（HHD）；右足13.9 kgf，左足16.7 kgf
　右膝関節の疼痛：Numerical Rating Scale（NRS）；安静時0点，歩行時5点
　歩行自立度：屋内の二本杖歩行自立もしくは伝い歩き自立
　ADL：FIM；運動項目71点，認知項目33点
　手段的ADL（IADL）：Frenchay Activities Index（FAI）：3点
　活動量：オムロンヘルスケア社製，HJA-750C Active style Proにて計測

　活動量計は，1週間，起床時から就寝時まで腰に装着してもらい，訪問リハ利用日と装着時間の少なかった1日（10時間未満）を除いた5日間で分析を行った．分析方法は，活動強度別に，1.5 METs以下の座位行動（Sedentary Behavior；SB），1.6〜2.9 METsの低強度活動（Light intensity Physical Activity；LPA），3.0 METs以上の中高強度活動（Moderate to Vigorous intensity Physical Activity；MVPA）に分けて行動時間を算出した．また，座位行動の中断（Break）回数として，座位行動が1分以上連続して生じたあとに1.6 METs以上の活動が1分以上連続して生じた回数を算出した．

　活動量計の結果，1時間当たりの座位行動時間の平均は47.5±3.1分（通所介護非利用日49.2±3.0分，通所介護利用日45.0±0.8分），1時間当たりのBreak回数の平均は4.4±1.4回（通所介護非利用日3.5±0.9回，通所介護利用日5.7±0.4回）であり，通所介護を利用していない日の座位行動時間が長く，Break回数も少なかった．また，通所介護非利用日を時間帯別で分析すると，朝・昼・夕と若干の低強度活動はみられるが，食事や排泄，

更衣などセルフケアのために活動している時間であり，その他の時間帯は座位行動時間が長く，1日をとおして臥位もしくは座位中心の生活であった．また，中高強度活動は実施していない状況であった．

経過 退院直後は，二本杖歩行にて自宅周辺の屋外歩行が自立しており，定期的に畑の状況を確認するため足を運んでいた（農作業は未実施）．しかし，受傷前にしていた農作業をしなくなったため，外出は週2回の通所介護のみとなり，利用日以外は自宅で椅子に座る時間が多くなっていた．また，退院時に指導されていたホームエクササイズは膝の痛みのため習慣化しておらず，徐々に歩行能力や下肢筋力が低下していた．

臨床推論

1) クリニカルクエスチョン (CQ)

CQ
退院後に活動量が低下した超高齢者の下肢筋力や歩行能力を改善するためには訪問リハで何をしたらよいか？

2) PICO

- **P**：90代の変形性膝関節症を合併している大腿骨頸部骨折術後症例
- **I**：訪問リハによる活動量向上を目的としたアプローチ
- **C**：訪問リハの利用なし
- **O**：下肢筋力と歩行能力の改善

3) エビデンスとガイドライン

本症例では，『理学療法診療ガイドライン2011（以下，本ガイドライン）』[1]を参照した．

本ガイドライン（地域理学療法）では，訪問リハにおける高頻度のホームエクササイズが運動機能に効果的であると報告されており[1]，ホームエクササイズを症例の日常生活に組み込むことでより有効とされている[2]．運動負荷に関して本ガイドライン（変形性膝関節症，身体的虚弱）では，荷重下・非荷重下，マシン使用下での運動・マシン非使用下での運動にかかわらず筋力増強の効果が期待できると記載されている[1]．一方，高齢者の活動量低下によって生じる影響や介入方法については，ガイドラインには詳細な記述がないため，エビデンスとなるいくつかの研究論文を紹介する．活動量計の分析方法としては，活動強度別に座位行動（1.5 METs以下），低強度活動（1.6～2.9 METs），中高強度活動（3.0 METs以上）のように細分化して分析されており[3]，一般的に推奨されている中強度以上の活動時間とは独立して，座位行動時間[4]や座位行動の中断回数[5]が高齢者の身体機能やADL自立度と関連していることも報告されている．わが国においても「健康づくりのための身体活動基準2013」のなかで，「横になったままや座ったままにならなければどんな動きでもよいので，強度を問わず身体活動を毎日40分行う」と高齢者の身体活動の基準が提示され，座位行動を減らし低強度活動を増やしていくことの必要性を示している[6]．座位行動時間の減少を目的とした介入研究のメタアナリシスでは，身体活動を提供するだけでは効果的でなく[7]，症例ごとの座位行動習慣（いつ，どこで，誰と，何を，なぜしているのか）を詳細に評価し，身体機能や個人特性を十分に考慮したうえで適切な活動量を設定していくことが重要とされている[8-10]．

4) 経験的な側面からの推論

活動量の評価方法として，要介護者を対象とする訪問リハの場合，利用者の思い出しバイアスや中強度以上の活動が困難で床効果が生じることなどから，質問票よりも実測数値を測定できる活動量計がより適切であると思われる．

5) ガイドラインやエビデンスを活用するプロセス

治療方法を検討していく前にいくつかの情報を

共有しておく必要がある．まず，利用日以外も自身で実践しないと訪問リハの効果が少ないことを説明した．次に，訪問リハの目標を"畑まで二本杖を使用して1人で行けるようになること"とし，達成すれば訪問リハを終了することを本人や家族，ケアマネジャーと共有した．その際，3カ月後に再評価することも同意を得た．本症例の知識に関しては，現在の状態になった理由として，「農作業をやめてから悪くなった」と活動量低下による廃用が原因であり，運動が必要であることを理解していた．治療に関しては，ホームエクササイズの運動方法の希望を確認したところ，「膝の痛くない方法」との希望があった．また，本症例が自宅で頻繁にいる場所や習慣的に実施している活動を確認し，その環境下で実施可能な方法を提案した．座位行動習慣に関しては，本症例と家族に初期評価のフィードバックを行い，通所介護非利用日のなかで具体的に何ができるかについて意見交換を行った．その結果，歩行器をレンタルし，近隣の散歩（2〜3回/日）を実施すること，入院前にしていた朝・夕の仏前でのお勤めを再開することに決定した．治療の効果と害については，下肢筋力や歩行能力の改善が期待できる一方，膝関節の痛みが悪化する可能性があることを伝え，痛みが出たらすぐに報告してもらうよう依頼した．

6）仮説

下肢の筋力増強を目的としたホームエクササイズに加えて，本症例の価値感や状況を取り入れた方法で座位行動習慣の改善を図ることで，下肢筋力や歩行能力の改善が期待できる．

7）ガイドラインやエビデンスに当てはまるところ，当てはまらないところ

ホームエクササイズの実施によって筋力増強の効果が期待されるが，本症例では，セラバンドによる運動負荷でも膝の痛みが生じたため自重を使った運動となり，ガイドラインで推奨されている運動負荷よりも低い設定となった．

8）治療計画

- ホームエクササイズの指導と確認
- お勤め動作の評価，練習
- 散歩コースの歩行器歩行の評価，練習
- 畑までの二本杖歩行の評価，練習

9）ガイドラインまたはエビデンスの活用のポイント，活用するうえでの注意点など

本項で紹介した活動量に関する論文の多くが健常高齢者を対象としたものであり，本症例のような3次予防対象者のエビデンスは非常に不足している．また，座位行動時間への介入として推奨される方法は提示されているが，その有効性までは検証されていない．さらに，座位行動時間と身体機能の関係性は報告されているが，座位行動時間が減少することで下肢筋力や歩行能力の改善につながるかどうかは明らかにされておらず，今回の介入効果は不確実性が高いことが考えられる．

結果（図）

訪問リハ実施後，膝関節伸展筋力は右足17.7 kgf，左足19.9 kgfと左右ともに改善がみられた．歩行自立度については，屋内の独歩自立，屋外散歩コース（約500 m）の歩行器歩行自立，畑まで（約20 m）の二本杖歩行自立となり，FIMの運動項目が72点，FAIが6点と歩行関連項目で改善がみられた．また，歩行時に生じていた右膝の疼痛に関しては，NRSで4点と痛みの増悪はなかった．活動量に関しては，1時間当たりの座位行動時間の平均は41.7±2.7分（通所介護非利用日41.3±3.7分，通所介護利用日42.3±0.4分），1時間当たりのBreak回数の平均は5.8±1.3回（通所介護非利用日5.8±1.8回，通所介護利用日5.8±0.7回）であり，通所介護の非利用日における座位行動時間の減少とBreak回数の増加が認められた．また，時間帯でみると，10〜12時，14〜15時，17〜19時において座位行動時間が減少し，低強度活動時間が増加していた．3カ月後の再評価の際，現在

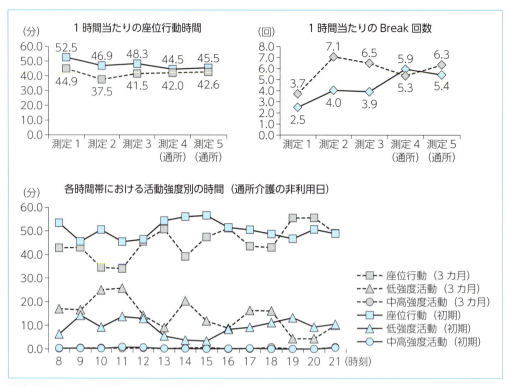

図 | 各測定日，各時間帯における活動量計の結果

の生活習慣で運動機能の維持が可能であることを，本症例，家族，ケアマネジャーと共有し，予定どおり3カ月間で訪問リハの終了となった．

考察

ホームエクササイズに関しては，継続のバリアとなっていた膝関節の痛みを生じさせない方法で実施したこと，また，日常生活に取り入れたことでより習慣化しやすかったと考えられる．活動量に関しては，焦点を当てていた，通所介護非利用日における1日2～3回の散歩（朝，昼，夕）と1日2回のお勤め（朝，夕）を実施するようになり，実施している時間帯では座位行動時間の減少が認められた．また，座位行動時間が減少している時間帯は低強度活動時間が増加しており，本症例のような超高齢者の場合，3 METs未満の生活活動を取り入れることによって下肢筋力や歩行能力の改善につながる可能性がある．

まとめ

- 回復期リハビリテーション病棟退院後に活動量が低下した訪問リハ利用者に対して，診療ガイドラインや先行研究を参考に治療計画を作成し仮説検証を行った．
- 訪問リハ利用者に対して，ホームエクササイズの習慣化と座位行動時間の減少に向けて取り組んだことで，下肢筋力や歩行能力の改善が得られた．
- 地域リハビリテーションでは利用者自身が生活のなかで問題点を自己管理していくことが必要となるため，治療内容を決定する過程には必ず参加させる必要がある．

（尾川　達也）

● 文献

1) ガイドライン特別委員会 理学療法診療ガイドライン部会：理学療法診療ガイドライン．日本理学療法士協会，2011．
2) Opdenacker J, et al：Effectiveness of a lifestyle intervention and a structured exercise intervention in older adults. Prev Med 46(6)：518-524, 2008.
3) Sparling PB, et al：Recommendations for physical activity in older adults. BMJ 21(1)：350：h100, 2015.
4) Wullems JA, et al：A review of the assessment and prevalence of sedentarism in older adults, its physiology/health impact and non-exercise mobility counter-measures. Biogerontology 17(3)：547-565, 2016.
5) Sardinha LB, et al：Breaking-up sedentary time is associated with impairment in activities of daily living. Exp Gerontol 72(12)：57-62, 2015.
6) 厚生労働省：健康づくりのための身体活動基準 2013．http://www.mhlw.go.jp/stf/houdou/2r9852000002xple-att/2r9852000002xpqt.pdf.
7) Martin A, et al：Interventions with potential to reduce sedentary time in adults：systematic review and meta-analysis. Br J Sports Med 49(16)：1056-1063, 2015.
8) Chastin SF, et al：Systematic literature review of determinants of sedentary behaviour in older adults：a DEDIPAC study. Int J Behav Nutr Phys Act 12：127-138, 2015.
9) Chastin SF, et al：Determinants of sedentary behavior, motivation, barriers and strategies to reduce sitting time in older women：a qualitative investigation. Int J Environ Res Public Health 11(1)：773-791, 2014.
10) Leask CF, et al：Modifying Older Adults' Daily Sedentary Behaviour Using an Asset-based Solution：Views from Older Adults. AIMS Public Health 3(3)：542-554, 2016.

褥瘡

はじめに

本項では，脳梗塞後遺症により自力体位変換が困難となり，仙骨部にポケットを有した褥瘡症例に対して，日本褥瘡学会『褥瘡予防・管理ガイドライン第4版』[1]や研究論文を参考に理学療法を実施した．その経験をもとに，診療ガイドラインの活用のポイントやその際に注意するべき事柄について解説する．

症例提示

基本情報 80代，女性
診断名 脳梗塞
現病歴 基礎疾患は脳梗塞後遺症であり，自力体位変換は困難であった．自宅で息子と2人暮らしであり，息子がおむつ交換をした際，殿部に皮下出血（紫斑）を発見し，異臭を感じたため病院受診となった．病院受診時に仙骨部のDeep Tissue Injury（DTI）と診断され入院となった．1週間後にその部位が黒色壊死となったため，医師によるデブリードマンが行われ，2日後に全身状態が安定し理学療法が開始となった．

理学療法評価・経過 理学療法開始時の褥瘡重症度評価はNational Pressure Ulcer Advisory Panel（NPUAP）分類Ⅲ（皮下組織まで至る褥瘡），DESIGN-R®評価40点（D4-e3s6i0G4N3P24）であった．その他の情報としては，食事は経口摂取にて1日1,600 kcal，体位変換は2～3時間ごとに実施し，基本姿勢は，仙骨部の圧迫およびずれを排除するため，左・右半側臥位とした．理学療法開始2週間後にDESIGN-R®評価36点（D4-e3s-6i0g3n0P24）となった．しかし，その後4週間は創面積（ポケット面積）が変化せず，DESIGN-R®評価も36点から改善がみられなかった．理学療法開始から6週後に創面積（ポケット面積）の縮小を目的に電気刺激療法を開始した．

臨床推論

1）クリニカルクエスチョン（CQ）

CQ

80代で自力体位変換が困難な高齢者の褥瘡治癒を促進して，悪化や再発を予防するためにはどのような理学療法を行えばよいか？

2）PICO

P：80代の自力体位変換が困難な高齢者の褥瘡（NPUAP分類Ⅲ，DESIGN-R®評価36点）
I：創傷管理の標準治療に補完治療として電気刺激療法と本症例に適したポジショニング指導
C：創傷管理のみの標準治療
O：褥瘡治癒の促進

3）エビデンスとガイドライン，治療計画

本症例では『褥瘡予防・管理ガイドライン第4版（日本褥瘡学会編）（以下，本ガイドライン）』[1]を参照した．

本ガイドラインでは，創の縮小において電気刺激療法の推奨度はグレードB（行うように勧められる）である[1]．本ガイドラインに引用されている論文の対象者も高齢者であり，本症例に対しても十分適応できると考えられる．電気刺激療法の種類としては経皮的末梢神経電気刺激（transcutaneous electrical nerve stimulation：TENS），高電圧刺激療法，直流微弱電流刺激療法がある．そのなかでも直流微弱電流刺激療法は，創治癒効果が高く，ポケットを有する褥瘡に対して実施した症例報告があるため[2]，直流微弱電流刺激療法を適応することが妥当と考える．

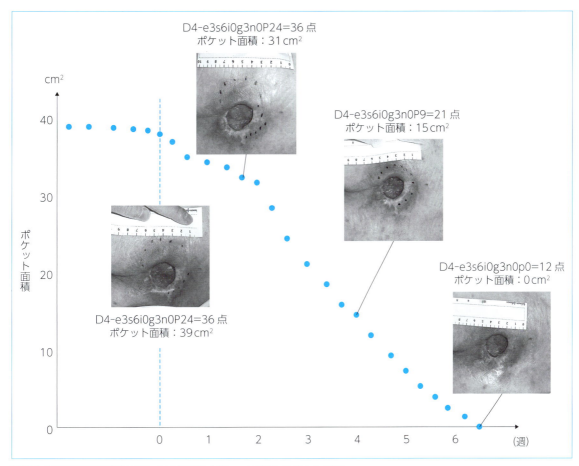

図1 | 直流微弱電流刺激療法による創面積(ポケット面積)の縮小の経過

　直流微弱電流刺激療法は，滲出液を吸収したドレッシング材を電極として使用するため，ドレッシング材で管理され滲出液を吸収していることが適応条件になることに注意する必要がある．もし，外用薬を使用しガーゼ保護を行っている場合や感染・炎症が強い時期，滲出液が少なくドレッシング材に吸収されていない場合は適応外となる．そのために，褥瘡を確認しDESIGN-R®評価を行うことにより把握することが可能となる[3]．直流微弱電流刺激療法の刺激条件は，褥瘡部位を関電極(陰極)として，10cm程度離れた場所に不関電極(陽極)を貼付し，周波数2Hz，強度170μA，頻度は1日1回40分とし，5回／週とする．

　また，体位変換・ポジショニングについて本ガイドラインでは「2時間以内の間隔で体位変換を行うよう勧められる(グレードB)」「30°側臥位，90°側臥位ともに行うよう勧められる(グレードB)」とされている[1]．そのため，基本的に2時間ごとの体位変換が行えるようにポジショニングのバリエーションを多く揃え，体位変換を徹底した．さらに，基本体位は30°側臥位としたが，骨突出部がベッドと接する場合は，側臥位角度を増やして骨突出部が圧迫されないようにポジショニングを徹底した．

結果

　電気刺激療法の開始とともに褥瘡の創面積(ポケット面積)が縮小し始め，それに伴いDESIGN-R®評価が改善した(図1)．ポジショニングについては，本ガイドラインで勧められている90°側臥位を1時間程度実施すると，大転子部と

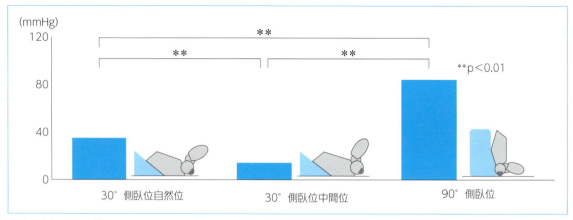

図2 | 大転子部圧[10]

外果部に発赤がみられたため，90°側臥位は実施体位から除外した．それ以外の体位は問題なかったため，病棟看護師および介護士と連携して，基本的に2時間ごとの体位変換を実施し，適切なポジショニングが可能となった．

考察

今回，80代で自力体位変換が困難な高齢者の褥瘡に対して，補完治療として標準治療に電気刺激療法と適切なポジショニング指導を実施した．その結果，停滞していた創面積とポケット面積が縮小し始めた．電気刺激療法は創面積の縮小のみではなく，ポケット面積の縮小も期待できるため，直流微弱電流刺激療法を使用した．直流微弱電流刺激療法の効果としては，肉芽の基盤となる線維芽細胞を陰極側へ引き寄せ，増殖させる効果があるとされている[4,5]．この効果は臨床研究[6]でも示されており，ポケットを有している褥瘡に対して直流微弱電流刺激療法を実施した結果，ポケットが解消されたとの報告もある[2]．今回使用した刺激条件は，線維芽細胞を褥瘡周囲に引き寄せるために褥瘡部を陰極としている．強度は，$200\mu A$で線維芽細胞の遊走率が最もよいとされる[4]ため，$200\mu A$にて実施した．周波数については，細胞増殖には$1～8Hz$が最適とされている[5]ため，$2Hz$を使用している．これらの条件で直流微弱電流刺激療法を実施したことにより，停滞していた創面積とポケット面積が縮小し始めたと考えられる．以上のことから，本ガイドラインで推奨されているとおり，褥瘡の創の縮小に対する電気刺激療法は有用であるといえる．

体位変換・ポジショニングについては，「2時間以内の間隔で体位変換を行うよう勧められる（グレードB）」「30°側臥位，90°側臥位ともに行うよう勧められる（グレードB）」とされているが，90°側臥位では1時間程度で大転子部と外果部に発赤を認めている．研究論文においても90°側臥位は大転子部の圧が非常に高くなることが報告されている[7,8]ため，90°側臥位を実施する際はとくに注意が必要である（図2）[10]．また，体位変換においても「2時間以内の間隔での体位変換」ではなく，状況に応じて判断する必要がある．さらに，30°側臥位についても注意が必要である．Petersonらは，30°側臥位では，常時圧迫を受けている部位があると報告をしている[9]．本症例も，30°側臥位では仙骨部の体圧分散が不十分な状態であったため，側臥位角度は30°にこだわらず，症例の仙骨部の体圧分散が十分となるように30°以上の側臥位とした．その際，骨突出部に手を当て圧が加わっていないことを確認し，側臥位を設定するよう徹底した．しかし，側臥位角度が増すと，大転子や腓骨頭，外果の圧が高まる恐れがある．そのため，ベッドと接する側の下肢にクッションを挿入し，股関節が中間位になるよう設定した[8,9]（図3）[10]．さらに，半側臥位時は体幹にねじれが

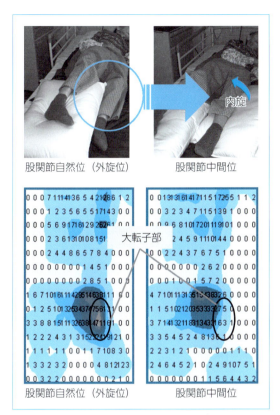

図3 | 股関節肢位の違いによる体圧分散[10]

あると腰痛など苦痛の原因となるため，骨盤帯と胸郭にねじれがないように配慮した[10]．その他の体位については2時間以上経過しても発赤など認めなかった．したがって，2時間以内の間隔での体位変換や30°側臥位・90°側臥位を実施する際は，対象者の状況に合わせて体位変換の時間や半側臥位の角度を調整する必要がある．

まとめ

- 褥瘡の創の縮小における電気刺激療法はガイドラインでも推奨されている（グレードB）治療方法であり，わが国における治療効果も確認されている．
- DESIGN-R®評価を行い，電気刺激療法の適応時期を把握する必要がある．
- 2時間以内の間隔で体位変換を行うことと，30°側臥位，90°側臥位は行うように勧められている（グレードB）が，症例に合わせたケアが必要である．

（吉川　義之）

●文献

1) 日本褥瘡学会学術教育委員会ガイドライン改訂委員会：褥瘡予防・管理ガイドライン（第4版）．褥瘡会誌 17：487-557，2015．
2) 吉川義之，杉元雅晴ほか：直流微弱電流刺激療法がポケットを有する褥瘡に与える効果．日本物理療法学会会誌，19：82-86，2012．
3) 杉元雅晴：褥瘡の評価手段．理学療法を活かす褥瘡ケア．文光堂，2016，pp20-34．
4) Uemura M, Maeshige N, et al.：Monophasic pulsed 200-μA current promotes galvanotaxis with polarization of actin filament and integrin $\alpha 2\beta 1$ in human dermal fibroblasts. Eplasty 16：e6, 2016．
5) Yoshikawa Y, Sugimoto M, et al.：Monophasic Pulsed Microcurrent of 1-8 Hz Increases the Number of Human Dermal Fibroblasts. PRM1 20160005, 2016.
6) 吉川義之，杉元雅晴ほか：褥瘡部を陰極とした微弱直流電流刺激療法による創の縮小効果．理学療法学，40：200-206，2013．
7) 吉川義之，杉元雅晴ほか：仙骨部と大転子部の体圧分散を配慮したポジショニングの検証と安楽度の検討―股関節回旋角度に着目して―．褥瘡会誌 15：1-7，2012．
8) Yoshikawa Y, Sugimoto M, et al.：Positioning bedridden patients to reduce interface pressures over the sacrum and great trochanter. J Wound Care 24：319-325, 2015.
9) Peterson, M.J, Gravenstein, N, et al.：Patient repositioning and pressure ulcer risk. Monitoring interface pressures of at-risk patients. JRRD 50：477-488, 2013.
10) 吉川義之：体位変換・ポジショニングによる褥瘡予防臥位姿勢．理学療法を活かす褥瘡ケア（杉元雅晴編），文光堂，2016，pp62-67．

嚥下障がい

はじめに

本項では，脳幹出血により嚥下障がいを呈した実際の症例に対して，『脳卒中治療ガイドライン2015（嚥下障害に対するリハビリテーション）』や「Evidence-Based Review of Stroke Rehabilitation（脳卒中後の嚥下障がいと誤嚥）」に関連する研究論文を参考に嚥下訓練を実施した．その経験をもとに，診療ガイドラインの活用のポイントやその際に注意するべき事柄について解説する．

症例提示[1]

基本情報 60代，男性
診断名 脳幹出血
現病歴 自宅で倒れているところを発見され，昏睡状態で救急病院へ搬送となり，脳幹出血の診断にて保存的加療が施された．約1カ月後，意識障がいの改善を認めたため胃瘻造設，約2週間後にリハビリテーション目的にて転院となった．
所見 転院時のADLは寝たきりにて全介助，栄養は3食とも胃瘻からの経管栄養であった．FIMは31/126点（運動項目13点，認知項目18点）．頭部MRIで，右中脳から両側橋上部と右橋下部に脳出血後の変化が認められた．神経学的所見は，意識清明で右眼球外転神経麻痺，左顔面神経麻痺，右上下肢の感覚障がい，両側上下肢に失調症状がみられた．
嚥下機能評価 舌運動評価では，挺舌正中位で舌の前方・側方への運動範囲も保持されていたが，運動速度の低下と筋力低下を認めた．嚥下障がいのスクリーニングテストは，反復唾液飲みテスト：2回/30秒，改訂水飲みテスト：3点，クエン酸咳テスト：陰性，であった．嚥下機能の臨床評価尺度であるThe Mann Assessment of Swallowing Ability（MASA）[2]は154/200点で，嚥下障がいは中等度，誤嚥は軽度であった．初回の嚥下造影（VF）検査は，薄いトロミ5mlで食塊の操作に時間を要するも口腔から咽頭への送り込みは可能であった．咽頭期では，嚥下反射惹起遅延，喉頭侵入，喉頭蓋谷残留を認めたが，誤嚥はごくわずかで，8-points penetration-aspiration scale（PAS）はscale 5であった．嚥下運動の解析では，舌骨の上方移動距離24.8mm，前方移動距離8.1mm，食道入口部開大幅6.7mmであった．経口摂取能力の指標となるFunctional oral intake scale（FOIS）はレベル2，The food intake level scale（FILS）はレベル3であった．

臨床推論

1) クリニカルクエスチョン（CQ）

CQ
咽頭期嚥下障がいのある脳卒中患者に対し，嚥下機能の改善と経口摂取能力を向上させるためにはどのような介入が有効か？

CQをもとにPICOを立てるうえで，以下の推論を検討した．
本症例の嚥下障がいは，喉頭侵入，液体誤嚥，嚥下後の咽頭残留がみられる咽頭期障がいが特徴であった．軽度の舌運動障がいを認めるも，食塊の送り込みは可能であり，食形態を調整することで経口摂取訓練は可能なレベルと判断できる．問題点としては，咽頭残留による嚥下後誤嚥であり，病態として偽性球麻痺（仮性球麻痺）と廃用症候群による嚥下筋の筋力低下が考えられる．本症例では，VF検査にて舌骨喉頭の挙上量低下と食道入口部開大幅の減少を認めていたことから，喉頭挙上筋群である舌骨上筋群および甲状舌骨筋の筋力低下があると判断した．喉頭挙上障がいに対す

る嚥下訓練としては、頭部挙上訓練やメンデルソン手技などが提唱されている。本症例に対して、頭部挙上訓練では、負荷が強く実施そのものが困難であり、また、メンデルソン手技では、指示がやや複雑なため適応は困難と思われた。そこで、症例の認知機能、耐久性を考慮し、舌骨上筋群の筋力を効率よく強化する方法として神経筋電気刺激（neuromuscular electrical stimulation：NMES）を用いた嚥下訓練を選択した。嚥下障がいに対するNMESは、経皮的に舌骨上・下筋群を刺激する方法であり、Freed[3]が発表して以降、多くの研究報告がある。

2) PICO

- Ⓟ：60代の脳卒中による咽頭期嚥下障がい患者
- Ⓘ：嚥下訓練とNMESの併用
- Ⓒ：従来の単独嚥下訓練
- Ⓞ：咽頭期の嚥下運動の改善

3) エビデンスとガイドライン

本症例では、『脳卒中治療ガイドライン2015（以下、本ガイドライン）』[4] を参照した。

嚥下障がいに対するNMESに関して、本ガイドラインでは推奨グレードの記載はないが、エビデンスとして、頸部表面からの咽喉頭筋電気刺激は、VFでの咽頭通過時間を短縮し誤嚥スコアを改善させ、経口摂取が拡大するとの研究報告が記載されている（レベル3）。また、ウェスタンオンタリオ大学のRobert Teasellらが作成している「Evidence-Based Review of Stroke Rehabilitation」[5] には、嚥下障がいに対するNMESの効果に関する多くのレビューが掲載されている。従来の治療法を単独で実施する場合や冷圧刺激による訓練と比較し、NMESを組み合わせる訓練法は、嚥下困難を軽減し、誤嚥の重症度を改善する可能性があるとしている（レベル2）。Carnaby-Mannらは、7論文（N＝255）のメタアナリシスから、効果サイズは小さいものの、NMESは嚥下障がいの改善に有用なツールであることを報告している[6]。脳卒中患者を対象としたランダム化比較試験（randomized controlled trial：RCT）では、従来の嚥下治療群と比較し、NMES群ではFOISが有意に改善すること[7]や、アイスマッサージ単独の治療と比較し、PAS、咽頭通過時間が有意に改善すること[8]、慢性期脳卒中患者においても、安全に効果的な治療を実施できることなどが報告されている[9]。

4) 仮説

NMESと嚥下訓練を併用することで、舌骨上筋群の筋力が強化され、舌骨喉頭挙上量および食道入口部開大が改善し、喉頭侵入、誤嚥、咽頭残留の減少ならびに経口摂取能力が向上するという仮説を立てた。

5) 治療計画

NMESによる嚥下訓練開始2カ月後の経口摂取能力の改善と胃瘻抜去を目標とした。NMESは直接訓練時に併用し、1日30分間、週5回実施することとした。電気刺激装置はVitalStim®を用いて、舌骨上・下筋群にそれぞれ1対の表面電極を貼付し、対称二相性パルス、位相持続時間700μs、周波数80Hzの設定とした。刺激強度は、患者が耐えうる運動レベル（7〜12mA）に調節した（図1）。

6) ガイドラインおよびエビデンスの活用のポイント

本ガイドラインでは、嚥下障がいに対するNMESは推奨グレードが記載されていないため、患者に適用するかどうかは、上述のエビデンス研究を参考にし、個々の患者で判断する必要がある。先行研究報告から、脳卒中対象者に関する基本情報（年齢、性別、病巣、発症から治療開始までの期間）を参照し、対象者との比較、適用基準の検討を行うことできる。また、NMESの実施に際しては、刺激装置の種類、周波数、刺激強度、訓練時間および期間から、対象者に対して実施可能かどうか検討することが重要である。訓練効果のアウトカムや評価の方法についても、経口摂取能

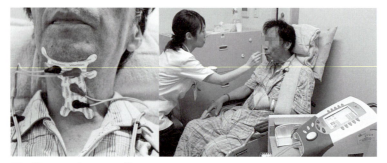

図1 | NMES (VitalStim®) を併用した直接訓練

表 | 臨床評価およびVF検査所見

	開始	4週目	6週目	8週目
MASA	154	168	170	173
FOIS	2	3	3	3
FILS	3	5	6	6
PAS	5	4	4	3
舌骨上方移動距離 (mm)	24.8	30.8	28.5	31.5
舌骨前方移動距離 (mm)	8.1	6.5	9.8	2.5
食道入口部開大幅 (mm)	6.7	10.4	12.7	12.5

力（FOIS など），誤嚥の重症度（PAS など），臨床評価尺度（MASA など），VF 解析（時相解析，運動解析），QOL（SWAL-QOL）など多数の検討があるが，患者の特性や評価機器を考慮し，実際的な方法を選択する必要がある．また，嚥下障がいに対して NMES を導入する際は，VitalStim® などの嚥下治療専用の装置が必要であり，電気刺激に精通した治療者がいることが前提となる．

結果

本症例の臨床評価および VF 検査所見を表に示す．経過から，舌骨上方移動距離と食道入口部開大幅に改善を認め，咽頭残留および喉頭侵入の減少が認められた．MASA は 154 → 173 に改善し，嚥下障がいの重症度は軽度，誤嚥は異常なしの評価となった（図2）．経口摂取能力は FOIS で 2 → 3，FILS で 3 → 6 と改善を認めたが，胃瘻の抜去には至らなかった．

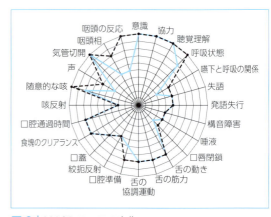

図2 | MASA スコアの変化
――初回 154 点（嚥下障害：中等度，誤嚥：軽度）
----最終 173 点（嚥下障害：軽度，誤嚥：異常なし）

考察

本症例では，咽頭期嚥下障がいに対して NMES と直接訓練を併用することにより，嚥下機能の改善と経口摂取能力の向上が得られた．VF 検査の結果から，嚥下時の舌骨移動距離および食道入口部開大幅が拡大しており，NMES により舌骨上

筋群の筋力が強化されたことが改善の要因と考えられる．頸部表面への電気刺激に関しては，舌骨上筋群だけでなく，舌骨下降に作用する胸骨舌骨筋や肩甲舌骨筋など舌骨下筋群を同時に刺激することで，嚥下運動を阻害する可能性が報告されている[10,11]．一方でParkらは，脳卒中患者を対象としたRCTにおいて，舌骨下筋群に電気刺激を加えることにより主動筋に負荷を与えるレジスタンストレーニングとしての有効性を報告している[12]．本症例においても舌骨上・下筋群に電気刺激を行っており，舌骨喉頭挙上に抵抗負荷を加えた状態で舌骨上筋群の筋力を強化できた可能性がある．

エビデンスとなる先行研究では，喉頭侵入と誤嚥の指標であるPASの改善が報告されているが，本症例においては治療後も喉頭侵入が残存していた．喉頭侵入の原因としては，嚥下反射の惹起遅延が考えられ，NMESによる直接的な効果は得られなかったことが推察される．このことから，水分摂取の際の喉頭侵入や誤嚥リスクを考慮し，胃瘻からの水分補給と三食経口摂取の併用を本症例の目標とした．

まとめ

- 脳卒中嚥下障がいに対する訓練について，ガイドラインやエビデンス論文を参考にした．
- NMESと直接訓練の併用を考え，クリニカルクエスチョンにより仮説を立てた．
- 仮説と治療効果の整合性について考察し，本症例の嚥下障がいの特性を明らかにした．

謝辞：本項の執筆に際して御指導を賜りました兵庫医科大学リハビリテーション医学教室の道免和久主任教授に深謝いたします．また症例提示にご協力いただきました兵庫医科大学ささやま医療センターのリハビリテーション医師ならびに言語聴覚士の皆さまに感謝申し上げます．

（福岡　達之）

● 文献

1) 足立清香, 新宮正美ほか：偽性球麻痺に対する電気刺激療法― VitalStim® の使用経験―. 嚥下医学 3：258-264, 2014.
2) Giselle Mann 著, 藤島一郎監訳：MASA日本語版 嚥下障害アセスメント. 医歯薬出版, 2014.
3) Freed ML, Freed L, et al：Electrical stimulation for swallowing disorders caused by stroke. Respir Care, 46：466-474, 2001.
4) 日本脳卒中学会 脳卒中ガイドライン委員会：脳卒中治療ガイドライン 2015. 協和企画, 2015.
5) Robert Teasell et al.：Evidence-Based Review of Stroke Rehabilitation (http://www.ebrsr.com/)
6) Carnaby-Mann GD, Crary MA：Examining the evidence on neuromuscular electrical stimulation for swallowing：a meta-analysis. Arch Otolaryngol Head Neck Surg, 133：564-71, 2007.
7) Permsirivanich W, Tipchatyotin S, et al：Comparing the Effects of Rehabilitation Swallowing Therapy vs. Neuromuscular Electrical Stimulation Therapy among Stroke Patients with Persistent Pharyngeal Dysphagia：A Randomized Controlled Study. J Med Assoc Thai, 92：259-265, 2009.
8) Lim KB, Lee HJ, et al：Neuromuscular electrical and thermal-tactile stimulation for dysphagia caused by stroke：A randomized controlled trial. J Rehabil Med, 41：174-178, 2009.
9) Rofes L, Arreola V et al：Effect of surface sensory and motor electrical stimulation on chronic post-stroke oropharyngeal dysfunction. Neurogastroenterol Motil, 25：888-e701, 2013.
10) Humbert IA, Poletto CJ et al：The Effect of surface electrical stimulation on hyolaryngeal movement in normal individuals at rest and during swallowing. J Appl Physiol, 101：1657-1663, 2006.
11) Ludlow CL：Electrical neuromuscular stimulation in dysphagia：current status. Curr Opin Otolaryngol Head Neck Surg, 18：159-164, 2010.
12) Park JW, Kim Y et al：Effortful swallowing training combined with electrical stimulation in post stroke Dysphagia：a randomized controlled study. Dysphagia, 27：521-527, 2012.

双極 II 型障がい

はじめに

本項では，うつ病との見分けが難しい双極 II 型障がいと診断された人の復職支援の作業療法について，『日本うつ病学会治療ガイドライン』[1,2]，リサーチエビデンスを参考に，診療ガイドライン活用のポイントやその際に注意するべき事柄について解説する．

症例提示

基本情報 40代，男性
家族構成 妻，子ども2人
診断名 DSM-5 による双極 II 型障がい
現病歴 大学卒業後に大手企業に就職し，約10年にわたる国内の転勤を経て管理職に昇格した．30代の初めごろから，睡眠を削ってまで残業を続けることがあり，2度休職し，また，その休職以外にも，疲労を立て直すために，頻繁に有給休暇を取得することがあった．2年前に，抑うつ症状や意欲低下のために職務を果たせなくなり，職場の保健相談室の紹介で精神科クリニックを受診し，3度目の休職となる．今回，職場復帰を目指すために，就労移行支援事業所の利用を開始した．

社会的背景 気分安定薬と睡眠薬による薬物療法およびカウンセリングを継続実施．定期的な通院によって病気と障がいに関するひととおりの知識は指導ずみである．また，休職手当を受給中であり，職場の受け入れ体制は整っている．

作業療法評価
精神症状評価，精神機能，社会適応度
　ハミルトンうつ病評価尺度（HAM-D）：軽度の抑うつ症状．12点．
　統合失調症認知機能簡易評価尺度 日本語版：認知機能障がいを認めない．
　機能の全体的評定（GAF）：休職が2年間にも及んでいる．55点．
社会生活能力
　ADLと手段的ADLと生活管理能力：いずれも問題を認めない．
　対人関係能力：他者とあまり話さない．話しかけられれば物腰が柔らかく友好的な態度で接している．

経過 就労移行支援事業所の利用開始時において，本症例との面談で得た情報および行動観察により確認された事実は次のとおりであった．「家族にも迷惑をかけているので早く職場に戻りたい」という希望が強い．「いつもより活動的で調子がよいと感じた」「普段より仕事がはかどった」時期の有無については，本症例は「ある」と回答し，それが軽躁状態であったことを主治医から説明されたと話す．その時期が病的エピソードであったことを知的には理解しているが，「締め切りが迫ると"絶対に約束を果たさねば！"という気持ちが募り，集中力でどうにか乗り切ることができて"絶好調"だったのに…」と病的エピソードに対する肯定的感情を表明していた．このように軽躁病エピソードを知的には理解しているが感情的には納得していないことが示唆された．物事を否定的にとらえる見方が多く，誠実で努力や規律を重んじる「〜べき思考」が随所に表れ，責任感の強さとともに，プライドの高い態度や何事にも完璧主義という態度が目立つ．

臨床推論

1) クリニカルクエスチョン（CQ）

CQ
復職を目指す行動面アドヒアランス不良の双極Ⅱ型障がい患者に心理社会的治療とUBOM〔臺式簡易客観的精神指標検査（Utena's Brief Objective Measures for Mental function）〕を併用するアプローチは有効か？

2) PICO

- **P**：再発を繰り返す行動面アドヒアランス不良の双極Ⅱ型障がいの40代の症例
- **I**：心理社会的治療にUBOMを併用したプログラム
- **C**：単独で実施する心理教育プログラム
- **O**：行動面アドヒアランス改善による復職

3) エビデンスとガイドライン

本症例では，『日本うつ病学会治療ガイドラインⅠ．双極性障害2012』[1]ならびに『日本うつ病学会治療ガイドラインⅡ．うつ病（DSM-5）／大うつ病性障害2016』[2]ならびにリサーチエビデンスを参照した．
エビデンスとなる論文
- 「外来OTの場を利用して「奇妙な世界を脱出したい」統合失調症患者に対するOT活動支援[3]」

4) 推論

双極性障がいの治療は，薬物療法と，前向きな障がい受容を促す心理社会的治療を組み合わせるようガイドラインで推奨されている[1,2]．とくに，再発サインの早期自覚により受診行動を促す心理教育は再発予防に有効であり，個々の症例の特性を考慮して導入すべきであるとしている．本症例では，うつ状態，および感情的肯定を示唆する「集中力で仕事を乗り切る絶好調」の軽躁状態を繰り返しており，生活リズムの乱調を惹起させる再発サインを自覚できない行動面のアドヒアランス不良が示唆された．

再発を繰り返すことは本症例が望むところではなく，治療者側の独りよがりにならないようにし，精神機能の不調を体験的に理解させる工夫が必要であると考えた．活用しようと考えたガイドラインのなかには，適切な推奨がなかったため，他のリサーチエビデンスを参考に，UBOM[4,5]を併用した心理教育を実施することとした．

再発サインと自覚症状を自分で言語的に理解するだけでなく，病的エピソードを予防したワーク・ライフ・バランスが自分の利益にかなうという実感を伴って理解を促すことが期待できると推論した．

5) 治療計画

うつ状態はもちろん軽躁状態も健康を損ねる病的エピソードであるという認識のもとで，再発サインを自覚したら，受診するか，または援助者に相談する再発予防行動の獲得を目標として次の計画を立案した．

本症例が，うつ状態下で治療環境とプログラムに慣れるための導入期，行動面アドヒアランス不良の改善に焦点を当てた展開期，復職に向けて準備性を高めた集結期というアプローチのうち，本項では，誌面の関係上，展開期に絞って紹介する．
心理社会的治療
- テキスト[6]を用いた個別心理教育として，双極性障がいと気づくこと，症状を知ること，双極性障がいとつきあうための心がけ，服薬の必要性，双極性障がいの精神療法，家族の協力，についてスタッフとともに読み進め，再発サインへの気づきと理解を深める．
- 睡眠・覚醒リズム表[7]と活動記録表を用いた生活リズムを改善するとともに，病的エピソードを体験的に理解できるようかかわる．

併用する UBOM の概要
- 脳機能に対応させた情報処理モデルに依拠する UBOM[4,5)] は，血圧測定による心拍変動値，物差しによる単純反応時間，乱数生成テスト，バウムテストの 4 つの指標を測定する．
- UBOM は，毎月 1〜2 回の定期測定，および，活動記録表で把握される再発関連イベントごとの随時測定を実施し，患者の生活上の課題解決を精神機能面から理解する情報としてフィードバックする．

結果

1）軽躁状態への対応

本症例が他の利用者に話しかけることが増える．雰囲気に慣れた余裕の表れなのか，軽躁状態のサインであるのか判断が容易でない．睡眠時間の減少やイライラの増加のほかに，何でもできる気がするといった行動や気分で気づいたことがあればすぐにスタッフに教えてほしいことを本症例に伝える．また，本症例は，「復職に向けて体力をつける」という動機でトレーニングジムに通い始めるようになる．

UBOM では，乱数生成度の境界域を除いて，心拍変動値と反応時間で正常域を示した．バウムテストでも普通画を示したが，描線が濃くて力強く，幹のサイズが太く，生命感情の高揚が感じられる画風であることを本症例に伝えた．

2）睡眠・覚醒リズムへの対応

睡眠・覚醒リズム表で示される睡眠時間の減少と，活動記録表と施設内で観察される対人接触状況とにより，軽躁状態である可能性が高いため，主治医への報告を本症例に促した．主治医による睡眠薬の調整を経て，就寝時刻の定時化と睡眠時間の十分な確保に至る．施設では，不適切な睡眠習慣と睡眠状態誤認を修正するための睡眠衛生指導を本症例に行った．

UBOM では，反応時間と乱数生成度が境界域であり，心拍変動値で正常域，バウムテストも普通画を示し，テストで示された自らのパフォーマンスと精神機能の対応を進んで理解するようになった．

3）最終評価

心理社会的治療に UBOM を併用したことにより再発サインを自覚するようになった．再発を予防するために相談する行動や，健康を意識した生活に価値をおくようにもなった．軽い睡眠障がいを残したが，抑うつ症状等の改善を認め復職したため，HAM-D が 4 点，GAF が 65 点と評定された．

考察

本症例の軽躁状態において，睡眠・覚醒リズム表や活動記録表に UBOM の所見も併用させて病的エピソードを多面的に示したことが役立ったと考えられた．UBOM に関しては，うつ状態と軽躁状態の成績を対比させたときの変動幅が，本症例の病的エピソードである再発サインの始まりを喚起させたと考える．この再発サインの喚起効果は，疾患の基礎知識を受容しやすく学ぶ個別心理教育と，睡眠・覚醒リズム表や活動記録表といった心理社会的治療に UBOM が併用されたことによる相乗効果といえるかもしれない．本項で述べることができなかった導入期のうつ状態の生活場面においても，心理社会的治療に併用された UBOM により精神機能不調の側面から理解し，行動面のアドヒアランス不良の改善に役立った．そうした改善の積み重ねを経て，集結期での再発サインの理解につながり，自分の思い込みをとらえ直す認知の修正や再発予防行動を獲得し，健康を意識する生活に重きをおくようになり復職に至ったと考えられる．

したがって，病的エピソードという主観的体験を多面的に客観視する心理社会的治療に，精神機能を比較的シンプルに外在化する作用をもつ UBOM をカスタマイズしたアプローチは，双極

Ⅱ型障がいのある人の職場復帰支援に役立つことが示唆された．

このような事例研究を蓄積していくことが，将来，ガイドラインの見直しが行われる場合に貢献しうるであろう．

まとめ

- 復職を目指すが再発を繰り返している双極Ⅱ型障がい患者が行動面での再発サインを自覚する心理社会的アプローチを行った．
- 行動面での再発サインが精神機能の不調と関連していることを理解させるために，UBOMを心理社会的アプローチに併用した．
- 再発サインを自覚し，仕事と健康のバランスに重きをおき復職した．

（稲富　宏之，田中　宏明，芳賀　大輔）

●文献

1) 日本うつ病学会 気分障害の治療ガイドライン作成委員会：日本うつ病学会治療ガイドラインⅠ．双極性障害 2012．2012，pp1-25．
2) 日本うつ病学会 気分障害の治療ガイドライン作成委員会：日本うつ病学会治療ガイドラインⅡ．うつ病（DSM-5）／大うつ病性障害 2016．2016，pp1-82．
3) 稲富宏之，福田健一郎：外来OTの場を利用して「奇妙な世界を脱出したい」統合失調症患者に対するOT活動支援．作業で語る事例報告—作業療法レジメの書きかた・考えかた（齋藤佑樹編），医学書院：124-125，2014．
4) 臺弘，三宅由子ほか：精神機能のための簡易客観指標．精神医学：51(12)：1173-1184，2009．
5) 丹羽真一：UBOMとは．特定非営利活動法人 臺式簡易客観的精神指標研究会．http://ubom.net/ubom/（アクセス：2016年8月6日）
6) 日本うつ病学会 双極性障害委員会：双極性障害（躁うつ病）とつきあうために．第7版，日本うつ病学会，2015．1-31．http://www.secretariat.ne.jp/jsmd/sokyoku/pdf/bd_kaisetsu.pdf．（アクセス：2016年8月13日）
7) 日本うつ病学会：睡眠・覚醒リズム表．http://www.secretariat.ne.jp/jsmd/sokyoku/pdf/suimin_kakusei_rhythm.pdf．（アクセス：2016年8月15日）

日本語索引

あ
- アウトカム ……………………… 8, 63
  - ——の選択と重要性の評価 …… 64
- アウトカム評価の盲検化 ……… 45
- アルマ・アタ宣言 ……………… 89
- アンケート ……………………… 33

い
- 意思決定支援ツール …………… 92
- 意思決定に患者が関与する必要性 … 91
- 意思決定を支援するもの ……… 87
- 異質性 …………………………… 42
- 一次研究 ………………………… 61
- 医療者が患者に情報を伝える際に知っておくべきこと ………… 103
- 医療者の情報 …………………… 90
- 陰性的中率 ……………………… 18
- 陰性尤度比 ……………………… 17
- インタビュアー ………………… 57
- インタビュイー ………………… 57
- インタビュー ……………… 4, 5, 57
- インフォームドコンセント … 2, 89

う
- 植え込み型除細動器 …………… 99
- 臺式簡易客観的精神指標検査 … 161
- 運動処方 ……………………… 144

え
- 英語バイアス …………………… 41
- 益と害のバランス …………… 101
  - ——を考慮した推奨 …………… 61
- エビデンス ……………… 23, 25, 61
  - ——に基づく医療 ……………… 90
  - ——の3側面 …………………… 2
  - ——の質 ………………………… 61
- エビデンス診療ギャップ ……… 4
- エビデンス総体 …………… 13, 61
- エビデンスの質評価 …………… 65
  - ——にかかわる要因 …………… 66
  - ——の4段階と定義 …………… 65
  - ——の手順 ……………………… 66
  - ——を下げる要因 ……………… 65
- エビデンス・ピラミッド ……… 12
- エビデンスプロファイル ……… 71
  - ——の例 ………………………… 72
- エビデンスレベル ………… 11, 12
- 演繹的分析 ……………………… 58
- 嚥下機能 ……………………… 156
- 嚥下障がい …………………… 156

お
- 横断研究 …………………… 11, 33
- 大きな効果 ……………………… 70
- オタワ病院研究所 ……………… 98
- オックスフォード EBM センター … 73
- オッズ比 ………………………… 36
- お任せ医療 ……………………… 93
- 思い出しバイアス ……………… 36

か
- 階層ランダム化 ………………… 27
- ガイドライン作成グループ …… 74
- ガイドライン統括委員会 ……… 74
- ガイドラインパネル …………… 62
- ガイドライン標準化協議会 …… 76
- 介入 ………………………… 8, 63
- 介入研究 …………………… 11, 23
  - ——の種類 ……………………… 24
- 介入方法・結果と交絡の概念図 … 26
- 概念的異質性 …………………… 42
- 科学の根拠 ……………………… 61
- 確証バイアス …………………… 20
- 拡張型心筋症 ………………… 138
- 課題指向型練習 ……………… 118
- 課題反復練習 …………… 113, 114
- 価値観 …………………………… 61
- 活動量計 ……………………… 150
- 活動量向上 …………………… 148
- カットオフ値 …………………… 16
  - ——の設定と検査性能の関係 … 16
- カッパ係数 ……………………… 19
- カナダ作業遂行測定 ………… 100
- 観察研究 …………………… 11, 13, 23
- 患者 ………………………… 8, 63
  - ——と医療者の意思決定の際に必要なステップ ……………… 88
  - ——とコミュニケーションをとる際に必要な要素 ………… 88
  - ——の価値観 ………………… 101
  - ——の価値観や希望 …………… 89
  - ——の希望 ……………………… 61
  - ——の希望の特定 ……………… 93
  - ——の権利に関する世界医師会（WMA）リスボン宣言 ……… 89
  - ——の情報 ……………………… 90
  - ——の理解と期待の確認 ……… 93
- 患者教育 ……………………… 135
- 患者参加 ………………………… 4
- 患者用の診療ガイドライン …… 87
- 感度 ……………………………… 16
  - ——と特異度 …………………… 16

き
- 偽陰性 …………………………… 16
- 記述研究 ………………………… 11
- 記述的レビュー ………………… 40
- 帰納的分析 ……………………… 58
- 客観性 …………………………… 23
- 級内相関係数 …………………… 18
- 偽陽性 …………………………… 16
- 興味深さ ………………………… 9
- 共有意思決定 ………… 2, 61, 85
- 寄与危険（度） ………………… 35
- 『筋萎縮性側索硬化症診療ガイドライン』 ………………………… 120
- 筋力強化運動 ………………… 140
- 筋力増強運動 ………………… 130

く
- 偶然誤差 ………………………… 11
- クラスターランダム化 ………… 27
- グループインタビュー ………… 57

け
- 傾向スコア …………………… 28, 36
  - ——による交絡因子の調整 …… 29
- 経口摂取能力の改善 ………… 157
- 傾向線 ……………………… 51, 52
- 系統誤差 ………………………… 11
- 経皮的末梢神経電気刺激 …… 152
- ケース・コホート研究 ………… 38
- ケース・コントロール研究 … 11, 35, 37
- ケースシリーズ ………………… 48
- ケースレポート ………………… 48
- 結果 ……………………………… 8
  - ——のばらつき ………………… 67
  - ——のまとめ …………………… 71
  - ——は自分の患者の診療に役立つか ………………………… 53
  - ——は妥当か …………………… 53
- 研究的疑問 …………………… 7, 8
- 研究デザイン ………………… 7, 10
  - ——の分類 ……………………… 10
- 研究の限界 ……………………… 65
- 「健康づくりのための身体活動基準2013」 ……………………… 148
- 検査後確率 ……………………… 17
- 検査者間の変動 ………………… 18
- 検査者内の変動 ………………… 18

こ

- 構造化された ... 9
- 公表バイアス ... 41
- 合目的的サンプリング ... 57
- 交絡 ... 11, 26
- 交絡因子 ... 12
- 股関節外旋筋力 ... 130
- 呼吸理学療法 ... 121, 122
- 国際疾病分類第10版 ... 15
- コクラン共同計画 ... 73
  - ——におけるメタアナリシスの結果の一例 ... 44
- コクランのQ検定 ... 43
- 個人インタビュー ... 57
- 個人の希望を尊重すること ... 91
- コスト ... 101
- コホート研究 ... 11, 13, 34, 37
  - ——における指標の計算の例 ... 35
- コホート内ケース・コントロール研究 ... 37
- 根拠に基づく医療 ... 1, 8, 48, 61
- 根拠に基づく実践 ... 55
- 混合型の研究 ... 55
- 混合法 ... 55, 59
  - ——の種類 ... 59

さ

- 再現性 ... 15
- 最適情報量 ... 69
- 再評価までの期間設定 ... 93
- 最良エビデンス ... 54
- 作成統括グループ ... 62
- 坐骨神経痛 ... 133
- サブグループ解析バイアス ... 41
- サルコペニア ... 20
- 三重盲検化 ... 30
- 残存交絡 ... 70
- サンプリング ... 56
- サンプリング方法 ... 19, 57
- サンプルサイズ ... 57, 61

し

- 資源 ... 101
- 試験のための設定 ... 31
- 事後確率 ... 17
- 自己比較症例シリーズ ... 24
- システマティック(系統的)レビュー ... 12, 40, 61, 65
- システマティックレビューチーム ... 62, 74
- 実現可能性 ... 9
- 実証 ... 23, 25
- 質的研究 ... 11, 55, 56, 58, 60
  - ——の結果の示され方 ... 58
  - ——の妥当性 ... 58
- 質的研究報告のための統合基準 ... 55
- 質的データの収集のあとに量的データを収集する方法 ... 59
- 質問紙調査 ... 33
- 自転車エルゴメーター ... 140
- 修正可能 ... 9
- 縦断研究 ... 11, 34
- 重度左室収縮機能障害 ... 138
- 就労移行支援事業所 ... 160
- 出版バイアス ... 41, 69
- 主要なアウトカム ... 31
- 準ランダム ... 24
- 証拠 ... 23, 25
  - ——に基づく医療 ... 1
- 情報の共有 ... 102
- 情報バイアス ... 29
- 症例集積研究 ... 48
- 症例対照研究 ... 35
- 症例報告 ... 11, 23, 48
- 除外基準 ... 28
- 褥瘡治癒の促進 ... 152
- 『褥瘡予防・管理ガイドライン第4版』 ... 152
- 真陰性 ... 16
- 新規性 ... 9
- シングルケースデザイン ... 49
  - ——のデザインモデル ... 50
  - ——のベースラインの種類 ... 51
- 『神経筋疾患・脊髄損傷の呼吸リハビリテーションガイドライン』 ... 122
- 神経筋電気刺激 ... 157
- 神経難病 ... 120
- 『心血管疾患におけるリハビリテーションのガイドライン』 ... 139
- 人工股関節全置換術 ... 129
- 人工膝関節全置換術 ... 129
- 診断検査 ... 15
- 心不全のDecision Aids ... 99
- シンプソンのパラドックス ... 41
- 真陽性 ... 16
- 信頼性 ... 15
- 心理社会的治療 ... 161
- 診療ガイドライン ... 2, 61, 76, 101
  - ——が存在しない疾患におけるSDMの重要性 ... 87
  - ——とは ... 3
  - ——の教育 ... 107
  - ——の作成者 ... 86
  - ——の作成方法 ... 62
  - ——の質評価 ... 76, 82
  - ——の推奨度 ... 3
  - ——の適用法 ... 107
  - ——の内容 ... 107
  - ——の認知度・利用度 ... 6
  - ——の評価・選定・掲載手順 ... 83
  - ——の役割 ... 4
  - ——の利用者 ... 62
  - ——を用いた患者と医療者のコミュニケーション ... 86
- 診療ガイドライン評価指標 ... 76
- 診療の質を可視化する指標 ... 72
- 森林プロット ... 42

す

- 推奨の強さ ... 61
- 推奨の方向と強さを決定する要因 ... 73
- スプリント ... 127
- スペクトラムバイアス ... 19

せ

- 正確性 ... 15
- 精度 ... 15
- 責任の共有 ... 102
- 説明と同意 ... 2, 90
- 全一致率 ... 19
- 先行研究 ... 4, 5
- 全体的なエビデンスの質 ... 71
- 選択肢 ... 89
  - ——の益と害の説明 ... 93
- 選択的な報告 ... 45

そ

- 双極Ⅱ型障がい ... 160, 161
- 装具療法 ... 118, 126
- 総説 ... 40
- 相対危険(度) ... 35

た

- 対象者 ... 8
  - ——の数 ... 61
  - ——の選択 ... 56
- 代替アウトカム ... 65
- 多職種協働による包括的リハビリテーション ... 145
- 妥当性 ... 15
- 短下肢装具 ... 125, 127
- 単純盲検化 ... 29
- 単純ランダム化 ... 27

ち

- 治験 ... 23
- 注意障害 ... 117
- 調査研究 ... 23
- 直接比較 ... 67
- 直流微弱電流刺激療法 ... 153
- 治療仮説 ... 108
- 治療期 ... 50
- 治療の選択肢の提示 ... 92
- 治療の不確実性 ... 91

治療必要数 …… 68

て
ティーチバック法 …… 103
データの種類 …… 57
適応的ランダム化 …… 27
電気刺激療法 …… 152

と
統計的異質性 …… 42
透析 …… 142
透析患者に対する評価と治療の
　フローチャート …… 143
特異度 …… 16
トライアンギュレーション …… 58

な
内省性 …… 59
ナラティブレビュー …… 40, 52

に
二次研究 …… 61
二次的なアウトカム …… 31
二重盲検化 …… 30
偽ランダム …… 24
日本医療機能評価機構 …… 62, 73, 101
『日本うつ病学会治療ガイドライン』
　…… 161
乳癌患者に対する Decision Aids …… 98
ニュルンベルグ綱領 …… 89
認知行動療法 …… 134, 135, 136

の
脳幹出血 …… 156
脳梗塞 …… 152
脳出血 …… 117
脳卒中 …… 113
『脳卒中治療ガイドライン 2015』
　…… 114, 118, 157

は
バイアス …… 11, 19, 65
　──のリスク …… 65
バイアス評価 …… 45, 46
バイアスリスクの評価 …… 44
曝露要因 …… 8
パターナリズム …… 89
パネル …… 62
バリアンス …… 111
半構造化インタビュー …… 56, 57

ひ
非一貫性 …… 66
　──の概要 …… 67
比較 …… 8, 63

久山町研究 …… 34, 35
非侵襲的陽圧換気療法 …… 122
左下腿挫滅 …… 125
非直接性 …… 64, 65, 67
　──の概要 …… 68
ビッグデータ …… 13
非ランダム化比較試験 …… 11, 24

ふ
ファンネルプロット …… 42, 70
フォーカス・グループ・
　インタビュー …… 56, 57, 88
フォレストプロット …… 42
深いインタビュー …… 56, 57
不完全なアウトカム …… 45
不均一性 …… 67
復職 …… 134
父権主義 …… 89
不精確さ …… 67
　──の概要 …… 68
普遍性 …… 23
プラシーボ効果 …… 29
フレーミング効果 …… 103
ブロックランダム化 …… 27
分析的観察研究 …… 11
分析方法 …… 58

へ
米国医療政策研究局 …… 11, 73
ベイズの定理 …… 17
平地歩行練習 …… 118
ベースライン期 …… 50
ヘルシンキ宣言 …… 89
ヘルスケアにおける質的研究 …… 55
ヘルスリテラシー …… 97, 103
変形性膝関節症 …… 129
『変形性股関節症診療ガイドライン
　2016』 …… 129, 130

ほ
ホームエクササイズ …… 149
歩行機能 …… 130
歩行速度の改善 …… 118
ポジショニング指導 …… 152

ま
マインズ …… 62, 73
慢性腎臓病 …… 143
慢性腎不全 …… 142
慢性閉塞性肺疾患 …… 64

み
右大腿骨頸部骨折術後 …… 147
右被殻出血 …… 113
未測定, 未知の交絡調整の概要 …… 71

ミックス法 …… 55

む
無ランダム化比較試験 …… 24

め
メタアナリシス …… 40, 61
メタ分析 …… 12

も
盲検化 …… 29, 66
目標設定 …… 113, 114
目標の共有 …… 102
目標の設定 …… 92
目標の優先順位付け …… 92
問題解決型学習法 …… 108
問題の切実さ …… 9

ゆ
有酸素運動 …… 138, 140, 142, 144
尤度比 …… 17

よ
陽性的中率 …… 18
陽性尤度比 …… 17
腰椎牽引療法 …… 135
『腰痛診療ガイドライン 2012』 …… 133, 134
腰椎すべり症 …… 133
用量反応関係 …… 70
四重盲検化 …… 30

ら
ランダム化 …… 24
ランダム化比較試験
　…… 11, 13, 25, 31, 34, 48, 65
ランダム割り付け …… 24, 27
　──の手法 …… 25
　──の方法 …… 45

り
利益相反 …… 62
『理学療法診療ガイドライン』
　…… 2, 5, 118, 129, 130, 148
　──の質評価 …… 82
リサーチクエスチョン …… 7, 8
リスク差 …… 35
リスク比 …… 35
利用可能性 …… 101
量的および質的データを混合する
　3つの方法 …… 59
量的研究 …… 11, 55, 60
量的データをおもに扱う枠組の
　なかで質的データを含む方法 …… 59
療法士と患者間での意見交換 …… 93
療法士と患者の対等な関係 …… 92

理論的サンプリング ……………………… 57
理論的飽和 ………………………………… 57
臨床家 ……………………………………… 61
臨床疑問の定義 …………………………… 63
臨床決定閾値 ……………………………… 67
臨床研究 ……………………………… 23, 61
　――の種類 ……………………………… 24
臨床試験 …………………………………… 23
臨床状況と環境 …………………………… 61
臨床専門性 ………………………………… 61

臨床での学び ……………………………… 110
臨床のための設定 ………………………… 31
臨床をとおした研修 ……………………… 111
倫理指針ガイダンス ……………………… 23
倫理的 ……………………………………… 9

れ

レジスタンストレーニング
 ……………………………… 138, 142, 144, 145
レビュー …………………………………… 40

ろ

漏斗プロット ……………………………… 42
論文の批判的吟味 ………………………… 7
論理性 ……………………………………… 23

わ

割り付け …………………………………… 24
　――の隠蔽 ……………………………… 66
　――のマスキング ……………………… 45

外国語索引

数字

9-item Shared Decision Making
　Questionnaire ………………………… 95

A

accuracy …………………………………… 15
ACSM ……………………………………… 143
ADL の向上 ……………………………… 142
ADOC ……………………………………… 99
Agency for Healthcare Research
　and Quality ……………………… 11, 73
AGREE ……………………………………… 76
AGREE Enterprise ……………………… 78
AGREE Reporting Checklist 2016 … 80
AGREE Ⅱ …………………………………… 5
AGREE Ⅱ評価項目 ……………………… 79
AGREE Ⅱ評価表 ………………………… 77
AHRQ ………………………………… 11, 73
Aid for Decision-making in
　Occupation Choice …………………… 99
allocation concealment ………………… 45
ALS ………………………………………… 120
ALSFRS-R ………………………………… 121
American College of Sports
　Medicine ……………………………… 142
AMSTAR …………………………………… 46
amyotrophic lateral sclerosis ……… 120
API ………………………………………… 94
Appraisal of Guidelines for Research
　& Evaluation Ⅱ ………………………… 5
AR …………………………………………… 35
area under the curve …………………… 17
Assessment of Multiple Systematic
　Reviews ………………………………… 46
attributable risk ………………………… 35
AUC ………………………………………… 17
Autonomy Preference Index ………… 94

B

best available evidence ………………… 54
bias ………………………………………… 65
blinding …………………………………… 66
blinding of date assessment ………… 45
blinding of participants and
　personnel ……………………………… 45
body of evidence ………………………… 61
Brand-Altman analysis ………………… 19
British Medical Journal ………………… 55

C

Canadian Occupational Performance
　Measure ……………………………… 100
CARE ……………………………………… 54
CEBM ……………………………………… 73
celebration line ………………………… 51
Center for Evidence-Based
　Medicine ……………………………… 73
cerebrovascular accident …………… 113
Charles …………………………………… 88
Choice Talk ……………………………… 91
chronic obstructive pulmonary
　disease ………………………………… 64
CI 療法 …………………………………… 26
CKD ……………………………………… 144
clinical decision threshold …………… 67
clinical expertise ………………………… 61
clinical practice guidelines …………… 61
Clinical setting …………………………… 31
clinical status and circumstances … 61
clinical study …………………………… 61
Cochrane ………………………………… 43
COGS チェックリスト ………………… 76
COI …………………………………… 62, 74
comparator ……………………………… 63
Comparison …………………………… 8, 63

concealment ……………………………… 66
conceptual heterogeneity ……………… 42
Conference on Guideline
　Standardization チェックリスト … 76
conflict of interest ……………………… 62
Confounding ……………………………… 26
Consolidated criteria for reporting
　qualitative research ………………… 55
Constraint-induced movement
　therapy ………………………………… 26
Control Preference Scale ……………… 94
COPD ……………………………………… 64
COPM …………………………………… 100
COREQ …………………………………… 55
CPS ………………………………………… 94
critical ……………………………………… 64
CRT-D 装着患者 ……………………… 141
CVA ……………………………………… 113

D

DCM ……………………………………… 138
DCS ………………………………………… 96
Decision Aids ………………… 87, 97, 98
　――の大まかな流れ ………………… 98
　――の効果 …………………………… 100
　――の役割 …………………………… 101
Decision Conflict Scale ………………… 96
Decision Regret Scale ………………… 95
Decision Talk …………………………… 91
depth interviwe ………………………… 56
dilated cardiomyopathy ……………… 138
dose response gradient ………………… 70
DRS ………………………………………… 95

E

EBM ………………………… 1, 8, 25, 48, 61, 90
　――における必須4要素 ……………… 1
　――の定義 ……………………………… 1

EBOT ⋯⋯⋯⋯⋯⋯⋯⋯⋯⋯⋯⋯⋯⋯ 1, 8	IC ⋯⋯⋯⋯⋯⋯⋯⋯⋯⋯⋯⋯⋯⋯ 89, 90	**O**
EBP ⋯⋯⋯⋯⋯⋯⋯⋯⋯⋯⋯⋯⋯⋯ 25, 55	ICC ⋯⋯⋯⋯⋯⋯⋯⋯⋯⋯⋯⋯⋯⋯ 18	
EBPT ⋯⋯⋯⋯⋯⋯⋯⋯⋯⋯⋯⋯⋯ 1, 8	ICD ⋯⋯⋯⋯⋯⋯⋯⋯⋯⋯⋯⋯⋯⋯ 99	observing patient involvement scale
EBST ⋯⋯⋯⋯⋯⋯⋯⋯⋯⋯⋯⋯⋯ 1, 8	ICD-10 ⋯⋯⋯⋯⋯⋯⋯⋯⋯⋯⋯⋯ 15	⋯⋯⋯⋯⋯⋯⋯⋯⋯⋯⋯⋯⋯⋯ 95
equator network ⋯⋯⋯⋯⋯⋯ 22	Implantable Cardioverter	odds ratio ⋯⋯⋯⋯⋯⋯⋯⋯⋯⋯ 36
Ethical ⋯⋯⋯⋯⋯⋯⋯⋯⋯⋯⋯⋯ 9	Defibrillator ⋯⋯⋯⋯⋯⋯⋯⋯ 99	of limited importance ⋯⋯⋯⋯ 64
evidence-based medicine	important but not critical ⋯⋯ 64	OIS ⋯⋯⋯⋯⋯⋯⋯⋯⋯⋯⋯⋯⋯⋯ 69
⋯⋯⋯⋯⋯⋯⋯ 1, 8, 25, 48, 61, 90	imprecision ⋯⋯⋯⋯⋯⋯⋯⋯⋯ 67	OJT ⋯⋯⋯⋯⋯⋯⋯⋯⋯⋯⋯⋯⋯⋯ 111
evidence-based occupational	incomplete outcome data ⋯⋯ 45	On the Job Training ⋯⋯⋯⋯⋯ 111
therapy ⋯⋯⋯⋯⋯⋯⋯⋯⋯⋯ 1, 8	inconsistency ⋯⋯⋯⋯⋯⋯⋯⋯ 66	optimal information size ⋯⋯ 69
evidence-based physical therapy 1, 8	in-depth interview ⋯⋯⋯⋯⋯ 56	Option Grids ⋯⋯⋯⋯⋯⋯⋯⋯⋯ 99
evidence-based practice ⋯⋯ 25, 55	indirectness ⋯⋯⋯⋯⋯⋯⋯⋯ 64, 65, 67	OPTION scale ⋯⋯⋯⋯⋯⋯⋯⋯ 95
Evidence-Based Review of Stroke	informed consent ⋯⋯⋯⋯⋯ 2, 89	Option Talk ⋯⋯⋯⋯⋯⋯⋯⋯⋯ 91
Rehabilitation ⋯⋯⋯⋯⋯⋯⋯ 157	Interesting ⋯⋯⋯⋯⋯⋯⋯⋯⋯ 9	options ⋯⋯⋯⋯⋯⋯⋯⋯⋯⋯⋯ 89
evidence-based speech therapy ⋯ 1, 8	interobserver variation ⋯⋯⋯ 18	OR ⋯⋯⋯⋯⋯⋯⋯⋯⋯⋯⋯⋯⋯⋯ 36
Exposure ⋯⋯⋯⋯⋯⋯⋯⋯⋯⋯ 8	Intervention ⋯⋯⋯⋯⋯⋯⋯⋯ 8, 63	Outcome ⋯⋯⋯⋯⋯⋯⋯⋯⋯⋯ 8, 63
	Intraclass correlation coefficient ⋯ 18	overall quality of evidence ⋯⋯ 71
F	intraobserver variation ⋯⋯⋯ 18	
		P
Fagan nomogram ⋯⋯⋯⋯⋯⋯ 21	**L**	
false negative ⋯⋯⋯⋯⋯⋯⋯⋯ 16		panel ⋯⋯⋯⋯⋯⋯⋯⋯⋯⋯⋯⋯ 62
false positive ⋯⋯⋯⋯⋯⋯⋯⋯ 16	large effect ⋯⋯⋯⋯⋯⋯⋯⋯⋯ 70	Patient ⋯⋯⋯⋯⋯⋯⋯⋯⋯⋯⋯ 8, 63
Feasible ⋯⋯⋯⋯⋯⋯⋯⋯⋯⋯⋯ 9	Learning Through Practice ⋯⋯ 111	patient preference ⋯⋯⋯⋯⋯ 61
FIM ⋯⋯⋯⋯⋯⋯⋯⋯⋯⋯⋯⋯⋯ 51	LIC トレーナー ⋯⋯⋯⋯⋯⋯⋯ 123	patient value ⋯⋯⋯⋯⋯⋯⋯⋯ 61, 89
FINER ⋯⋯⋯⋯⋯⋯⋯⋯⋯⋯⋯⋯ 9	limitation of study ⋯⋯⋯⋯⋯ 65	Patient-Oriented Evidence that
FIRMMNESS 基準 ⋯⋯⋯⋯⋯⋯ 10		Matters ⋯⋯⋯⋯⋯⋯⋯⋯⋯⋯ 9
focus group interview ⋯⋯⋯⋯ 56	**M**	PBL ⋯⋯⋯⋯⋯⋯⋯⋯⋯⋯⋯⋯⋯ 109
forest plot ⋯⋯⋯⋯⋯⋯⋯⋯⋯ 42		──での学修展開の流れ ⋯⋯⋯ 109
Functional Independence Measure	Makoul ⋯⋯⋯⋯⋯⋯⋯⋯⋯⋯⋯ 89, 91	PBL 症例の構成要素 ⋯⋯⋯⋯⋯ 109
⋯⋯⋯⋯⋯⋯⋯⋯⋯⋯⋯⋯⋯⋯ 51	Mazor ⋯⋯⋯⋯⋯⋯⋯⋯⋯⋯⋯ 97	PECO ⋯⋯⋯⋯⋯⋯⋯⋯⋯⋯⋯⋯ 8
funnel plot ⋯⋯⋯⋯⋯⋯⋯⋯⋯ 42, 70	Measurable ⋯⋯⋯⋯⋯⋯⋯⋯⋯ 9	PICO ⋯⋯⋯⋯⋯⋯⋯⋯⋯⋯⋯⋯ 8, 62
	Medical Information Network	plausible residual confounding ⋯ 70
G	Distribution Service ガイドライン	POEMs ⋯⋯⋯⋯⋯⋯⋯⋯⋯⋯⋯ 9
	センター ⋯⋯⋯⋯⋯⋯⋯⋯⋯ 77	Pope ⋯⋯⋯⋯⋯⋯⋯⋯⋯⋯⋯⋯ 60
Gait Solution ⋯⋯⋯⋯⋯⋯⋯⋯ 125, 127	meta-analysis ⋯⋯⋯⋯⋯⋯⋯⋯ 40, 61	positive predictive value ⋯⋯⋯ 18
gold standard ⋯⋯⋯⋯⋯⋯⋯⋯ 15	Minds ⋯⋯⋯⋯⋯⋯⋯⋯⋯⋯⋯ 62, 73	practitioner ⋯⋯⋯⋯⋯⋯⋯⋯ 61
GRADE ⋯⋯⋯⋯⋯⋯⋯⋯⋯⋯⋯ 62	Minds ガイドラインセンター ⋯⋯ 22, 77	precision ⋯⋯⋯⋯⋯⋯⋯⋯⋯⋯ 15
──における推奨のイメージ ⋯⋯⋯ 72	『Minds 診療ガイドライン作成	preferences ⋯⋯⋯⋯⋯⋯⋯⋯ 89
──における推奨の強さ ⋯⋯⋯ 72	マニュアル』⋯⋯⋯⋯⋯⋯⋯ 73, 74	Preferred Reporting Items for
──の概要 ⋯⋯⋯⋯⋯⋯⋯⋯⋯ 63	Mixed Methods Research ⋯⋯⋯ 55	Systematic Reviews and
GRADEpro ⋯⋯⋯⋯⋯⋯⋯⋯⋯ 73	Modifiable ⋯⋯⋯⋯⋯⋯⋯⋯⋯ 9	Meta-Analyses ⋯⋯⋯⋯⋯⋯ 45
GRADE システムの使用を記載する		primary outcome ⋯⋯⋯⋯⋯⋯ 31
ための基準 ⋯⋯⋯⋯⋯⋯⋯⋯ 73	**N**	primary research ⋯⋯⋯⋯⋯⋯ 61
GRADE ハンドブック ⋯⋯⋯⋯⋯ 73		PRISMA ⋯⋯⋯⋯⋯⋯⋯⋯⋯⋯ 45
GRADE ワーキンググループ ⋯⋯ 73	narrative review ⋯⋯⋯⋯⋯⋯ 40	PROBE 法 ⋯⋯⋯⋯⋯⋯⋯⋯⋯ 25, 30
Grading of Recommendations	NCC 研究 ⋯⋯⋯⋯⋯⋯⋯⋯⋯⋯ 37	problem based learning ⋯⋯⋯ 109
Assessment, Development and	negative predictive value ⋯⋯ 18	propensity score ⋯⋯⋯⋯⋯⋯ 36
Evaluation ⋯⋯⋯⋯⋯⋯⋯⋯ 63	nested case-control ⋯⋯⋯⋯ 37	Prospective randomized, open,
Grimshaw ⋯⋯⋯⋯⋯⋯⋯⋯⋯⋯ 76	neuromuscular electrical stimulation	blinded endpoint ⋯⋯⋯⋯⋯ 25
Guyatt ⋯⋯⋯⋯⋯⋯⋯⋯⋯⋯ 1, 25, 62	⋯⋯⋯⋯⋯⋯⋯⋯⋯⋯⋯⋯⋯⋯ 157	pseudo-randomized controlled trial
	NMES ⋯⋯⋯⋯⋯⋯⋯⋯⋯⋯⋯⋯ 157	⋯⋯⋯⋯⋯⋯⋯⋯⋯⋯⋯⋯⋯⋯ 24
H	NNT ⋯⋯⋯⋯⋯⋯⋯⋯⋯⋯⋯⋯ 68	publication bias ⋯⋯⋯⋯⋯⋯⋯ 69
	non-randomized controlled trial ⋯ 24	
head to head comparison ⋯⋯⋯ 67	Novel ⋯⋯⋯⋯⋯⋯⋯⋯⋯⋯⋯ 9	**Q**
heterogeneity ⋯⋯⋯⋯⋯⋯⋯⋯ 42, 67	NPPV ⋯⋯⋯⋯⋯⋯⋯⋯⋯⋯⋯ 122	
	number needed to treat ⋯⋯⋯ 68	QI ⋯⋯⋯⋯⋯⋯⋯⋯⋯⋯⋯⋯⋯ 72
I		QUADUS-2 ⋯⋯⋯⋯⋯⋯⋯⋯⋯ 22
I^2 統計量 ⋯⋯⋯⋯⋯⋯⋯⋯⋯⋯ 43		

Qualitative research in health care ········ 55
quality indicator ········ 72
quality of evidence ········ 61

R

random sequence generation ········ 45
randomized controlled trial ········ 13, 24, 34, 48, 65
RCT ········ 13, 34, 48, 65
RD ········ 35
recall bias ········ 36
Receiver operating characteristic curve ········ 17
recommendation ········ 61
Reflection ········ 111
relative risk ········ 35
Relevant ········ 9
reliability ········ 15
reproducibility ········ 15
research evidence ········ 61
Research setting ········ 31
review ········ 40
Review Manager ········ 43
risk difference ········ 35
risk of bias ········ 65
ROC 曲線 ········ 17
RR ········ 35

S

sample size ········ 61
Satisfaction with Decision Scale ········ 96
SDM ········ 85, 88, 90
　──で何を共有するか ········ 102
　──と IC の使い分け ········ 90
　──に必要な要素 ········ 91
　──の3ステップモデル ········ 92
　──の帰結の評価指標 ········ 95, 97
　──の実践ステップ ········ 91
　──の実践程度の評価指標 ········ 94, 96
　──の前提条件の評価指標 ········ 94, 95
　──の定義 ········ 87
　──の評価指標 ········ 93
　──の方法論 ········ 90
　──を説明するフレームワーク ········ 88
SDM-Q-9 ········ 95
secondary outcome ········ 31
secondary research ········ 61
selective reporting ········ 45
Self controlled case series ········ 24
semi-structured interview ········ 56
sensitivity ········ 16
Shaneyfelt の基準 ········ 76, 77
shared decision making ········ 2, 61, 85
Siering ········ 76
Simpson's paradox ········ 41
single gate 型 ········ 19
SMART ········ 114
SoF ········ 71
Specific ········ 9
specificity ········ 16
STARD ········ 22
statistical heterogeneity ········ 42
Straus ········ 1
strength of recommendation ········ 61
Structured ········ 9
summary of findings ········ 71
surrogate outcome ········ 65
SWD ········ 97
systematic review ········ 40, 61

T

T4 作戦 ········ 89
TENS ········ 152
THA ········ 129
The Appraisal of Guidelines for Research and Evaluation II 評価表 ········ 76
the Cochrane Collaboration ········ 73
Timed up and Go test ········ 20
TKA ········ 129
trim and fill 法 ········ 70
true negative ········ 16
true positive ········ 16
two gate 型 ········ 19

U

UBOM ········ 161, 162

V

validity ········ 15

【監修者略歴】

中山　健夫（なかやま　たけお）
1987 年　東京医科歯科大学医学部卒業
同　年　東京厚生年金病院（現・東京新宿メディカルセンター）内科
1989 年　東京医科歯科大学難治疾患研究所疫学部門助手
1998～1999 年　カリフォルニア大学ロサンゼルス校公衆衛生学ポストドクトラル・フェロー
1999 年　国立がんセンター研究所がん情報研究部室長
2000 年　京都大学大学院医学研究科社会健康医学系専攻教授助教授
2006 年　同専攻教授（健康情報学）
2010 年　同専攻副専攻長
2011 年　同専攻第 1 回ベストティーチャー賞
2016 年　同専攻長，医学研究科副研究科長

【編集者略歴】

日髙　正巳（ひだか　まさみ）
1990 年　神戸大学医療技術短期大学部卒業
同　年　公立宍粟郡民病院勤務
1995 年　武部整形外科リハビリテーション勤務
1996 年　医療法人仁寿会石川病院勤務
1997 年　神戸大学医学部保健学科助手
2002 年　吉備国際大学保健科学部・大学院保健科学研究科助教授
2004 年　神戸大学大学院医学系研究科博士後期課程修了
2006 年　吉備国際大学保健科学部・大学院保健科学研究科教授
2007 年　兵庫医療大学リハビリテーション学部教授
2011 年　同大学大学院医療科学研究科教授

藤本　修平（ふじもと　しゅうへい）
2009 年　弘前大学医学部保健学科卒業
同　年　津軽保健生活協同組合健生病院
2011 年　弘前大学大学院保健学研究科博士前期課程修了
同　年　東京湾岸リハビリテーション病院
2014 年　京都大学大学院医学研究科社会健康医学系専攻健康情報学分野博士後期課程
2015 年　㈱メドレー　メドレー事業部
2016 年　㈱リンクアンドコミュニケーション事業開発マネージャー
東京都健康長寿医療センター研究所

PT・OT・ST のための
診療ガイドライン活用法　　ISBN978-4-263-21575-3

2017 年 5 月 10 日　第 1 版第 1 刷発行

監修者　中　山　健　夫
編集者　日　髙　正　巳
　　　　藤　本　修　平
発行者　白　石　泰　夫
発行所　医歯薬出版株式会社

〒113-8612　東京都文京区本駒込 1-7-10
TEL.（03）5395-7628（編集）・7616（販売）
FAX.（03）5395-7609（編集）・8563（販売）
http://www.ishiyaku.co.jp/
郵便振替番号　00190-5-13816

乱丁，落丁の際はお取り替えいたします　　印刷・教文堂／製本・愛千製本所
© Ishiyaku Publishers, Inc., 2017. Printed in Japan

本書の複製権・翻訳権・翻案権・上映権・譲渡権・貸与権・公衆送信権（送信可能化権を含む）・口述権は，医歯薬出版㈱が保有します．
本書を無断で複製する行為（コピー，スキャン，デジタルデータ化など）は，「私的使用のための複製」などの著作権法上の限られた例外を除き禁じられています．また私的使用に該当する場合であっても，請負業者等の第三者に依頼し上記の行為を行うことは違法となります．

JCOPY ＜㈳出版者著作権管理機構　委託出版物＞

本書をコピーやスキャン等により複製される場合は，そのつど事前に㈳出版者著作権管理機構（電話 03-3513-6969, FAX 03-3513-6979, e-mail：info@jcopy.or.jp）の許諾を得てください．